U0258194

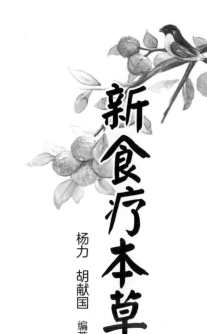

新食疗本草

杨力　胡献国　编著

药食合一的养生宝典

青岛出版社
QINGDAO PUBLISHING HOUSE

图书在版编目（CIP）数据

新食疗本草 / 杨力 胡献国编著. -- 青岛：青岛出版社，2019.5
ISBN 978-7-5552-3079-3

Ⅰ.①新… Ⅱ.①杨… Ⅲ.①食物本草 Ⅳ.①R281.5

中国版本图书馆CIP数据核字(2015)第316179号

编委会

杨　力	胡献国	王凤婵	蔡金凤
汪作新	李明思	许宝玉	史　涛
刘建平	胡　皓	常　梦	向远菊

书　　名	**新食疗本草**
编　　著	杨　力　胡献国
出版发行	青岛出版社（青岛市海尔路182号，266061）
本社网址	http://www.qdpub.com
邮购电话	13335059110　0532-68068026
责任编辑	徐　瑛
责任装帧	祝玉华　潘　婷
内文插画	韩雨萌
特约审校	晟　铭　李　军
制　　版	青岛乐喜力科技发展有限公司
印　　刷	青岛双星华信印刷有限公司
出版日期	2019年8月第1版　2019年8月第1次印刷
开　　本	32开（890 mm × 1240 mm）
印　　张	14.75
字　　数	300千
图　　数	515幅
书　　号	ISBN 978-7-5552-3079-3
定　　价	59.90元

编校印装质量、盗版监督服务电话：**4006532017　0532-68068638**

　　食疗，又称饮食疗法、食治，是在中医辨证施治原则指导下，利用食物的寒、热、温、凉特性来调节机体功能，使其获得健康，或愈疾防病的一种方法。通常认为，食物是可为人体提供生长发育和健康生存所必需的各种营养成分的可食性物质，由于食物的属性，其又有治疗疾病的作用。但总的来说，食物最主要的是营养作用，为机体提供各种营养物质。

　　本草，《简明中医辞典》解释为："中药的统称，也指记载中药的书籍。"中医食疗学认为"药食同源"，一些食物本身就是药物，如山药、龙眼肉、小茴香、荔枝等。同样，一些药物本身也是食物，如大枣、百合、莲子、扁豆等。因此，食疗本草包括食物、药食两用食物及其制成的食疗方。

　　中医很早就认识到食物不仅能营养，而且还能疗疾祛病。如唐代孟诜所著《食疗本草》即是食疗专著，涉及260种食疗品，为唐代较系统全面的食疗专著。《食疗本草》是一部内容丰富的古代营养学和食物疗法专著，对多数食物疗效和食用药品合理应用的阐述切合实际，至今仍有较高价值。明代李时珍所著《本草纲目》介绍药物1892种，其中有300多种日常食物的功效，

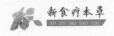

并提出多种食疗药膳方。明末姚可成所撰《食物本草》
共收载可用于补养、治疗的饮食1 644种。《食物本草》
为明代饮食疗法的集大成著作，与《本草纲目》一起
被称为中华中医学文化宝库中的两颗璀璨的明珠，是
中医经典古籍。近代医家张锡纯《医学衷中参西录》
中也曾指出：（食物）病人服之，不但疗病，并可充
饥。《医学衷中参西录》为20世纪中医临床医学名著，
素为医家所重视。

新是与"旧""老"相对而言，《新食疗本草》
即是在诸食疗本草书籍的基础上，增加了新的内容。
随着社会的发展、科技的进步，人们通过实验观察发
现了许多食物的新功能，赋予了老食物新的内容。如
《诗经·魏风》中有"硕鼠硕鼠，无食我黍"之语，
说明我国栽培黄米（黍子）有悠久的历史；新近研究
发现，黍子含有多种氨基酸，对机体代谢十分重要。
又如《诗经·采苓》中有"采葑采葑"之句，葑指小
白菜；现代医学研究发现其含丰富的维生素C、维生
素E等，对防治维生素C缺乏症，增强毛细血管强度
有益。《食疗本草》言河豚"有毒，不可食之，其肝
毒杀人"；现代医学研究发现河豚毒素为自然界毒性
最强的毒物之一，其麻醉强度为普鲁卡因的3000多倍，
毒性比氰化物高1250多倍，对人体的最低致死量为
0.5mg，比砒霜还毒……

有感于此，笔者遍览食疗诸书，广搜博辑，斟酌
筛选，结合现代医学研究进展，编著了这本《新食疗
本草》，奉献给广大读者，使广大读者足不出户便能"按

图索骥"，选食疗疾，保健养生，提高健康水平。

本书分为七章，介绍了160余种常见食物的食疗功用。第一章食疗本草之谷物篇介绍了各种谷物的食疗功用。第二章食疗本草之蔬菜篇介绍了各种蔬菜的食疗功用。第三章食疗本草之豆类篇介绍了各种豆类的食疗功用。第四章食疗本草之菌菇篇介绍了各种菌菇的食疗功用。第五章食疗本草之野菜篇介绍了各种野菜的食疗功用。第六章食疗本草之水产篇介绍了各种水产的食疗功用。第七章食疗本草之果品篇介绍了各种果品的食疗功用。具体内容则是按食物名称、概述、本草纲要（异名、性味归经、功效主治）、营养成分、食用方法、食疗作用、本草偏方、宜食及忌食、选购常识、小贴士等撰写。

本书适用于中医、中西医结合的临床、教学工作者使用，对食疗爱好者也有实用价值。

本书在编写过程中，得到众多学者、专家、教授的帮助，在此谨表谢意。此外，还参考引用了许多文献，限于篇幅，未能一一标明出处，在此一并致谢，盼请谅解。

由于作者水平有限，书中错误在所难免，敬请各位读者批评指正，以求再版时修正。

目录

第一章　食疗本草之谷物篇

第二章　食疗本草之蔬菜篇

第三章　食疗本草之豆类篇

第四章　食疗本草之菌菇篇

第五章　食疗本草之野菜篇

第六章　食疗本草之水产篇

第七章　食疗本草之果品篇

五谷为养，五果为助，
五畜为益，五菜为充。

———《黄帝内经·素问·藏气
法时论》

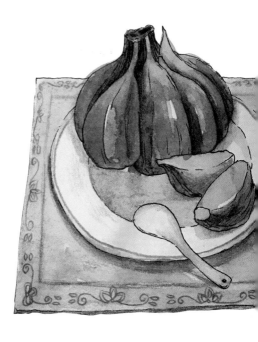

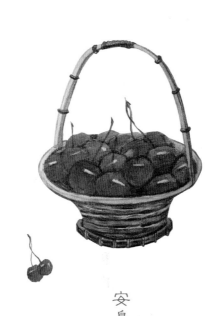

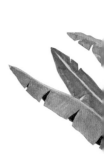

安身之本，必资于食。

——唐·孙思邈《备急千金要方·食治·序论》

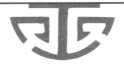

第一章

食疗本草之谷物篇

小麦：养心益脾，除烦利湿

　　小麦，禾本科植物小麦的成熟果实，是我国仅次于水稻和玉米的第三大粮食作物。用小麦磨制而成的面粉有精面粉与全麦面粉的区别。精制小麦面粉其小麦胚芽中的 B 族维生素和麦麸中的食物纤维消失殆尽，因此专家推荐食用全麦食品。

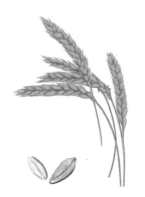

【本草纲要】

〖异名〗麸麦、浮麦、浮小麦、空空麦、麦子软粒、麦。

〖性味归经〗甘、凉，归脾、肺、心经。

〖功效主治〗养心除烦，健脾益肾，除热止渴；主治妇人脏燥，精神不安，悲伤欲哭，烦热消渴，脾虚泄泻等。

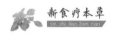
【营养成分】

营养分析表明，小麦面粉含碳水化合物、脂肪、蛋白质、钾、钠、钙、磷。

小麦胚芽富含维生素 E，可防老抗衰，适宜老年人食用。脂肪油主要为油酸、亚油酸等不饱和脂肪酸。麦麸皮中含有丰富的硫胺素和蛋白质，可和缓神经，治疗脚气病和末梢神经炎。

【食用方法】

面包、馒头、饼干、面条、包子、饺子、馄饨，制成啤酒、酒精、白酒等。

【食疗作用】

《本草纲目》：陈者煎汤饮，止虚汗；生食利大肠。

《名医别录》：除热，止燥渴，利小便，养肝气，止漏血，唾血。

《本草再新》：养心益肾，和血，健脾。

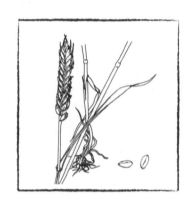

【本草偏方】

> 1. 小麦粥：小麦30g，大米100g，大枣5枚。将小麦、大米淘净，大枣去核备用。先取小麦放入锅中，加清水适量，煮至小麦熟后，去渣取汁，加大米、大枣煮粥，或将小麦捣碎后，同大米、大枣煮粥服食，每日1剂。可养心神，健脾胃。适用于心气不足，心阴亏虚，心悸怔忡，失眠多梦，自汗，盗汗，女子脏燥（指精神恍惚，多呵欠，喜悲伤欲哭等），脾虚泄泻。

>2. 沙参小麦粥：小麦30g，沙参15g，大米100g。将诸药择净，水煎取汁，加大米煮粥服食，每日1剂。可养阴清热。适用于消渴。

>3. 白面食盐汤：白面、食盐各适量。将二药择净，研细，混匀备用。每次9g，新汲水适量冲饮，每日3次。可清热止血。适用于鼻出血。

>4. 白面方：白面适量。将白面择净，研细，炒熟备用。每次9g，加白砂糖，或炒盐适量，清水调匀冲服，每日1次，晨起服用。可健脾止泻。适用于大便久泻。

>5. 白面栀子糊：白面、栀子各适量。将栀子择净，研细，同白面混匀，清水适量调匀，外涂患处，不拘时，或外敷患处，包扎固定，每日1换。可消肿止痛。适用于跌打挫伤，瘀肿疼痛等。

【宜食与忌食】

〖宜食〗

《本草拾遗》云"小麦面，补虚，实人肤体，厚肠胃，强气力"，因而老幼皆宜。

〖忌食〗

对淀粉类食物过敏者不宜选用。精白面粉缺乏膳食纤维等营养成分，长期食用可能影响人体的胃肠功能并易造成营养不良。

【选购常识】

以面粉色泽呈白色或微黄色，不发暗，无杂质，手指捻捏时呈细粉末状，无粗粒感，无虫和结块，置手中紧捏后放开不成团，气味正常，无异味，可口，淡而微甜者为佳。根据面粉中蛋白质含量由高到低，可分为标准粉、富强粉、自发粉、高筋粉、全麦粉、雪花粉、麦芯粉等，可根据自己的喜好与制作类型选用。

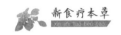

小贴士

入食以普通小麦为宜，入药则有浮小麦、淮小麦之分，使用时应针对病情，分别选用。

临床观察发现，用于养心安神，以淮小麦为佳；用于敛汗止汗，以浮小麦为宜。淮小麦是小麦的处方用名，性味甘、平，入心经，它的安神作用比浮小麦强，治疗心神不宁，精神恍惚，失眠多梦，心悸怔忡等，应选用淮小麦。浮小麦性味甘、咸、凉，入心、肺经，为作用温和的止汗药，善止一切虚汗，《本草纲目》言其"益气除热，止自汗盗汗，骨蒸虚热，妇人劳热"。《本经逢原》言其"能敛盗汗"。所以，补虚敛汗，以浮小麦为宜。

大麦：和胃宽肠，清热利湿

大麦，为禾本科植物大麦的成熟果实，我国各地均产。以西北部地区栽培较多。夏季采收成熟果实，晒干、去皮壳。大麦去麸皮碾碎，可煮粥或做饭，亦可磨粉做面食，其主要用途是生产啤酒。西藏人用其调制酥油糌粑，作为待客的上等食品。

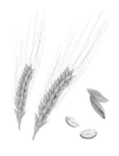

【本草纲要】

〖异名〗牟麦、饭麦、赤膊麦。

〖性味归经〗甘、咸，凉。归脾、胃。

〖功效主治〗和胃宽肠，清热利湿。主治食滞泄泻，小便淋痛，水肿，烫火伤。

【营养成分】

营养分析表明，大麦含蛋白质、脂肪、碳水化合物、膳食纤维、钙、磷、铁。此外，还含有硫胺素、核黄素、烟酸、尿囊素等。大麦胚芽中，硫胺素的含量较小麦更多。

大麦胚芽中含有大量的硫胺素与消化酶，对幼儿、老人、硫胺素缺乏者均有很好的保健功效，还能提神醒脑、消除脑部疲劳。

大麦中的膳食纤维，可刺激肠胃的蠕动，达到通便的作用，并可降低血液中的胆固醇的含量，预防动脉硬化、心脏病等疾病。大麦中富含钙，对儿童的生长发育十分有利。

【食用方法】

做饼、馍、糁子、粥、饭、麦片，酿酒等。

【食疗作用】

《名医别录》：主消渴，除热，益气，调中。

《新修本草》：平胃，止渴，消食，疗胀。

【本草偏方】

> 1. 大麦粥：大麦30g，大米100g。将大麦、大米淘净。先取大麦放入锅中，加清水适量，煮至大麦熟后，去渣取汁，

加大米煮粥，或将大麦捣碎后，同大米煮粥服食，每日 1 剂。可健脾消食。适用于消化不良，脘腹胀满。

>2. 炒麦芽粥：炒麦芽 10g，大米 100g，白糖适量。将炒麦芽择净，放入锅内，加清水适量，浸泡 5 ~ 10 分钟，水煎取汁，加大米煮粥，待煮至粥熟后，白糖调味服食，每日 1 剂。可消食和中。适用于食积不化，消化不良，不思饮食，脘腹胀满等。

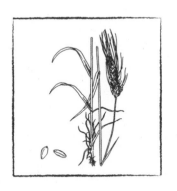

>3. 麦片粥：大麦片、大米各 50g。将大米淘净，加清水适量，煮至粥熟后，加入麦片同煮至粥熟即成，每日 1 剂。

可健脾和胃。适用于脾胃亏虚，纳差食少，肢软乏力等。

>4. 大麦蜜饮：大麦 100g，姜汁、蜂蜜各适量。将大麦择净，放入锅内，加清水适量，浸泡 5 ~ 10 分钟，水煎取汁，加姜汁、蜂蜜调匀饮服，每日 1 剂。可清热利湿。适用于湿热下注，小便不利，肢软乏力等。

>5. 二芽粥：炒谷芽、炒麦芽各 10g，大米 100g，白糖适量。将二芽择净，放入锅内，加清水适量，浸泡 5 ~ 10 分钟，水煎取汁，加大米煮粥，待煮至粥熟后，白糖调味服食，每日 1 剂，连续 3 ~ 5 天。可消食化积。适用于脾胃亏虚，消化不良，小儿疳积等。

【宜食与忌食】

〖宜食〗

《本草经疏》言"大麦，功用与小麦相似，而其性更平凉滑腻，故人以之佐粳米同食。或歉岁全食之，而益气补中，实五脏，厚肠胃之功，不亚于粳米"，故老幼皆宜。

〖忌食〗

对淀粉类食物过敏者不宜选用。

【选购常识】

以颗粒饱满，无虫蛀、有坚果香味者为佳。入食以普通大麦为宜，入药以麦芽为宜。

小贴士

麦芽，又名焦麦芽、炒麦芽、生麦芽，为禾本科一年生草本植物大麦的成熟果实，发芽晒干而成。中医认为，麦芽性味甘、平，入脾、胃、肝经，有消食和中、通络回乳之功，适用于食积不化，消化不良，不思饮食，脘腹胀满及妇女断乳，乳汁郁积所致的乳房胀痛等。产后食欲不振，不宜选用炒麦芽，以免回乳。生麦芽健脾和胃，炒麦芽行气消食回乳，焦麦芽消食化滞。

大米：补中益气，除烦止渴

大米，为禾本科一年生草本植物稻（粳稻）的种仁，全国各地均有栽培。我国大米种植历史悠久，并形成了独特的稻米文化。大米粥有"世间第一补人之物"的美称。

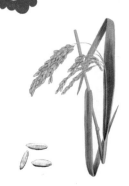

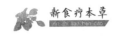
【本草纲要】

〖异名〗粳米、稻米、粳稻米。

〖性味归经〗甘、平，归脾、胃经。

〖功效主治〗补中益气，除烦止渴。主治脾胃虚弱，肢软乏力，食欲不振等。

【营养成分】

营养分析表明，大米中含蛋白质、脂肪、碳水化合物、钙、磷、铁、硫胺素、核黄素、烟酸，以及蛋氨酸、缬氨酸、亮氨酸、异亮氨酸、苏氨酸、苯丙氨酸、色氨酸、赖氨酸。

大米中的碳水化合物主要是淀粉，所含的蛋白质主要是米谷蛋白，其次是米胶蛋白和球蛋白，其蛋白质的生物价和氨基酸的构成比例都比小麦、大麦、小米、玉米等禾谷类作物高，消化率66.8%～83.1%，也是谷类蛋白质中较高的一种。

大米的磷含量略高于糯米，而糊精含量略低于糯米。

【食用方法】

煮粥、煮饭、煎饼、做糕、制饴、制作食品、酿酒。

【食疗作用】

《食鉴本草》：补脾，益五脏，壮气力，止泻痢。

《日华子本草》：壮筋骨，补肠胃。

《本草纲目》：粳米粥，利小便，止烦渴，养肠胃。

【本草偏方】

＞1. 大米粥：大米100g，白砂糖适量。将大米淘净，放

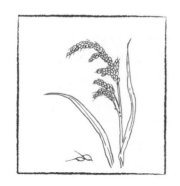

入锅中，加清水适量，煮为稀粥服食，每日1～2剂，喜好甜食者，可加白糖适量同煮服食。可补中益气。适用于脾胃虚弱，肢软乏力，纳差食少等。

>2. 粥油方：大米适量。将大米加清水适量煮沸后，取上层浮沫备用。每次20mL，每日2次，温饮，或温黄酒适量冲饮。可补液填精。适用于产后亏虚，气血不足等。

>3. 补肾米油：新大米、食盐各适量。将新大米淘净，煮粥，捞取粥面上的胶质液体（如泡状物、因其形如膏油，故名米油），调以食盐服食。可滋阴、养血、益精。适用于肾气不足，肾阴亏损之精液清稀无精等。据《本草纲目拾遗》载："滚粥锅内浮起之泡沫，性味甘平，能滋阴长力，肥五脏百窍，以其滋阴之功，胜于熟地矣。"《紫林单方》载："精稀不孕者，取米油加炼，调食盐少许，空腹服下，其精白浓，即孕矣。"

【宜食与忌食】

〖宜食〗

本品理脾胃，充五脏，生精髓，病人、产妇、老年人、身体虚弱者，以本品煮粥服食，或以本品煮饭，当米烂而未烘干前，取其上面的浓米汤饮之，对脾胃亏虚、消化功能薄弱者尤为适宜。

〖忌食〗

对淀粉类食物过敏者不宜选用。

【选购常识】

米粒一般呈椭圆形。黏性大，胀性小，出饭率低，蒸出

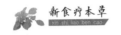
的米饭较黏稠。按其粒质和粳稻收获季节分为以下两种：早粳米腹白较大，硬质颗粒较少；晚粳米腹白较小，硬质颗粒较多。选用粳米时以糙米为宜，不宜选用精制米，以免长久服食，引起B族维生素缺乏症。

小贴士

1. 谷芽

稻的成熟果实，发芽晒干者名炒谷芽，又名焦谷芽，其性味甘、平，入脾、胃经，有消食和中、健脾开胃之效，《本草纲目》言其"快脾开胃，下气和中，消食化积"。

临床观察发现，麦芽消食力强，善消淀粉类食物，并能疏肝回乳。谷芽消食力缓，善消谷食积滞，能助消化而不伤胃气。二者常相须为用，合称炒二芽。

2. 香米

香米，又名香大米、香稻米，为禾本科植物稻（粳稻）的晚熟品种。中医认为，本品性味甘、平，入脾、胃经，有补中益气、芳香开胃之功。适用于脾胃虚弱、纳差食少等。《随息居饮食谱》言其"香美异常，尤能醒胃"。《本草纲目》言其"润心肺，久服轻身延年"。

香米之所以有香气，主要是它的种子和叶片中含有一种挥发性有机物"哥马林"。它的形成与湿热的气候条件密切相关。过去，香稻的"乡土性"

很强，并非普天之下皆可种植，只能在大自然特定的几丘田里种植，离开特定的土壤、水质和气候条件，引种外乡，不但香味消失，而且产量很低。一年只能种一季，阻碍了香稻的发展。随着社会的进步，人们生活水平的提高，进食香米也成为一种时尚。我国农业科学工作者已先后培育了许多香稻品种，适应性强，可作早、晚稻栽培，产量也比较高。如湖南省娄底地区农校育成的香稻品种"涟香一号"，千粒重高达32g，早晚两季亩产可达1200斤（每斤等于500克）以上，营养价值也极高。经化验，香米中含蛋白质9.9%，淀粉72.9%。它从苗期到收获，稻草都有一股清香味。如在普通米中加进一把香米，满锅、满室生香，令人心旷神怡。过去的"皇家贡米"，现在已进入了寻常百姓家。

糯米：补中益气，固表止汗

糯米，为禾本科一年生草本植物稻（糯稻）的种仁，全国各地均有栽培。糯米所产热量比面粉和一般米都高，特别适宜老年人食用，因此自古被列为营养上品。

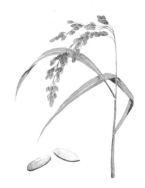

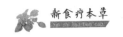

【本草纲要】

〖异名〗江米、元米、稻米、糯稻米。

〖性味归经〗甘、温，归脾、胃、肺经。

〖功效主治〗补中益气，固表止汗。主治脾胃虚弱，久泻，便溏食少，表虚自汗等。

【营养成分】

糯米营养丰富，糯米含蛋白质、碳水化合物、脂肪、核黄素、铁、钾、烟酸、锌、磷、维生素 E、镁、铜、钠、硫胺素、钙、锰、硒。

【食用方法】

煮粥、煮饭、糍粑、汤圆、米酒、酿酒、制饴、制作食品。

【食疗作用】

《本草纲目》：暖脾胃，止虚寒泻痢，缩小便，收自汗，发痘疮。

《本草纲目拾遗》：止消渴。

《名医别录》：温中，令人多热，大便坚。

《饮食辨录》：糯米粥，功专补肺，治肺虚热咳，惟其补肺，故又能固表，肺主皮毛也。肺虚表热，漏汗不止，最宜。

【本草偏方】

>1. 糯米粥：糯米 100g，白砂糖适量。将糯米淘净，放入锅中，加清水适量，煮为稀粥服食，每日 1～2 剂，喜好甜食者，可加白糖适量同煮服食。可补中益气，固表止汗。适用于气虚不固，久汗不止等。

>2. 枸杞糯米粥：枸杞子 15g，糯米 100g，白糖适量。将枸杞子择净，糯米淘净，同

放入锅内，加清水适量煮粥，待熟时加入白糖，再煮一二沸即成，每日1剂。可补益肝肾。适用于头目眩晕，腰膝酸软，手足麻木等。

>3. 糯米粑：糯米适量。将糯米淘净，加清水适量煮熟，杵匀为粑，切块备用。每日1次，每次适量，每晚临睡前，取糯米粑适量煮熟服食。可补脾补肾。适用于虚寒遗尿，夜尿频多等。

>4. 糯米酒：糯米、酒曲各适量。将糯米淘净，煮熟，加酒曲适量调匀，如常法酿酒即成。每次30mL，每日2次，温饮。可温阳健脾。适用于脾胃亏虚，脘腹冷痛等。

>5. 糯米糕：糯米面、白砂糖适量。将糯米择净，研细，加白砂糖调匀，如法制糕即成，每次50g，每日2次服食。可补中益气，固表止汗。适用于便溏食少，表虚自汗等。

>6. 糯稻根粥：糯稻根30g，糯米100g，白砂糖适量。将糯稻根择净，水煎取汁，加糯米煮为稀粥服食，每日1～2剂，喜好甜食者，可加白糖适量同煮服食。可补肺固表止汗。适用于肺虚不固，自汗时出等。

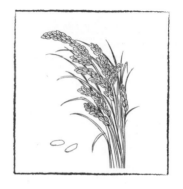

【宜食与忌食】

〖宜食〗

一般人群均可选用，尤其适用于脾胃虚弱、肺结核、神经衰弱、病后和产后选用。

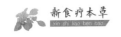

【忌食】

本品性极柔黏，难以消化，故脾胃虚弱者不宜多食。《本草纲目》言"糯性黏滞难化，小儿、病人最宜忌之"。糯米食品宜热食，冷食不但很硬，口感不好，也不宜消化。

【选购常识】

糯米选购以米粒较大且饱满，颗粒均匀，颜色白，有米香，无杂质者佳。如果碎粒很多，颜色发暗，混有杂质，没有糯米特有的清香味，则表明糯米存放的时间过久，不宜选购。

小贴士

糯稻根，为禾本科稻属植物糯稻的根状茎及须根。南北各地都有栽培。中医认为，本品性味甘、平，归心、肝经。有养阴、止汗、健胃之功，适用于自汗、盗汗、肝炎、乳糜尿等，是中医临床常用的止汗药。

黑米：滋养肝肾，补益脾胃

黑米，是由禾本科植物稻经长期培育形成的一类特色品种，为非糯性稻米，以陕西洋县黑米为最。

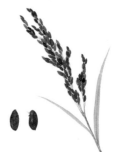

【本草纲要】

〖异名〗药米、贡米、寿米、黑稻米。

〖性味归经〗甘、平。归脾、胃经。

〖功效主治〗补益脾胃，滋养肝肾。主治脾胃亏虚，纳差食少，肢软乏力，头目眩晕，毛发异色，脱落等。

【营养成分】

营养分析表明，本品含蛋白质、脂肪、碳水化合物、B族维生素、维生素E、钙、磷、钾、镁、铁、锌等。黑米所含锰、锌、铜等无机盐大都比大米高1~3倍，更含有大米所缺乏的维生素C、叶绿素、花青素、胡萝卜素及强心苷等特殊成分，因而黑米比普通大米更具营养。

【食用方法】

煮饭、煮粥、点心、汤圆、粽子、面包、米酒、制作食品等。

【食疗作用】

《药膳食疗研究》：补肾益气。《东方食疗与保健》：乌须秀发。

【本草偏方】

>1. 黑米粥：黑米100g，黑枣10枚。将黑米淘净，与黑枣一同煮粥服食，每日1~2剂。可健脾养胃，养血润肤。适用于脾胃亏虚，食欲不振，黄褐斑等。

>2. 五黑粥：桑葚、黑豆、黑芝麻各15g，黑枣10个，黑米100g，红糖适量。将黑豆、黑芝麻炒香研末备用。先取桑葚、黑枣、黑米煮粥，待熟时调入黑豆芝麻粉，再煮一二沸，红糖调味服食，每日1~2剂。可养血益气，补精润肤。适用

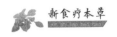

于各种贫血，黄褐斑等。

> 3. 黑米薏米粥：黑米、薏米各 50g，首乌、黄精各 15g，枸杞子 10g，蜂蜜适量。将首乌、黄精水煎取汁，加二米、枸杞煮粥，待熟时调入蜂蜜，再煮一二沸服食，每日 1～2 剂。可滋补强壮。适用于肾阳亏虚，阳痿早泄，肢体水肿等。

> 4. 仙人掌核桃黑米粥：仙人掌 100g，核桃 15g，黑米、小米各 50g，蜂蜜适量。将去皮仙人掌切小丁，核桃肉挑拣洗净，黑米、小米淘洗干净。锅内加清水适量，放入核桃肉、黑米、小米同煮，旺火烧开后改用文火慢炖煮，至粥糊熟时，加入仙人掌丁搅匀再煮 10 分钟左右，食时调入蜂蜜，趁热服用，每日 1 剂。可养颜美容，经常食用此粥可使肌肤润泽，面色红润。老年人常食此粥，可起到抗衰老的保健作用。

> 5. 黑米炖鸡肉：黑米 250g，黑枣 10 枚，仔鸡 1 只，调味品适量。将仔鸡去毛杂，洗净、切丝、鸡骨用力拍碎，同入锅中，加清水适量及葱、姜等，旺火煮沸，文火煮至肉熟，加入黑米、黑枣煮粥，食盐调味服食，每周 2 剂。可补肾益气，养髓生血。适用于各种贫血。

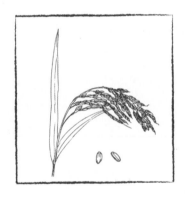

【宜食与忌食】

〖宜食〗

一般人群均可选用，尤其适用于少年白发、妇女产后虚弱、病后及术后体虚、各种贫血等。

16

〔忌食〕

脾胃消化功能较弱的儿童、老人、消化不良者不宜选用。

【选购常识】

以米粒光泽、大小均匀、饱满、内层白色、气味清香者为佳。

小贴士

1.黑米的米粒外部有一坚韧的种皮包裹，不易煮烂，故黑米应先浸泡一夜再煮。

2.中医认为黑色食品有益毛发，故常吃黑米等黑色食品可治疗脱发、白发、斑秃等。

小米：最养脾胃的营养保健米

小米，禾本科一年生草本植物粟的种仁，我国北方地区广有栽培。自古就有"五谷杂粮，谷子（小米）为首"的说法，由于小米适应能力强，所以一直是老百姓的"救命粮"。小米粥易于消化，是滋补佳品，有"代参汤"之美称。我国北方许多妇女在生育后都有用小米加红糖来调养身体的传统。

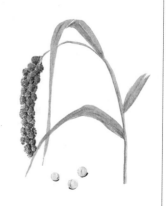

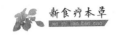
【本草纲要】

〖异名〗粟米、粟谷、白粱粟。

〖性味归经〗甘、咸、凉，归脾、胃、肾经。

〖功效主治〗健脾和胃，补益虚损。适用于脾胃亏虚，反胃吐食，大便溏泄，产后及病后体虚，食欲不振，头目眩晕等。

【营养成分】

小米营养丰富，小米含蛋白质、脂肪、糖类、钙、磷、铁、胡萝卜素、硫胺素、核黄素、烟酸、镁、铜、锰、锌、硒、碘，以及类雌激素物质。小米富含谷氨酸、丙氨酸和蛋氨酸等营养成分。

【食用方法】

煮粥、煮饭、酿酒、酿醋、制饴等。

【食疗作用】

《随息居饮食谱》：功用与籼、粳二米略同，而性较凉，病人食之为宜。

《名医别录》：补养肾气，去胃脾中热，益气。

《日用本草》：和中益气，止痢，治消渴，利小便。

《健康与养生》：小米中含有类雌激素物质，有保护皮肤、延缓衰老的作用。

【本草偏方】

>1. 小米粥：小米、大米各50g，白砂糖适量。将小米、大米淘净，放入锅中，加清水适量，煮为稀粥服食，每日1～2剂，喜好甜食者，可加白糖适量同煮服食。可健脾和胃，补虚疗损。适用于脾胃亏虚，反胃吐食，大便溏泄等。

>2. 大枣龙眼小米粥：大枣 5 个，龙眼肉 10g，小米 100g，白糖适量。将大枣、龙眼肉择净，小米淘净，同放入锅中，加清水适量煮粥，待熟时调入白糖，再煮一二沸即成，每日 1 剂。可补益脾胃。适用于脾胃亏虚，食欲不振，纳差食少等。

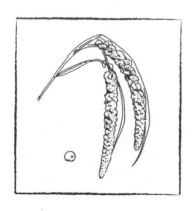

>3. 黄精小米粥：黄精 15g，小米 100g，白糖适量。将黄精择净，发开，切细，小米淘净，与黄精同放锅中，加清水适量煮为稀粥，待熟时调入白糖，再煮一二沸即成，每日 1 剂。可补脾胃，润心肺。适用于脾胃亏虚，肢软乏力，纳差食少，胃脘隐痛，肺虚燥咳，干咳无痰等。

>4. 酥油杏仁粥：甜杏仁 30g，鲜山药 120g，小米 50g，酥油适量。将杏仁焙炒令熟，研细；山药、小米炒熟研末，与杏仁混匀备用。每次适量，加酥油调匀服食，每日 2 次。可润肺止咳，健脾益气。适用于咳嗽痰少，纳差乏力等。

>5. 山药杏仁粥：山药 100g，粟米 100g，甜杏仁 20g，红糖适量。将山药去皮，切片，杏仁去皮尖，捣碎，同小米加清水适量煮为稀粥，待熟时调入红糖，再煮一二沸即成，每日 1 剂。可宣肺止咳，补中益气。适用于慢性支气管炎见咳痰稀白，以及咽喉发痒、肢软乏力、胸闷、纳差等。

>6. 小米鸡蛋粥：小米 50g，鸡蛋 1 个，大枣 10 枚。先将小米淘净，同大枣煮粥，

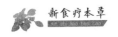

待熟时调入鸡蛋调匀，煮熟，临睡前先以热水泡脚 10～15 分钟，而后服食此粥入睡。可养心安神。适用于心血不足，烦躁失眠。

【宜食与忌食】

〖宜食〗

一般人群均可选用，尤其适用于素体亏虚、病后体虚、产后气血虚弱者选用，故《本草纲目》言其"煮粥食，益丹田，补虚损，开肠胃"，营养学家认为小米是"最养脾胃的营养保健米"。

〖忌食〗

气滞腹胀、素体虚寒、小便清长者不宜选用。

【选购常识】

以米粒大小一致，颜色均匀，呈乳白色、黄色或金黄色，有光泽、无虫、无杂质，气味清香者为佳。

小贴士

营养分析表明，小米所含营养成分高达 18 种之多，含有 17 种氨基酸，其中人体必需氨基酸 8 种，氨基酸能促进人体褪黑素的分泌，因而食用小米粥可起到催眠、保健、美容的作用。文学大师季羡林先生寿享 98 岁，他的长寿秘诀就是每天喝小米绿豆粥，小米补元气，绿豆解毒清火。

发芽的粟米称为粟芽，内含淀粉酶、B 族维生素、淀粉、蛋白质等，有促进消化的作用，可晾干研末服用。

黄米：健脾和胃，安神助眠

黄米，为禾本科植物黍的种子，夏、秋采收。黄米有糯质和非糯质之别，糯质黍多用于酿制醇酒；非糯质黍称为稷，以食用为主。

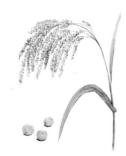

【本草纲要】

〖异名〗黍米、糜子、夏小米、黄小米。

〖性味归经〗甘，平，归脾、肺经。

〖功效主治〗益气补中。主治泻痢，烦渴，吐逆，咳嗽，胃痛，小儿鹅口疮，烫伤等。

【营养成分】

营养分析表明，黄米含蛋白质、脂肪、糖，以及人体必需的多种维生素。其蛋白质含量高出粳米1倍，淀粉含量略低于粳米，脂肪含量高于米、麦，近似玉米，尤其含有多种氨基酸，对机体代谢十分重要。

【食用方法】

煮粥、煮饭、做糕、酿造黄酒。

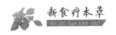
【食疗作用】

《随息居饮食谱》：功与籼似。

《吴普本草》：益气补中。

《名医别录》：主咳逆，霍乱，止泄，除热，止烦渴。

【本草偏方】

> 1. 黍米大米粥：黍米、大米各50g，白砂糖适量。将黍米、大米淘净，放入锅中，加清水适量，煮为稀粥服食，每日1～2剂，喜好甜食者，可加白糖适量同煮服食。可益气补中。适用于脾胃亏虚，肢软乏力等。

> 2. 黍米酒：黍米、黄酒曲各适量。将黍米淘净，煮熟，加黄酒曲调匀，如法制为黄酒即成。每次50mL，每日2次，温饮。可温胃散寒。适用于脘腹冷痛，月经不调，痛经，产后腹痛等。

> 3. 米酒红糖饮：黍米酒、红糖各适量。将黍米酒、红糖同入锅中，煮沸，候温饮服，每次50mL，每日2次。可温阳活血，散寒通络。适用于月经不调，痛经，产后腹痛，恶露不净等。

> 4. 米酒阿胶饮：黍米酒100mL，阿胶10g。将黍米酒、阿胶同入锅中，煮沸，候温，分3次饮服，每日1

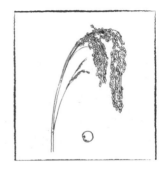

剂。可温阳活血，散寒通络。适用于各种贫血，月经不调，血虚及虚寒痛经，产后腹痛，恶露不净等。

【宜食与忌食】

〖宜食〗

一般人群均可选用，尤其适用于产后病后、体质虚弱者选用。

〖忌食〗

　　脾胃湿热、面部生疮者不宜选用。

【选购常识】

　　以色泽金黄、珠滑圆润无虫、无杂质、气味清香者为佳。

小贴士

　　《诗经·魏风》中有"硕鼠硕鼠，无食我黍"之语，说明我国栽培黄米（黍子）有悠久的历史。河北磁山新石器遗址发现的早期农作物籽实灰化样品中也发现黍，距今8700～10000年，而粟（小米）的发现则距今7500～8700年。在农业发展的早期阶段，耕作技术水平低，黍以其生育期短、耐瘠耐旱以及较杂草的竞争力强等优点而成为我国北方地区主要的粮食作物。

玉米：降血脂、降血糖的高产谷物

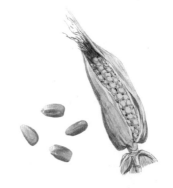

　　玉米，禾本科一年生草本植物玉蜀黍的种子。玉米原产于南美洲，由航海家哥伦布发现并将其带回欧洲，后逐渐传播至世界各地。我国大约在16世纪中期开始引进种植。它与水稻、小麦并称为世界三大农作物，是全世界公认的"黄金作物"。

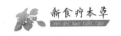

【本草纲要】

〖异名〗玉蜀黍、棒子、苞谷、苞米、包粟、玉茭、苞米、珍珠米、苞芦、大芦粟。

〖性味归经〗甘、平，归脾、胃经。

〖功效主治〗调中开胃，利湿通淋。主治胃纳不佳，食欲不振，水肿尿少，小便淋涩，尿路结石，高血压，高脂血症等。

【营养成分】

营养分析表明，玉米主要含蛋白质、脂肪、碳水化合物、维生素A、胡萝卜素、硫胺素、核黄素、烟酸、叶酸、维生素C、维生素E、钙、磷、钾、钠、镁、铁、锌、硒、铜等。

玉米含有丰富的维生素A、谷胱甘肽及镁，这些物质均具有抑制人体癌细胞生殖、发展的作用。玉米所含的纤维素、胡萝卜素，不仅可增强肠壁蠕动，起到促进排便、排除毒素、预防肠癌的作用，还可分化癌细胞。玉米富含镁、硒等微量元素及麸质，能抑制肿瘤的发展，增加肠蠕动及胆汁排泄，促进废物排出。

玉米含有丰富的不饱和脂肪酸，其是胆固醇吸收的抑制剂，其和玉米胚芽中的维生素E共同作用于人体，可降低血胆固醇浓度，并防止其沉积，因而对冠心病、高血压、动脉硬化、心绞痛、心肌梗死及血液循环障碍、高黏血症、高脂血症等有良好的治疗作用。维生素E还可促进人体细胞分裂，延缓衰老，防止肌肉萎缩及骨质疏松。

玉米中的纤维素可吸收一部分葡萄糖，使血糖浓度下降，因而对糖尿病有一定的治疗效果。玉米中的维生素K能增加血中凝血酶原的作用，加强血液凝固，因而对出血性疾病有积极的治疗作用。

玉米中含有多种易被人体吸收的赖氨酸，因而具有健脾开胃、增进食欲的作用。玉米中含有较丰富的谷氨酸，因而能促进脑细胞的发育，改善脑组织的血液循环，因而对脑动脉硬化、神经衰弱、失眠、老年性痴呆等也有治疗作用。

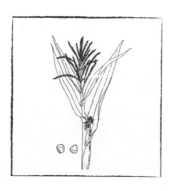

【食用方法】

煮粥、煮饭、煮面条，酿酒、榨油、制醋、榨汁，提取味精、酱油等。

【食疗作用】

《本草纲目》：调中开胃。

《本草推陈》：为健胃剂。煎服亦有利尿之功。

【本草偏方】

>1. 玉米粥：玉米、大米各50g。先将玉米择净，捣碎，与大米同放入锅内，加清水适量煮粥，或将玉米磨粉，待粥沸后调入玉米粉，煮至粥成服食，每日1剂。可调中开胃，利湿通淋。适用于胃纳不佳，食欲不振，水肿尿少，小便淋涩，尿路结石，高血压，高脂血症等。

>2. 黑豆玉米粥：黑豆10g，玉米、大米各50g。黑豆发开，洗净，研细；大米淘净，与黑豆、玉米同放锅中，加清水煮粥服食，每日1剂。健脾利湿。适用于癌症患者脾胃虚弱，肢软乏力，食欲不振等。

>3. 红薯玉米粥：新鲜红薯150g，玉米面、大米各

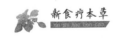
50g，白糖适量。将红薯洗净，连皮切为薄片，加水与大米同煮为稀粥。待熟时，调入玉米面、白糖，续煮至粥熟即成，每日1剂。可补益脾胃，生津止渴，通利大便。适用于脾胃虚弱，少气乏力，烦热口渴，大便秘结，产后缺乳，湿热黄疸，维生素A缺乏症及高脂血症等。

>4. 玉米芝麻粥：玉米、大米各50g，芝麻10g。先将芝麻炒香备用。玉米择净，捣碎，与大米同放入锅内，加清水适量煮粥，待熟时调入芝麻即成，或将玉米磨粉，待粥沸后调入玉米粉，煮至粥成，待熟时调入芝麻服食，每日1剂。可益气养血。适用于脾胃亏虚，肢体肿满，小便短少，肢软乏力等。

>5. 玉米须炖龟：玉米须50g（鲜者加倍），金龟1只，调味品适量。将乌龟放入热水中，排出尿水，再放入沸水中烫死，去头、爪、甲、内脏；玉米须布包，同放入砂锅中，加清水适量炖沸后，食盐、葱、姜、椒、料酒、猪脂等调味，煮至龟肉熟后，去药包、味精调味服食，每周2剂。可养阴补血。适用于糖尿病，高血压，口渴神疲，头目眩晕，肢软乏力。

【宜食与忌食】

〖宜食〗

一般人群均可选用，尤其适用于年老体弱、久病重病之后、脾胃亏虚、纳食不香、便秘、高血压、高脂血症者。

〖忌食〗

玉米受潮霉变后会产生黄曲霉菌，有致癌作用，不宜食用。

【选购常识】

以苞大籽粒饱满、排列紧密、软硬适中、老嫩适宜、质糯无虫者为佳。

小贴士

玉米须，为玉蜀黍（玉米）的花柱和柱头，全国各地均有栽培。玉米上浆时即可采收，但常在秋后剥取玉米时收集。除去杂质，鲜用或晒干生用。中医认为，本品性味甘、平、无毒，入膀胱、肝、胆经。有利湿清热、平肝利胆之功，适用于热淋腰痛，水肿，小便不利，黄疸等。药理研究表明，本品含有脂肪油、挥发油、树胶样物质、树脂、苦味糖苷、皂苷、生物碱及谷甾醇、苹果酸、柠檬酸等。玉米须有较强的利尿作用，能抑制蛋白质的排泄。玉米须制剂有促进胆汁分泌，降低胆汁黏稠度及胆红素含量的作用。有增加血中凝血酶原含量及血小板数，加速血液凝固的作用。另外，还有抗菌消炎、抗肿瘤、降糖降压、抗尿路结石形成作用。

高粱：最适合脾胃虚弱、消化不良者

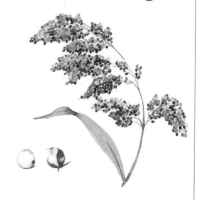

高粱，为禾本科植物黍的种子之不黏者，5~6月采收，去壳备用。高粱按性状及用途可分为食用高粱、糖用高粱、帚用高粱。

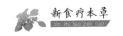

【本草纲要】

〖异名〗稷米、芦稷、粢米、穄米。

〖性味归经〗甘、平,归脾、胃经。

〖功效主治〗和中益气,凉血解暑。主治脾胃亏虚,纳差食少,中暑头昏,肢软乏力等。

【营养成分】

营养分析表明,高粱米中含蛋白质、脂肪、硫胺素、核黄素,另外还含有钙、磷、铁、镁、钾等矿物质。

【食用方法】

煮粥、煮饭,制作点心、食品,制饴、酿酒,制醋、酱油、味精等。

【食疗作用】

《随息居饮食谱》:清胃,补气,养脾……凡黍、稷、粟之糯者,皆可酿酒造饧。

《名医别录》:主益气,补不足。

《千金·食治》:益气安中,补虚和胃,宜脾。

《本草纲目》:凉血解暑。

【本草偏方】

>1. 高粱大米粥:高粱、大米各50g,白砂糖适量。将高粱、大米淘净,放入锅中,加清水适量,煮为稀粥服食,每日1～2剂,喜好甜食者,可加白糖适量同煮服食。可健脾益气。适用于脾胃亏虚,纳差食少等。

>2. 高粱粥:高粱100g,白砂糖适量。将高粱研细,放入锅中,加清水适量,煮为稀粥服食,每日1～2剂,喜好甜食者,可加白糖适量同煮服

食。可健脾益气。适用于脾胃亏虚，纳差食少等。

>3. 高粱饮：高粱适量。将高粱放入锅中，加清水适量，水煎取汁，频频饮服，不拘时。可解暑生津。适用于中暑口渴，小便短黄等。

>4. 高粱酒：高粱、酒曲各适量。将高粱煮熟，加酒曲调匀，如常法酿酒即成。每次30mL，每日2次饮服。可健脾益气，温中散寒。适用于脾胃亏虚，脘腹冷痛，月经不调，痛经等。

>5. 高粱饴：高粱、麦芽各适量。将高粱研细，加清水适量煮熟，加麦芽适量调匀，如常法制饴即成。每次10mL，每日2次，冲饮，或调入稀粥中服食。可健脾益气，温中散寒。适用于脾胃亏虚，脘腹冷痛，月经不调，血虚痛经等。

>6. 半夏高粱汤：半夏10g，高粱30g。将上药择净，

放入锅中，水煎取汁饮服，每日1剂。可健脾化痰，和胃安神。适用于痰湿内蕴，脘腹胀满，睡眠不实等。

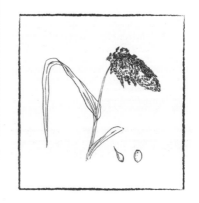

【宜食与忌食】

【宜食】

一般人群均可选用。脾胃虚弱、消化不良者尤为适宜。

【忌食】

便秘者不宜选用。

【选购常识】

以米粒呈乳白色、有光泽、颗粒饱满、均匀一致、断面紧密、无杂质、无虫害和霉变者为佳。

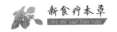

小贴士

　　1. 高粱的皮层中含有一种特殊的成分单宁，单宁有涩味，食用后会妨碍人体对食物的消化吸收，还易引起便秘。

　　2. 高粱按颜色有红、白之分，红者又称为酒高粱，主要用于酿酒，白者用于食用。

燕麦：增强体力，延年益寿

　　燕麦，为禾本科植物雀麦的种子，生长于山坡、荒野、道旁，分布于长江、黄河流域。《本草纲目》言："此野麦也。燕雀所食，故名。"

【本草纲要】

〖异名〗雀麦、野小麦、野大麦。

〖性味归经〗甘、平，归脾、胃、肝经。

〖功效主治〗益肝和胃。主治肝胃不和所致之食少纳差，大便不畅等。

【营养成分】

营养分析表明，燕麦含蛋白质、脂肪、碳水化合物、叶酸、硫胺素、核黄素、烟酸、维生素 E、钙、磷、钾、钠、镁、铁、锌、硒、铜、锰，还富含亚油酸，其占燕麦中全部不饱和脂肪酸的 35% ~ 52%。

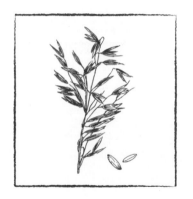

【食用方法】

煮粥、煮饭、制作食品等。

【食疗作用】

《子母秘录》：主治胎死腹中，胞衣不下。

《本草纲目》：充饥滑肠。

【本草偏方】

>1. 燕麦大米粥：燕麦、大米各 50g，白糖适量。将燕麦、大米淘净，同放锅内，加清水适量煮粥，待煮至粥熟后，白糖调味服食，每日 1 剂，连服 3 ~ 5 天。可益肝和胃，消食化积。适用于肝胃不和所致之脘腹胀满，食欲不振，纳差食少，大便不畅等。

>2. 燕麦内金饼：燕麦 100g，鸡内金 10g。将二者择净，研细，混合均匀，用清水适量和匀后，置于热锅中煎成饼，做主食，每日 1 剂。可化痰降脂。适用于高脂血症，脂肪肝，肥胖症等。

>3. 燕麦蛋糊：燕麦 150g，鸡蛋 1 个，白糖适量。将燕麦研细，置于锅中，加清水适量煮为粥糊，而后打入鸡蛋、白糖，调匀，煮熟服食，每日 1 剂。可健脾益气。适用于小儿佝偻病，汗出，夜寐易惊等。

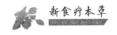

> 4. 三豆燕麦粥：绿小豆、扁大豆、赤小豆、燕麦各30g，红糖适量。将三豆、燕麦研细，同放锅中，加清水适量煮粥，待熟时调入白糖，再煮一二沸即成，每日2剂。可清热利湿。适用于湿热困脾，食欲不振，纳差食少，肢软乏力，小便不利，大便溏薄等。

【宜食与忌食】

〖宜食〗

一般人群均可选用，尤其适用于心脑血管病、肝肾功能不全、肥胖病、脂肪肝、高脂血症、高尿酸血症者。

〖忌食〗

燕麦中的植酸含量高，会阻碍人体对钙、磷、铁等矿物质的吸收，影响肠道中矿物质的代谢平衡。

同时燕麦中高含量的膳食纤维也会影响人体对其他营养成分的吸收，所以，食用燕麦要掌握"少量、经常"的原则，每天以40克为宜，消化不良、腹部胀气者不宜选用。

【选购常识】

生燕麦以颜色白里带黄、大小一致、米粒完整、有淡淡麦香者为佳。

小贴士

美国《时代》杂志评选的"全球十大健康食物"中燕麦位列第五，是唯一上榜的谷类。北京20多家科研单位和医院经过动物试验和人体临床试验证明，长期食用燕麦，对降低人体血液胆固醇、脂蛋白和三酰甘油均有显著效果，可预防和治疗高血压、动脉硬化、糖尿病、高脂血症、脂肪肝等，对儿童智力发育和骨骼生长也有好处。

　　随着人们生活水平的提高，高脂血症、脂肪肝、肥胖症、动脉硬化等疾病纷至沓来，常食本品可预防各种富贵性、营养性疾病发生，增强体力，达到延年益寿作用。

荞麦：有效清理肠道垃圾

　　荞麦，为蓼科植物荞麦的种子。我国栽培的荞麦品种主要分甜荞和苦荞。荞麦在我国的种植历史悠久，目前最早的荞麦实物出土于陕西咸阳的汉墓中。

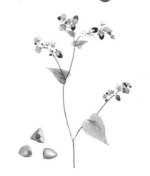

【本草纲要】

〖异名〗花荞、荞子、乌麦、甜荞。

〖性味归经〗甘、凉，归脾、胃、大肠经。

〖功效主治〗健脾除湿，消积下气。主治湿热泻痢，女子白带，肠胃积滞，腹痛胀满等。

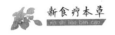
【营养成分】

营养分析表明，本品含蛋白质、脂肪、淀粉及矿物质钙、磷、铁，B族维生素等。荞麦中所含的烟酸和芦丁是治疗高血压的有效药物，经常食用荞麦对糖尿病有一定治疗作用。日本科学家研

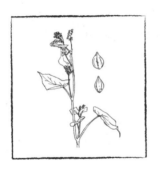

究发现，荞麦蛋白对降低大白鼠血中胆固醇有强效。他们将荞麦蛋白质用蛋白酶进行处理后，与降低胆固醇有效的酪蛋白磷酸肽分别饲鼠，发现荞麦蛋白降胆固醇效果优于酪蛋白磷酸肽。研究还发现，荞麦蛋白降胆固醇机理是荞麦蛋白消化性低，可

促进肠道中胆固醇的排泄，而不像分离蛋白质那样促进胆汁酸的排泄。荞麦含有丰富的粗纤维，可有效清理肠道垃圾，防治便秘，预防消化道癌肿的发生。

【食用方法】

煮粥、煮饭、制作食品、酿酒等。荞麦口感较粗糙，与大米等搭配，可缓解粗糙口感，同时可实现营养互补。

【食疗作用】

《本草纲目》：降气宽肠，磨积滞，消热肿风痛，除白浊白带，脾积泄泻。

《本草求真》：能降气宽肠，消积去秽。

《饮食别录》：实肠胃，益气力，续精神。

【本草偏方】

> 1. 荞麦绿豆粥：荞麦面、大米、绿豆各50g，白糖适量。将大米、绿豆淘净，放入锅中，

加清水适量，浸泡5～10分钟后煮为稀粥，待熟时，调入麦面、白糖等，煮至粥熟即成，每日1剂。可清热解毒。适用于高脂血症。

> 2. 荞麦粥：荞麦、大米各50g，白糖适量。将荞麦择净，研细；大米淘净，放入锅中，加清水适量，浸泡5～10分钟后，文火煮粥，待沸后，调入荞麦面、白糖等，煮至粥熟即成，每日1剂。可健脾利湿。适用于湿热泻痢，带下病等。

> 3. 荞麦扁豆粥：荞麦、扁豆各50g，红糖适量。将荞麦、扁豆研细，同放锅中，加清水适量煮为粥糊，待熟时加入红糖，再煮一二沸即成，每日早晚各空腹温服，每日1～2剂。可健脾利湿。适用于暑湿症。

> 4. 薏仁荞麦粥：薏仁、荞麦各50g，红糖适量。将薏仁、荞麦研为细末，同放锅中，加清水适量煮为粥糊，待熟时加

红糖调味服食，每日1剂。可祛湿化痰。适用于血脂升高伴头目眩晕，头痛头重，胸闷心悸，食欲不振，呕恶痰涎，肢体困重，或见形体丰肥，或闭经，舌苔白腻，脉滑等。

【宜食与忌食】

【宜食】

一般人群均可选用，尤其适合高血压、高血脂、冠心病、糖尿病者选用。

【忌食】

《本草图经》言"荞麦不宜多食，亦能动风气，令人昏眩"。《医林纂要》言"荞，春后食之动寒气，发痼疾"。《得配本草》言"脾胃虚寒者禁用"，故应注意。对本品过敏者不宜选用。

【选购常识】

以大小均匀、质实饱满、有光泽者为佳。

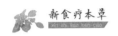

近年来研究发现，荞麦中含红色荧光素，部分人食用后会出现光敏感症（即荞麦病），表现为耳、鼻等处发炎、肿胀，有的还可出现咽炎、喉炎、支气管炎等，有时还可出现肠道、尿路刺激症状。

薏苡仁：健脾利湿，防癌抗癌

薏苡仁，为禾本科多年生草本植物薏苡的成熟种仁，我国大部分地区均产。薏苡仁的营养价值很高，被誉为"世界禾本科植物之王"；在欧洲，它被称为"生命健康之友"。

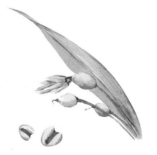

【本草纲要】

〖异名〗薏仁、米仁、薏米。

〖性味归经〗甘、淡、微寒，归脾、胃、肺、大肠经。

〖功效主治〗健脾益气，利水消肿，祛湿除痹，清热排脓，通淋止泻。主治脾虚泄泻，小便不利，肢体肿满，风湿痹痛，筋脉挛急，肺痈，肠痈等。

【营养成分】

营养分析表明，薏苡仁含碳水化合物、脂肪、蛋白质、维生素E、硫胺素、核黄素、烟酸、镁、钙、铁、锌、铜、锰、钾、磷、硒、钠等。

药理研究表明，本品有解热、镇静、镇痛、抑制骨骼肌收缩作用，常用于治疗慢性肠炎、阑尾炎、风湿性关节痛、尿路感染等，薏仁中含有的薏仁脂，对癌肿有抑制作用，可用于胃癌、宫颈癌等肿瘤，并对细胞免疫、体液免疫有促进作用；薏仁醇还有降压及驱虫之功。能增强肾功能，增加尿量，有利于各种水肿的治疗。

【食用方法】

煮粥、煮饭、煲汤等均可。薏仁较难煮熟，煮前需温水泡2~3小时，让它充分吸水，然后再与其他谷物同煮为宜。

【食疗作用】

《本草纲目》：薏苡仁，阳明药也，能健脾益胃。虚则补其母，故肺痿、肺痈用之。

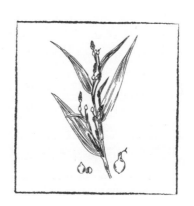

筋骨之病，以治阳明为本，故拘挛筋急、风痹者用之。土能胜水除湿，故泄泻、水肿用之。……薏苡仁粥：除湿热，利肠胃。

《神农本草经》：主筋急拘挛不可屈伸，风湿痹，下气。

《名医别录》：除筋骨邪气不仁，利肠胃，消水肿，令人能食。

《本草新编》：最善利水，不致损耗真阴之气，凡湿盛在下身者，最适用之。

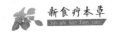
【本草偏方】

> 1. 薏米百合汤：薏仁200g，百合30g。将二药洗净，加水5碗，煎至3碗，分4次服，每日1剂，并嚼食薏米、百合。可清热散结，止咳化痰。适用于久咳胸痛、痰浓味臭、气促而喘等。

> 2. 薏米煮猪肺：薏仁10g，猪肺1剂。将猪肺洗净，切碎，同薏仁共煮熟后食肺饮汤，每日1剂。可清热利湿。适用于喘咳气促、浓痰味臭、肺痈、肠痈、白带淋浊等。

> 3. 薏米糯米粥：薏米50g，糙糯米100g，红枣8个。将薏米、糯米淘净，大枣去核，加清水适量共煮为稀粥服食，每日2剂，早晚各1剂。可清热排脓。适用于肺结核、咳嗽痰黄、胸痛、纳差等。

【宜食与忌食】

〖宜食〗

一般人群均可选用，尤其适用于脾虚湿盛、痰湿、湿热、高血压、高脂血症、糖尿病、脂肪肝、肥胖病患者选用。清利湿热宜生用，健脾止泻宜炒用。

〖忌食〗

津液不足者、孕妇不宜选用。

【选购常识】

以米粒结实，大小一致、色白、无皮碎、杂质少，带有清新香气者为佳。

小贴士

薏苡仁是一种美容食品，常食可以保持人体皮肤光泽细腻，消除粉刺、雀斑、疣目、老年斑、妊娠斑、蝴蝶斑，对脱屑、痤疮、皲裂、皮肤粗糙等都有良好治疗作用。

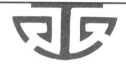

 第二章 食疗本草之蔬菜篇

大白菜：性价比最高的平民蔬菜

大白菜，为十字花科植物白菜的叶球，它是我国资格最老的一种蔬菜，以柔嫩的叶球、莲座叶或花茎供食用，为中国北方冬季餐桌上的常客，故有"冬日白菜美如笋"之说，为性价比最高的平民蔬菜。

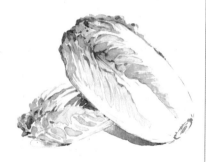

【本草纲要】

〖异名〗黄芽菜、黄矮菜、黄芽白菜、结球白菜。

〖性味归经〗甘、平，归脾、胃经。

〖功效主治〗养阴益胃，利湿通淋。主治胃热伤阴所致之口干食少，小便不利等症。

【营养成分】

白菜营养丰富，白菜含蛋白质、脂肪、碳水化合物、胡萝卜素、维生素 A、硫胺素、核黄素、维生素 C、维生素 E、钾、钠、钙、镁、铁、锰、锌、铜、磷、硒、碘等。其维生素 C、核黄素的含量比苹果、梨分别高 5 倍和 4 倍；微量元素锌含量高于肉类；并含有能抑制亚硝酸胺吸收的钼。其中维生素 C，

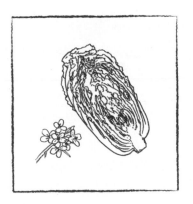

可增加机体对感染的抵抗力，用于维生素 C 缺乏病、牙龈出血、各种急慢性传染病的防治。白菜中含有的纤维素，可增强

肠胃蠕动，减少粪便在体内的存留时间，帮助消化和排泄，从而减轻肝、肾的负担，防止胃病的发生。白菜中还含有微量的钼，可抑制人体内亚硝酸胺的生成、吸收，起到一定的防癌作用。

【食用方法】

炒食、做汤、腌渍，或绞汁服。

【食疗作用】

《滇南本草》：性微寒，味微酸，走经络，利小便。

《本草纲目拾遗》：润肌肤，利五脏，且能降气，清音声。

【本草偏方】

>1. 凉拌黄芽菜：黄芽菜、调味品各适量。将黄芽菜洗净、切细，加葱、姜、醋、蒜、香麻油等调味品拌匀服食，每日1～2次。可养阴清热。适用于酒醉口渴，胃热阴伤所致的

口干食少，肢软乏力，小便不利等。

　　> 2. 黄芽菜粥：黄芽菜、大米、调味品各适量。将黄芽菜洗净，切细；大米淘净，加清水适量煮粥，待熟时，调入黄芽菜、葱、姜等调味品，煮至粥熟服食，每日1剂。可疏风散寒。适用于风寒感冒。

【宜食与忌食】

〖宜食〗

　　一般人群均可选用，尤其适合病后、酒醉口干口渴、小便不利者选用。

〖忌食〗

　　《中医食疗营养学》："气虚胃寒者不宜多食。"腐烂的、存放时间过长的、没腌透而半生半熟的、反复加热的大白菜不宜吃，以免引起亚硝酸盐中毒。

【选购常识】

　　以菜叶新鲜、嫩绿、菜帮洁白、包裹紧实、无病虫害者为佳。

小贴士

　　美国纽约激素研究所的科学家发现，中国和日本妇女乳腺癌发病率之所以比西方妇女低得多，是由于她们常吃白菜的缘故。白菜中含有的微量元素能帮助分解同乳腺癌相联系的雌激素。白菜中的纤维素不但能起到润肠、排毒的作用，还能促进人体对动物蛋白质的吸收。

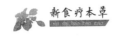
小白菜：通利肠道

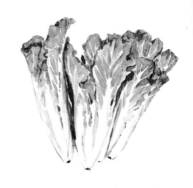

小白菜，为十字花科植物青菜的幼株，与大白菜（结球白菜）是近亲，和西方的圆白菜同为十字花科芸薹属演变而来的白菜亚种。小白菜是一种古老的食物，《名医别录》称其为"菘"，菘是由"葑"变化而来。

《诗经·采苓》之"采葑采葑"即指此。清代医家喻嘉言认为："白饭青蔬，养生妙法。"王孟英《随息居饮食谱》言："荤素咸宜，蔬中美品。"谚语云"鱼生火，肉生痰，萝卜白菜保平安"，可见小白菜无论是作为蔬菜还是养生之物，均有较高价值。

【本草纲要】

〖异名〗菘菜、白菜、青菜、油菜。

〖性味归经〗甘、平，归脾、胃经。

〖功效主治〗解热除烦，通利肠胃。主治肺热咳嗽，口渴，便秘等。

【营养成分】

营养分析表明，本品可食用部分达81%。白菜含蛋白质、脂肪、膳食纤维、碳水化合物、胡萝卜素、视黄醇当量、硫胺素、核黄素、烟酸、维生素C、维生素E, 钾、钠、钙、镁、铁、锰、锌、铜、磷、硒。可促进胃肠蠕动，帮助消化，对防治维生素C缺乏病和增强毛细血管强度有益。

【食用方法】

炒食、做汤、腌渍，或绞汁服。

【食疗作用】

《名医别录》：主通利肠胃，除胸中烦，解酒渴。

《四声本草》：消食下气，治瘴气，止热气嗽。冬汁，尤佳。

《滇南本草》：主消痰，利小便，止咳嗽，清肺热。

《本草从新》：和中，利小便。

《随息居饮食谱》：养胃，解渴生津。

《医林纂要》：煮汁，除烦热，醒酒。

【本草偏方】

>1. 小白菜饮：鲜小白菜适量。将鲜小白菜洗净，捣烂，榨汁，加等量冷开水调匀饮服，

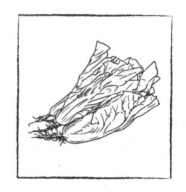

每日数次。可清热凉血。适用于维生素C缺乏病，酒醉烦渴等。

>2. 小白菜炒枸杞苗：小白菜、杞苗、调味品各适量。将小白菜、枸杞苗洗净，切段，锅中放素油适量烧热后，下葱姜爆香，而后下小白菜、枸杞苗等，炒至熟后，放食盐、味精等调味即成，每日1～2剂。可清热宣肺，润肠通便。适用

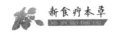
于肺热、肺燥咳嗽，口气臭秽，大便秘结等。

>3. 小白菜薏米粥：小白菜500g，薏米50g。将小白菜洗净，切细，先取薏米煮粥，待熟时调入小白菜，再煮一二沸即成，每日1剂，分两次食完。可健脾祛湿，利尿消肿。适用于脾虚湿热，面部水肿，甚则肢体水肿，小便不利。

>4. 小白菜粥：小白菜150g，大米50g，调味品适量。将小白菜洗净，切细备用。大米淘净，放入锅中，加清水适量煮粥，待熟时调入小白菜、调味品等，再煮一二沸服食，每日1剂。可养阴生津。适用于脾胃阴虚，胃脘隐痛，纳差食少，口干喜饮，小便短黄，大便秘结等。

>5. 清煮小白菜：小白菜250克，切碎，投入沸水中，煮沸去生味，调味即成。可清热除烦。适用于烦热口渴，小便不利。

>6. 小白菜姜葱饮：小白菜适量，生姜10克，葱白10克，以水煎服。可疏风解表。用于预防感冒，或感冒初起，发热咳嗽。

【宜食与忌食】

【宜食】

一般人群均可选用，尤其适合肺热咳嗽、便秘、丹毒、漆疮、疮疖、钙缺乏症者选用。

【忌食】

《随息居饮食谱》言其"鲜者滑肠，不可冷食"，素体脾胃虚寒易泄泻者慎食。《饮食须知》载"有足疾者忌食……服苍白术者忌之"，故服用甘草、白术、苍术等药者忌食。

【选购常识】

以菜呈绿色、鲜嫩而有光泽、无黄叶、无腐烂、无虫蛀者为佳。

小贴士

烂白菜不宜吃，以免引起亚硝酸盐中毒，出现头晕、头痛、恶心呕吐、心跳加快、全身皮肤黏膜青紫，甚至昏迷等症状。

卷心菜：增进食欲，预防便秘

卷心菜，为十字花科植物甘蓝的茎叶，我国各地均有栽培，冬春季采收。为甘蓝的变种，在中国各地普遍栽培，是中国东北、西北、华北等地区春、夏、秋季的主要蔬菜之一。

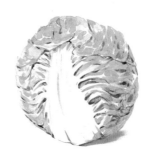

【本草纲要】

〖异名〗包心菜、甘蓝、蓝菜、西土蓝、洋白菜、包菜、圆白菜、莲花白。

〖性味归经〗甘、平，归脾、胃经。

〖功效主治〗健脾养胃，行气止痛。主治脾胃不和，脘腹胀满，拘急疼痛等。

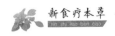
【营养成分】

营养分析表明，卷心菜含蛋白质、脂肪、碳水化合物、钙、铁、磷、钾、钠、铜、镁、锌、硒、硫胺素、核黄素、维生素 E、维生素 A、烟酸、叶酸、维生素 C、胡萝卜素等。

卷心菜含葡萄糖芸薹素、黄酮苷、绿原酸及多量维生素 U 样物质。药理研究表明，维生素 U 样物质能缓解胆绞痛，促进溃疡愈合，临床常用于治疗胃及十二指肠溃疡之腹痛，有一定疗效。

卷心菜中富含延缓衰老的抗氧化成分，能有效抵抗细胞老化，延缓细胞衰老。含有非常丰富的维生素 C，能增强抵抗力和免疫力。

卷心菜中钾的含量较高，因而有益于心脑血管。含有较多的维生素 K，不仅有利于肠道的健康，还有助于增强骨质。

卷心菜叶内含有一种特殊的香味物质"异硫氰酸酯"，对预防癌症、防治心脑血管疾病有积极作用。

卷心菜富含纤维素等营养物质，因此，常吃卷心菜可增强食欲，预防便秘，美容养颜。

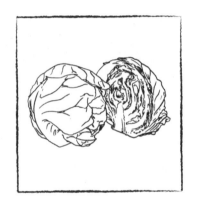

【食用方法】

炒食、做汤、腌渍、泡菜，或绞汁服。

【食疗作用】

《千金食治》：久食大益肾，填脑髓，利五脏，调六腑。

《本草纲目拾遗》：补骨髓，利五脏六腑，利关节，通经络中结气，明耳目，健人，少睡，益心力，壮筋骨。

【本草偏方】

>1. 包菜饴糖饮：包心菜、饴糖各适量。将包心菜洗净，捣烂，榨汁，煮沸，加饴糖适量服食，每日2次，10天为1个疗程，连服2～3个疗程。可缓急止痛。适用于溃疡病脘腹拘急疼痛，吞酸口苦，烦躁易怒。

>2. 包心菜粥：包心菜150g，大米100g，调味品适量。将包心菜洗净备用。大米淘净，加清水适量煮粥，待熟时调入包心菜及调味品等，煮至粥熟服食，每日2剂。可行气和胃。适用于脾胃不和，脘腹胀满，纳差食少等。

>3. 羊肉包菜汤：羊肉、包心菜、调味品各适量。将包心菜洗净备用。羊肉洗净，切块，加清水适量煮沸后，下调味品等，待熟时再入包心菜等，煮至熟服食，每日1剂。可温中暖胃。适用于脘腹冷痛，胀满不适，纳差食少等。

>4. 肚片包菜汤：熟肚片（猪或牛或羊肚）、包心菜、调味品各适量。将包心菜洗净备用。熟肚切片，加清水适量煮沸后，下调味品等，待沸时再入包心菜等，煮至熟服食，每日1剂。可健脾温中。适用于脾胃虚寒，脘腹疼痛，肢体不温等。

【宜食与忌食】

〖宜食〗

一般人群均可选用，尤其适合动脉硬化、胆结石症、肥胖症、孕妇及有消化道溃疡者选用。

冬春季节，气候多变而寒冷，寒风袭胃易致胃痛，平时患有慢性胃肠炎、溃疡病者更易发生脘腹疼痛，常食包菜，可和脾胃，止疼痛，对患有慢性消化系统疾病者甚宜。

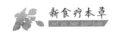
〖忌食〗

瘙痒性皮肤病、脾胃虚寒、泄泻、小儿脾弱者、腹腔和胸外科手术后，消化道溃疡及出血、肝病、血液黏稠者不宜选用。

【选购常识】

以结球坚实、包裹紧密、质地脆嫩翠绿、有沉重感者为佳。

小贴士　世界卫生组织推荐的最佳食物中，蔬菜首推红薯，其次是芦笋、卷心菜、菜花、芹菜、茄子、胡萝卜等。卷心菜有绿、白、红、紫等不同颜色，可根据自己的喜好选择。

油菜：一年四季都可食的家常菜

油菜，为十字花科植物油菜的嫩茎叶，我国各地均有栽培，春季采收。中国栽培的油菜，可分为三大类型，即白菜型、芥菜型、甘蓝型，为一年四季都可食的家常菜。

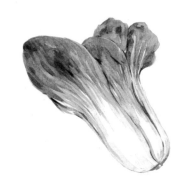

【本草纲要】

〖异名〗云薹、芸薹、寒菜、芸薹菜、薹菜。

〖性味归经〗甘、辛、凉，归脾、胃、大肠、肾经。

〖功效主治〗散血消肿。主治血痢腹痛，血瘀腹痛等。

【营养成分】

营养分析表明，油菜含蛋白质、脂肪、碳水化合物、胡萝卜素、钾、钙、钠、磷、硒、锌、锰、镁、铜、铁、维生素C、维生素E、烟酸、核黄素，还含少量槲皮素和维生素K等。

油菜富含膳食纤维，能减少脂类的吸收，有降血脂作用。植物纤维素能促进肠道蠕动，增加粪便的体积，缩短粪便在肠腔停留的时间，从而治疗多种便秘，预防肠道肿瘤。

油菜中所含的植物激素，能够增加酶的形成，增强肝脏的排毒机制，对体内致癌物质有吸附排斥作用，故有防癌、美肤功能。

油菜中含有的维生素C、胡萝卜素是人体黏膜及上皮组织维持生长的重要营养物质，常食具有美容作用。

【食用方法】

生食、炒食、炖烧、配膳等。

【食疗作用】

《随息居饮食谱》：散血消肿，破结通肠。

《新修本草》：主风游丹肿，乳痈。

《本草纲目》：治痈疽，豌豆疮，散血消肿。

【本草偏方】

>1. 小油菜炒杞苗：油菜、

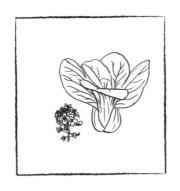

枸杞苗、调味品各适量。将油菜、枸杞苗洗净，切段，锅中放素油适量烧热后，下葱姜爆香，而后下油菜、枸杞苗等，炒至熟后，放食盐、味精等调味即成，每日1～2剂。可清热行滞。适用于血痢腹痛。

>2. 清炒油菜：油菜、调味品各适量。将油菜洗净，切段，锅中放素油适量烧热后，下葱姜爆香，而后下油菜，炒至熟后，放食盐、味精、大蒜等调味即成，每日1～2剂。可活血散瘀。适用于产后恶露不净，腹痛。

>3. 油菜羊肉汤：油菜、羊肉、调味品各适量。将二者洗净，羊肉切块。先将羊肉放入锅中，加清水适量煮沸后，去浮沫，而后下调味品等，煮至羊肉熟后，再下油菜，煮沸即成，每日1剂。可温中散寒，化瘀止痛。适用于虚寒胃痛，痛经，月经不调等。

【宜食与忌食】

〔宜食〕

一般人群均可选用，尤其适用于口腔溃疡、口角湿疹、齿龈出血、牙齿松动、瘀血腹痛、癌症患者选用。

〔忌食〕

本品有破血之功，故孕妇、出血性疾病者不宜食用。

【选购常识】

以新鲜、油亮、无虫、无黄叶、用两指轻轻一掐即断者为佳。

小贴士

油菜是我国最重要的油料作物，种子含油量为33%～50%，可榨油。菜籽油含有丰富的脂肪酸和多种维生素，营养价值高，不但是良好的食用植物油，而且在工业上也有广泛的用途。

菜籽油，又名油菜籽油，为十字花科植物油菜果实榨取的油。中医认为，油菜籽油性味辛、微温，入大肠、肝经，有行血消肿，润肠解毒之功，适用于产后心腹诸疾，血瘀血痔、肠燥便秘，无名肿毒，风疹，皮肤瘙痒，湿疹等。营养分析表明，菜籽油含有丰富的维生素E，有保护心脏的作用，可软化血管，降低胆固醇，降低冠心病发病率。

菠菜：维生素的宝库

菠菜，为藜科植物菠菜的带根全草。菠菜原产波斯国，唐代传入我国，故称"波斯菜"，后演变为"菠菜"。古代阿拉伯人也称它为"蔬菜之王"，我国民间俗语云"菠菜豆腐虽贱，山珍海味不换"。

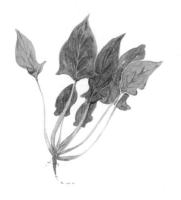

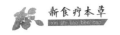

【本草纲要】

〖异名〗波斯菜、菠棱菜、赤根菜、红根菜、鹦鹉菜。

〖性味归经〗甘、凉，归胃、大肠经。

〖功效主治〗养血止血，滋阴润燥。主治产后、病人体虚、老年人大便涩滞不通，肠燥便秘或便血，消渴，眼目昏花等。

【营养成分】

营养分析表明，菠菜富含蛋白质、维生素和钙、铁、磷、镁等多种矿物质。每500g菠菜含蛋白质12.5g，就其含量来说，约相当于两个鸡蛋，比白菜高两倍。

特别值得一提的是，菠菜还含对健脑特别有益的维生素，且含量也很可观，因此，菠菜被营养学家称为"维生素的宝库"。此外，菠菜还含有十分丰富的叶绿素，而叶绿素被人们称为"绿色的精灵"，有消除口臭、健美皮肤、预防龋齿等功效。

国内外学者普遍认为，菠菜特别适合儿童和病人食用，因为菠菜所含的胡萝卜素可在人体内转化为多种维生素，利用率特别高。专家们测定，进食100克菠菜就可满足机体一昼夜对维生素C的需求量、两昼夜对胡萝卜素的需求量。

菠菜含有大量的植物粗纤维，可促进肠道蠕动，有利于排便，且能促进胰腺分泌，帮助消化。对于痔疮、慢性胰腺炎、便秘、肛裂等病症有治疗作用。

菠菜中维生素K的含量在叶菜类中最高（多含于根部），能用于鼻出血、肠出血的辅助治疗。菠菜补血作用与其富含类胡萝卜素、维生素 C 有关，两者对身体健康和补血都有重要作用。

【食用方法】

烧汤、凉拌、炒食、配膳、制作食品等。

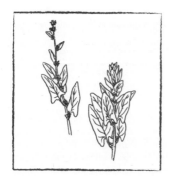

【食疗作用】

《随息居饮食谱》：开胸膈，通肠胃，润燥活血。

《本草纲目》：通血脉，开胸膈，下气调中，止渴润燥，根尤良。

《食疗本草》：利五脏，通肠胃热，解酒毒。

《陆川本草》：入血分，生血，活血，止血，去瘀。治衄血，肠出血，坏血症。

《日用本草》：解热毒。

【本草偏方】

＞1. 菠菜粥：菠菜 150g，大米 50g，调味品适量。将菠菜择洗干净备用。大米淘净，放入锅中，加清水适量煮粥，待熟时调入菠菜、食盐等调味品，煮至粥熟即成，每日 1 剂。可养血止血，滋阴润燥。适用于虚人、老年人大便涩滞不通，肠燥便秘或便血，消渴，眼目昏花等。

＞2. 菠苣粥：菠菜、莴苣各 50g，大米 50g，调味品适量。将菠菜、莴苣择洗干净，莴苣切细备用。大米淘净，放入锅中，加清水适量煮粥，待熟时调入菠菜、莴苣、食盐等调味品，煮至粥熟即成，每日 1 剂。可养血止血，滋阴润燥。适用于虚人、老年人大便涩滞不通，肠燥便秘或便血，消渴，眼目昏花等。

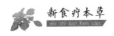

>3. 菠菜根银耳汤：菠菜根 100g，银耳 10g。将菠菜根洗净、切段，银耳发开、洗净，加水同煮至银耳烂熟后服食，每日 2 次。可滋阴润燥，生津止渴。适用于糖尿病口渴，大便秘结等。

【宜食与忌食】

〖宜食〗

一般人群均可选用，尤其适用于痔疮、便血、习惯性便秘、维生素C缺乏病、高血压病、贫血、糖尿病、夜盲症、皮肤粗糙、过敏、皮肤松弛者选用。

〖忌食〗

尿路结石、肠胃虚寒、大便溏薄者不宜选用。

【选购常识】

以色泽浓绿、根为红色、鲜嫩、茎叶不老、无抽薹开花、无黄烂叶者为佳。

菜花：蔬菜中的抗癌明星

菜花，为十字花科甘蓝类1～2年生蔬菜，菜花是短茎上长成的畸形头状体，由无数个密集的肉质花茎和未发育的蕾群所组成。菜花为甘蓝的变种，头部为白色花序，与西蓝花的头部类似。

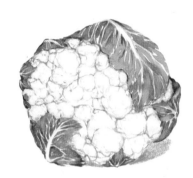

【本草纲要】

〖异名〗花菜、椰菜花、甘蓝花、洋菜花、球花甘蓝。

〖性味归经〗甘、平，归脾、胃经。

〖功效主治〗补益脾胃，补肾养心。主治大病久虚，体亏消瘦，食欲不振，纳差食少等。

【营养成分】

营养分析表明，菜花含蛋白质、脂肪、碳水化合物、维生素A、胡萝卜素、硫胺素、核黄素、烟酸、维生素C、维生素E、钙、磷、钾、钠、镁、铁、锌、硒、铜、锰等，具有较高的药用和食用价值。科学家经过长期研究发现，甘蓝类蔬菜（菜花、卷心菜等）有很好的防癌作用，能抑制癌细胞的生长。它不仅能预防乳腺癌及前期胃癌，还可增加各种解毒酶的活性，清除体内的有害物质，因而被营

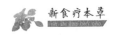
养学家称为"蔬菜中的抗癌明星"。

常吃菜花对中老年人及生长发育旺盛的小儿大有裨益，营养学家将菜花视为保健佳蔬和"葆春蔬品"，少年儿童常食可增强抵抗力，促进生长发育，维持牙齿、骨骼和身体的正常功能。

【食用方法】

炒食、炖食、炖汤、配膳等。

【食疗作用】

《食物药用》：补益脾胃。

《中国保健食品》：健脾开胃。

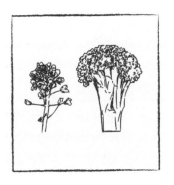

【本草偏方】

>1. 菜花粥：菜花100g，大米50g，调味品适量。将菜花洗净，切细；大米淘净，锅中加清水适量煮粥，待熟时放入菜花及调味品等，煮至粥熟即成，每日1剂。可补益脾胃。适用于脾胃亏虚，纳差食少等。

>2. 炝菜花：菜花500g，调味品各适量。将嫩菜花用手掰成小块，下沸水锅中焯至八成熟，捞入凉水中浸凉后沥水，然后放入盆中，加精盐腌20分钟，去掉渗出的水分，加入味精、花椒油、麻油、蒜泥、醋等拌匀即成，每日1剂。可健肌润肤，防老抗衰。适用于肥胖症。

>3. 山药菜花：山药150g，枸杞子30g，菜花、调味品适量。将山药去皮切块，太白粉、麦粉及盐混合调匀成粉料，枸杞泡水备用。切好的山药均匀沾上粉料，起七分热油锅用中火炸山药，待炸成金

黄色后捞起沥净油。将炸好的山药盛盘，撒上枸杞，再用菜花装饰即可，每日1剂。可健脾益肾。适用于脾肾亏虚，纳差食少，肢软乏力，头目眩晕等。

> 4. 火腿炒菜花：火腿50g，菜花200g，调味品适量。将火腿切成片，菜花洗好，掰成小块，用开水烫一下，备用。炒锅放油适量烧热，将菜花放锅内炒，炒至将熟，加入火腿片，炒至半熟，放入盐，加少量肉汤（或水），烧至熟加味精即成，每日1剂。可健脾养胃。适用于脾胃亏虚，纳差食少等。

【宜食与忌食】

〖宜食〗

一般人群均可选用，尤其适合天气炎热、口干口渴、消化不良、食欲不振、大便干结者选用。

〖忌食〗

甲状腺机能减退者不宜选用。

【选购常识】

以花球周边未散开、花球洁白微黄、无异味、无毛花者为佳。

小贴士

菜花、卷心菜、萝卜、西蓝花等植物中有一种抗氧化物质——硫苷，在某些条件下，硫苷会水解生成异硫氰酸盐，从而抑制甲状腺碘吸收，导致甲状腺素（T_4）浓度降低。

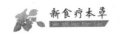
久而久之，人体内甲状腺激素生成障碍，导致甲状腺肿大。因此，不宜大量食用菜花，食用菜花时要注意食物搭配，尤其是含碘丰富的食物的搭配。

芹菜：高血压病的克星

芹菜，为伞形科植物芹菜的茎。芹菜可分为水芹和旱芹两种，生于沼泽地者叫水芹，长江中下游各省、两广、台湾等地均有栽培。生于旱地者叫旱芹，香气较浓，全国各地均有栽培。

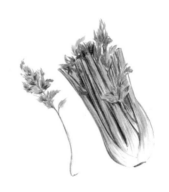

【本草纲要】

〖异名〗水芹菜、香芹、蒲芹、药芹。

〖性味归经〗甘、凉，归肝、胃、肺经。

〖功效主治〗清热平肝，祛风利湿，润肺止咳。主治肝火上炎所致之头晕目眩，面红目赤，中风偏瘫，小便不利，淋沥涩痛，肺热咳嗽及阴虚劳嗽等。

【营养成分】

营养分析表明，本品含蛋白质、碳水化合物、脂肪、维生素及矿物质等，其中磷和钙的含量最高。芹菜含具挥发性的芹菜油，具有特殊的芳香味，有促进食欲的作用，旱芹有明显的降压作用，主要通过主动脉弓化学感受器起作用。对动物中枢有镇静和抗惊厥作用，对狗有利尿作用。

临床观察发现，治疗高血压、降低血脂，以鲜者最佳，干者次之。因而营养学家称芹菜为"高血压的克星"。对小儿钙缺乏病、神经衰弱也有治疗作用。泰国医学家观察发现，芹菜有抑制精子生成的作用，从而使精子数量下降，因而常用于避孕，据称效果尚可。

【食用方法】

清炒、炖食、入膳、榨汁、做馅均可。

【食疗作用】

《生草药性备要》：补血，祛风，去湿。

《本经逢原》：治肝阳头昏，面红目赤，头重脚轻，步行飘摇等症。

《随息居饮食谱》：清胃涤热，祛风，利口齿咽喉头目。

《中国药植图鉴》：治小便出血。

《卫生通讯》：清胃涤热，通利血脉，利口齿润喉，明目通鼻，醒脑健胃，润肺止咳。

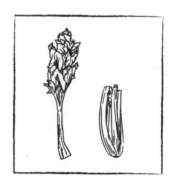

【本草偏方】

>1. 芹菜蜜饮：鲜芹菜、蜂蜜各适量。将芹菜洗净，捣

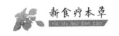
烂取汁，兑入蜂蜜调匀饮服，每日1剂，分3次饮服。可清热泄肝。适用于高血压头晕耳鸣，心烦失眠，口苦口干，尿赤便秘，耳鸣等。

>2. 芹菜大枣汤：鲜芹菜（下部茎段）30g，大枣10枚。将芹菜洗净、切段，大枣去核，加水煮沸后，分2次饮服，每日1剂，连服1个月。可育阴清热。适用于高血压头晕耳鸣，五心烦热，心悸易躁，失眠多梦，健忘易倦，小便黄少，大便干结等。

>3. 芹菜甘草汤：芹菜100g，大枣10枚，甘草5g。将诸药水煎取汁饮服，每日1剂。可清热平肝。适用于肝阳上亢之眩晕。

>4. 芹菜粥：鲜芹菜100g，大米50g。将芹菜择净，切细备用。大米淘净，放入锅中，加清水适量煮粥，待熟时调入芹菜，再煮一二沸即成，或将鲜芹菜榨汁，待粥熟时调入粥中，再煮一二沸服食，每日1剂。

可清热平肝。适用于肝火上炎所致之头目眩晕，面红目赤，小便不利等。

>5. 芹菜莴苣粥：鲜芹菜、莴苣各50g，大米100g，调味品适量。将芹菜、莴苣洗净，切细备用。大米淘净，放入锅中，加清水适量煮粥，待熟时调入芹菜、莴苣及调味品等，再煮一二沸即成，每日1剂。可清热平肝。适用于高血压头目眩晕，面红目赤，小便不利，淋沥涩痛等。

>6. 芹菜枸杞粥：芹菜叶、枸杞叶各100g，大米50g，白糖适量。将二叶洗净备用，先取大米煮粥，待熟时调入二叶，再煮一二沸服食；或将二叶洗净、榨汁，纳入大米粥中服食。可清热平肝。适用于妊娠高血压。

【宜食与忌食】

〖宜食〗

一般人群均可选用，尤其适合高血压、高脂血症、动脉硬化、脂肪肝、大便秘结者选用。

〖忌食〗

脾胃虚寒者不宜选用。

【选购常识】

以茎叶短而粗壮、菜叶翠绿、叶茎平直、茎易折断者为佳。

小贴士

1. 本品有杀精之力，可使精子减少，活力下降，故育龄期男子不宜多食。

2. 芹菜所含营养成分多在菜叶中，应连叶一起吃，不要只吃茎秆丢掉叶。

3. 芹菜是感光食物，食用后不宜在阳光下活动，以免发生光敏性皮炎。

韭菜：蔬菜中的壮阳药

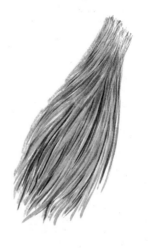

韭菜，为百合科植物韭的叶。韭菜古称"壮阳草""起阳草"，顾名思义，其有补肾壮阳疗痿作用，被称为"蔬菜中的壮阳药"。韭菜久割不伤，剪而复生，又称"四季菜"。古人称初春早韭为筵席之珍、餐桌一束金，唐代诗人杜甫也有"夜雨剪春韭，新炊间黄粱"之佳句，赞韭之味美。

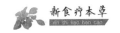
【本草纲要】

〖异名〗春韭、冬韭、韭白、韭黄、壮阳草、起阳草。

〖性味归经〗辛、温，归肝、脾、肾、胃经。

〖功效主治〗温补肾阳，固精止遗，行气活血，温中开胃。主治脾肾阳虚所致之腹中冷痛，泄泻或便秘，虚寒久痢，噎膈反胃，阳痿，早泄，遗精，白浊，小便频数，小儿遗尿，女子白带过多，腰膝酸冷，月经痛，崩漏不止等。

【营养成分】

营养分析表明，韭菜含蛋白质、脂肪、钙、铁、钠、钾等，在春季蔬菜淡季中可谓餐中佳蔬。药理研究表明，韭菜为振奋性强壮药，有提神、温暖作用，有"蔬菜伟哥"之称。在肠道内有消毒、灭菌作用，故可医治肠炎下痢。

韭菜中含有较多的纤维素，可增进胃肠蠕动，促进排便，因而对食欲不振、慢性便秘及老年人习惯性便秘也有较好的治疗作用。

【食用方法】

炒食、拌食、炖汤、做馅、配膳等。

【食疗作用】

《随息居饮食谱》：暖胃补肾，下气调营。

《本草纲目》：韭菜粥，温中暖下。

《本草纲目拾遗》：温中，下气，补虚，调和脏腑，令人能食，益阳，止泄白脓，腹疼痛。

《日华子本草》：止泄精尿血，暖腰膝，除心胸痼冷、胸中痹冷、癖气及腹痛等。

【本草偏方】

>1. 韭子粥：韭子10g，大米100g，细盐少许。将韭菜子研细待用。先取大米淘净，加水适量煮沸后，加入韭子、细盐，煮至粥熟服食，每日1剂。可补肾壮阳，固精止遗，健脾暖胃。适用于脾胃阳虚所致之腹中冷痛，泄泻或便秘，虚寒久痢，噎膈反胃，阳痿、早泄、遗精、白浊，小便频数、小儿遗尿，妇人白带过多、腰膝酸冷、痛经、经漏不止等。

>2. 韭白粥：韭白30g，大米100g。将大米淘净，加清水适量煮至粥成，调入韭白，再煮一二沸即成，每日2次，做早、晚餐食用。可宽胸、理气、止痛。适用于冠心病、心绞痛及肠炎等。

>3. 韭子羊肉汤：韭子15g，羊肉500g，大米30g，调味品适量。将韭子研末，羊肉洗净，切片。先取大米淘净，煮沸后，下羊肉片、韭子，煮至羊肉熟后，调入食盐、味精适量服食。可温肾固摄。适用于肾阳不足，摄纳无权所致之遗尿、遗精。

>4. 韭子蒸猪肚：韭子10g，猪肚1个。将猪肚洗净，纳韭子于猪肚中，文火煮烂后，切片，调味服食。可温中止痛。适用于胃阳不足所致之胃脘冷痛，得温则减，纳差，乏力等。

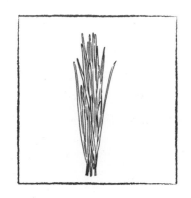

>5. 核桃韭酒饮：核桃仁1枚，炒韭子6g，黄酒适量。将核桃去壳取仁，同韭子加水煎沸，饮汤，食核桃，黄酒冲饮，每日1剂，每服5天加一枚核桃，加至20枚为止。如此反复再使用。可通润血脉，令肌

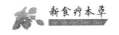
肤细腻，光泽健美。常服可强身健体，益寿延年。

> 6. 韭菜子丸：韭菜子250g，米醋60g。用米醋煮韭子，再焙干研末，炼蜜为丸，每丸重10g，每次1丸，每日2次，连服7～10天。可温肾助阳。适用于肾虚阳痿，遗精及女子带下清冷，腰膝酸软等。

【宜食与忌食】

〖宜食〗

一般人群均可选用，尤其适合肾阳不足所致之阳痿、早泄、遗精、遗尿，或小便频数清长，女子白带增多，腰膝冷痛者选用。韭菜有温暖脾胃的作用，故脾胃虚寒，慢性泄泻，虚寒久痢，腹中冷痛，噎膈反胃者也可选用。

〖忌食〗

韭菜宜采新鲜者食用，炒熟隔夜者不宜吃；阴虚内热，身有疮疡、平素脾胃积热、性功能亢进者不宜食用。炎夏季节不宜选用韭菜，以免助热生火。

【选购常识】

以叶肉肥厚、叶片挺直、叶色鲜嫩、翠绿有光泽、不带烂叶、折叶、黄叶、干尖、无斑点、根部割口整齐者为佳。

小贴士

韭子，又名韭菜子，为百合科植物韭菜的种子，全国各地均有栽培。中医认为，韭子性味辛、甘，归肝、脾、肾、胃经。有温补肾阳，固精止遗之功，对凡是由肾阳不足引起的阳痿、早泄、遗精、遗尿，或小便频数清长，女子白带增多，腰膝冷痛等，均有治疗效果。药理研究表明，本品含生物碱和皂苷，有雄性激素作用。

空心菜：清热凉血，解毒消肿

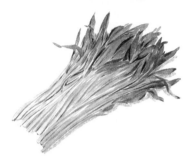

空心菜，为旋花科植物蕹菜的叶，因菜梗中空得名。我国长江流域及以南地区，均有栽培，春夏季采收茎叶用。

【本草纲要】

〖异名〗蕹菜、瓮菜、空筒菜、无心菜、竹叶菜。

〖性味归经〗甘、微寒，归肝、心、大肠、小肠经。

〖功效主治〗清热凉血，润肠通便，解毒消肿。主治血热所致之衄血，咯血，吐血，便血，尿血，热淋，湿热带下，大便秘结，痔疮，疮痈肿痛，疱疹，蛇虫咬伤及食物中毒等。

【营养成分】

营养分析表明，空心菜含蛋白质、脂肪、碳水化合物、维生素A、胡萝卜素、硫胺素、核黄素、烟酸、叶酸、维生素C、维生素E、钙、磷、钾、钠、镁、铁、锌、硒、铜、锰等。

蕹菜含有胰岛素成分而有降糖作用，因而是糖尿病患者的理想食物。蕹菜含有丰富的粗纤维，可增加肠内食糜的持水能力，使粪便松软，体积增

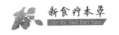

加，有利于排泄，同时使胆固醇吸收下降。

动物实验证明，蕹菜能降低胆固醇、三酰甘油，具有降脂减肥的功效，可有效防治各种老年性疾病，如高血压、高血脂、动脉硬化、冠心病、习惯性便秘等。

【食用方法】

炒食、凉拌、炖食、配膳。

【食疗作用】

《医林纂要》：解砒石毒，补心血，行水。

《陆川本草》：治肠胃热，大便结。

《调疾饮食辨》：性滑利，能和中解热，大便不快及闭结者，宜多食，叶妙于梗。

《分类草药性》：专治妇人白带，虚淋，久咳，盗汗。

《民间常用草药汇编》：利水和脾，行气消肿。

【本草偏方】

>1. 蕹菜粥：蕹菜 150g，大米 100g，调味品适量。将蕹菜洗净，切细；大米淘净，加清水适量煮粥，待熟时，调入蕹菜及调味品等，煮至粥熟服食，每日 1 剂。可润肠通便。适用于老年性习惯性便秘。

>2. 蕹菜绿豆粥：蕹菜 150g，大米、绿豆各 50g，调味品适量。将蕹菜洗净，切细；大米、绿豆淘净，加清水适量煮粥，待熟时调入蕹菜及调味品等，煮至粥熟服食，每日 1 剂。可清热解毒。适用于肠胃积热，大便秘结，口臭等。

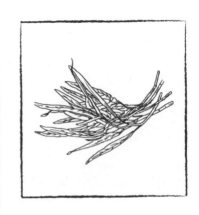

>3. 清炒蕹菜：蕹菜250g，辣椒及调味品适量。将蕹菜洗净，切段；辣椒洗净，切丝；锅中放植物油适量烧热后，下葱、姜爆香，而后下蕹菜、辣椒煸炒片刻，再下调味品等，炒至蕹菜熟后即成，每日1剂。可降脂降压。适用于高血压、高脂血症等。

>4. 蕹菜蜜膏：蕹菜2000g，蜂蜜250g。将蕹菜洗净、切细、榨汁；菜渣加清水适量，煎取250mL左右，与菜汁、蜂蜜混匀，文火浓缩后，温装瓶，每次1汤匙，每日2次，开水冲饮或调入稀粥中服食。可清热利湿，舒气活血。适用于冠心病心绞痛。

【宜食与忌食】

〖宜食〗

一般人群均可选用，尤其适合糖尿病、高血脂、动脉硬化，冠心病，习惯性便秘者选用。

〖忌食〗

大便溏泄、溃疡性结肠炎者不宜选用。

【选购常识】

以茎叶粗大、鲜嫩、色灰青者为佳。

小贴士

空心菜遇热容易变黄，烹调时要充分热锅，大火快炒，不等叶片变软即可熄火盛出。

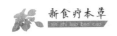

黄花菜：常食使人益智忘忧

黄花菜，为百合科多年生草本折叶萱草其含苞欲放的花蕊，生长于山坡、草地，长江流域以南地区均有分布。

汉代嵇康《养生论》云"合欢蠲忿，萱草忘忧"；唐代白居易也有"杜康能解闷，萱草能忘忧"之句，是说人们看到萱草花，再大的忧愁烦恼都能烟消云散，故萱草又有"忘忧花"之称。

萱草，又有"母亲花"之称。成语萱花椿树，出自明代汤显祖《牡丹亭·训女》，其云："祝萱花椿树，虽则是子生迟暮，守得见这蟠桃熟。"萱花椿树指父母。

萱花指母，椿树指父。这里的萱花即萱草，椿即椿叶。孟郊《游子》诗云："萱草生堂阶，游子行天涯；慈母依堂前，不见萱草花。"叶梦得也

有诗："白发萱堂上，孩儿更共怀。"萱草于是成了母亲的代称，萱草花也就成了我国的母亲之花。

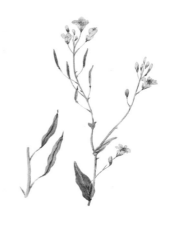

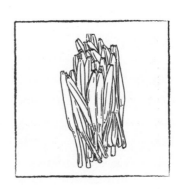

68

【本草纲要】

〖异名〗萱萼、金针菜、萱草。

〖性味归经〗甘、平，归肝、脾、肾经。

〖功效主治〗养血平肝，利尿消肿，通络下乳。主治肝血亏虚，肝阳上亢所致的头晕，耳鸣，失眠多梦，小便不利，水肿，尿血，以及产后缺乳，乳汁分泌不足等。

【营养成分】

本品含蛋白质、脂肪、碳水化合物、矿物质及多种维生素等，尤其是胡萝卜素的含量很高，有健脑、益智、抗衰老之功，日本医学家将金针菜列为8种健脑食品之首，认为其有降低血清胆固醇的作用，对防止脑出血、心脏病、动脉粥样硬化、神经衰弱等十分有益，常食使人益智忘忧。

黄花菜花瓣肥厚，香味浓郁，营养价值高，对人体健康，尤其是胎儿发育甚为有益，民间常将其作为孕妇、产后常用补益之品，与猪蹄、猪肉同炖，治疗产后生理性贫血、产后缺乳、乳汁分泌不足等甚效。随着人们生活节奏的加快和竞争的激烈，种种身心疾病与日俱增，常食黄花菜，可愉悦情志，宣畅愁怀，能维护和增强人体各系统的功能，防止神经麻木、损伤，反应迟钝，健忘失眠，头晕耳鸣，月经不调等；可滋润皮肤，增强皮肤的韧性和弹力，保护表皮与真皮组织，加速皮肤血液循环，使皮肤白皙饱满，滑润柔软；可降低血脂，防止动脉硬化。

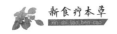
【食用方法】

炒食、炖食、凉拌、配膳。

【食疗作用】

《云南中草药》：养血，补虚，清热。《昆明民间常用草药》：补虚下奶，平肝，利尿，消肿止血。《本草纲目》：解烦热，安五脏，煮食治小便赤涩。《滇南本草》：补阴血，止腰痛，治崩漏、乳汁不通。

【本草偏方】

>1. 赤豆枣菜汤：赤小豆、大枣、黄花菜各适量。将赤豆、大枣、黄花菜三者择净，加清水适量煮熟后调服。可健脾利湿。适用于肝硬化腹水。

>2. 黄花菜杞叶瘦肉汤：黄花菜 15g，枸杞叶 10g，猪瘦肉 150g，调味品适量。将黄花菜发开洗净，枸杞叶洗净备用。先将瘦肉洗净，切丝，勾芡，锅中放清水适量煮沸后，下肉丝、黄花菜及葱、姜、椒、料酒等，煮至瘦肉熟后，下杞叶，再煮一二沸服食，每日 1 剂。可清热凉血。适用于血分实热所致之经来提前。

>5. 黄花花生猪蹄汤：黄花菜、花生各 50g，猪蹄 1 对，调味品适量。将黄花菜、花生发开，洗净，猪蹄洗净，剁块，同放锅中，加清水适量煮沸后，调入葱、姜、料酒等，文火炖至猪蹄烂熟后调味服食，每日 1 剂。可益气养血，催乳通络。适用于产后缺乳。

【宜食与忌食】

〖宜食〗

一般人群均可选用，尤其适合中老年人以及过度劳累、失眠、产后缺乳者选用。

〖忌食〗

皮肤瘙痒者不宜选用。

【选购常识】

以洁净、鲜嫩、花芯尚未开放、无虫蛀霉变者为佳。

本品鲜者不宜选用，因鲜品中含有秋水仙碱，炒食后能在体内被氧化，产生有毒物质，有碍人体健康。干制后可破坏秋水仙碱，因而入食以干品为宜。

茼蒿：宁心安神，消除口气

茼蒿，为菊科植物茼蒿的茎叶，我国大部分地区均有栽培，冬春及夏初均可采收。茼蒿具有特殊气味，很少生虫，不必喷洒农药，属于绿色食品。

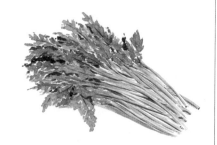

【本草纲要】

〖异名〗同蒿、蓬蒿、蒿菜、菊菜花。

〖性味归经〗甘、辛、平，归脾、胃经。

〖功效主治〗和胃消食，宁心安神，化痰止咳。主治脾胃不和，食欲不振，痰热咳嗽，失眠多梦，口臭口苦等。

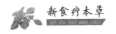

【营养成分】

营养分析表明，茼蒿含蛋白质、脂肪、碳水化合物、胡萝卜素、硫胺素、核黄素、烟酸、维生素C、钙、磷、铁、钾、钠、镁等，另含丝氨酸、天门冬素、苏氨酸、丙氨酸等，尤其胡萝卜素的含量超过一般蔬菜，为黄瓜、茄子含量的1.5～30倍。

茼蒿含丰富的维生素、胡萝卜素及多种氨基酸，可宁心安神，稳定情绪，防止记忆力减退，并可降低血压。茼蒿中含有特殊香味的挥发油，可消食开胃，增加食欲，且其所含的粗纤维有助肠道蠕动，促进排便。

茼蒿富含钠和钾，能调节体内水液代谢，通利小便，消除水肿。茼蒿含有丰富的钙、铁，所以又有"铁钙的补充剂"之称，骨质疏松、钙缺乏者服食有益。茼蒿含刺槐素、野菊花内酯、苦味素等，对金黄色葡萄球菌、痢疾杆菌有较强的抑制作用。

【食用方法】

清炒、凉拌、炖汤、蒸食、配膳。

【食疗作用】

《千金食治》：安心气，养脾胃，消痰饮。

《滇南本草》：行肝气，治偏坠气痛，利小便。

《得配本草》：利肠胃，通血脉，除膈中臭气。

【本草偏方】

>1. 蒸茼蒿：茼蒿、调味品各适量。将茼蒿洗净，加米粉、葱、姜、椒盐等调味品拌匀，上笼蒸熟服食，每日1剂。可调和脾胃。适用于脾胃不和、食欲不振等。

>2. 凉拌茼蒿：茼蒿、调味品各适量。将茼蒿洗净，放沸水锅中汆片刻，取出，加葱、姜、盐、醋、香麻油适量拌匀

即成，每日1～2剂。可利湿通淋。适用于湿热下注，小便淋涩疼痛等。

>3. 茼蒿粥：茼蒿、大米、调味品各适量。将茼蒿洗净，切细；大米淘净，加清水适量煮粥，待熟时调入茼蒿、葱、姜、大蒜等调味品，煮至粥熟服食，每日1剂。可化痰止咳。适用于痰热咳嗽，胸痛等。

【宜食与忌食】

〖宜食〗

一般人群均可选用，尤其适用于生长发育的儿童、青少年，以及咳嗽痰多、脾胃不和、记忆力减退、失眠多梦、习惯性便秘者选用。

〖忌食〗

《得配本草》言"泄泻者禁用"，故大便溏泄、慢性结肠炎患者不宜选用。《本草汇言》言其"破血疏肝，解疔散毒。主妇人腹内宿血"，故孕妇不宜选用。

【选购常识】

以鲜嫩色绿、茎短、粗细适中、无抽薹、无花蕾者为佳。

小贴士

茼蒿是一味古老的蔬菜，《诗经·驺虞》载："彼茁者蓬"，这里的"蓬"即茼蒿。诗仙李白《南陵别儿童入京》载："仰天大笑出门去，我辈岂是蓬蒿人。""我辈岂是蓬蒿人"的意思就是我岂是平凡之人。

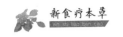
茭白：利尿解毒，使人肌肤润滑细腻

茭白，为禾本科植物菰的花茎，经茭白黑粉的刺激而形成纺锤形肥大的菌瘿，生长于湖沼水内，我国南北各地均有分布。诗人李白曾有"跪进雕胡饭，月光照素盘"之诗句，所谓"雕胡"，就是茭白。

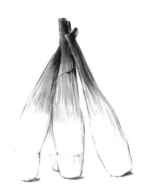

【本草纲要】

〖异名〗茭笋、菰笋、高笋、茭耳菜。

〖性味归经〗甘、寒，归脾、胃、肝、胆经。

〖功效主治〗清热生津，利尿除湿，通利大便。主治饮酒过度，烦热口渴，小便不利，湿热黄疸，粉刺，口舌生疮，大便秘结等。

【营养成分】

营养分析表明，茭白含有丰富的纤维素，可增进胃肠蠕动，增进食欲，促进排便，并可降低血脂，有效地预防高血压、高血脂及习惯性便秘等。茭白含有的豆甾醇能清除体内活性氧，抑制酪氨酸酶活性，从而阻止黑色素生成，能软化皮肤表面的角质层，消除黑斑、粉刺，使皮肤细腻滑嫩。

【食用方法】

清炒、配膳、炖汤。

【食疗作用】

《本草拾遗》：去烦热，止渴，除目黄，利大小便，止热痢，解酒毒。

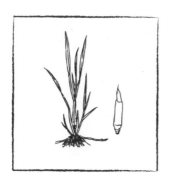

《食疗本草》：利五脏邪气，酒积面赤。

【本草偏方】

>1. 人参茭白炒鳝丝：人参 5g，茭白、鳝鱼丝各 250g，调味品适量。将人参切片，放入锅中，加清水适量浸泡 5～10 分钟后，水煎取汁。茭白洗净，切丝，放入豆油锅内煸炒，倒入药汁，煮熟起出待用；生姜切丝与鳝丝共炒，而后放入黄酒、茭白同炒至熟，调入食盐、味精即成，每周 2～3 剂。可益气摄血。适用于慢性胃肠出血，面色不华，头晕心悸，纳差食少，失眠多梦，大便色黑者。

>2. 扁豆茭白瘦肉羹：鲜扁豆 15g，鲜茭白 2 根，猪瘦肉 150g，调味品适量。猪肉洗净、切丝；扁豆剥开；茭白剥开、洗净、切丝；锅中热油用葱、姜爆香后，下猪肉爆炒至变色，下扁豆、茭白及椒粉适量同炒，待熟时，下湿淀粉勾芡，加入食盐、味精调味即成，每周 2～3 剂，连用 3～5 周。可健脾醒胃，和中化湿。适用于脾胃亏虚所致之消瘦，纳差。

>3. 茭白豆芽：茭白、绿豆芽各 150g，调味品适量。

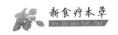

将茭白洗净，切丝。绿豆芽洗净。锅中放素油适量烧热后，下茭白、绿豆芽，翻炒片刻，而后下食盐、味精、葱花、姜末等，炒熟即可，每周2～3剂。可清热通便。适用于热结便秘及习惯性便秘。

> 4. 茭白炒肉丁：茭白200g，瘦肉100g，调味品适量。将猪瘦肉洗净，切丝，勾芡；茭白洗净，切丝，同放锅中炒熟后调味服食，每日1剂。可清热利湿。适用于肝经湿热所致临房早泄，胁痛纳呆，小便短黄，或淋沥，大便秘结等。

【宜食与忌食】

〖宜食〗

一般人群均可选用，尤其适用于高血压、黄疸、产后乳汁缺少、水肿、醉酒、慢性酒精中毒者。

〖忌食〗

《随息居饮食谱》言"精滑便泻者勿食"，故遗精、大便溏泄、脾胃虚寒者不宜选用。

【选购常识】

以嫩茎肥大、外观白净整洁、多肉鲜嫩、肉色洁白、带甜味者为佳。

小贴士

由于茭白含有较多草酸，使钙质不容易被人体所吸收，故骨质疏松、钙缺乏者不宜选用。

莴苣：催乳，利小便

莴苣，菊科植物莴笋的茎及叶，为冬春主要蔬菜。唐代杜甫写有《种莴苣》诗，宋代林洪《山家清供》将其比作珠玉美石。莴苣按其食用部分不同，分茎用莴苣和叶用莴苣。

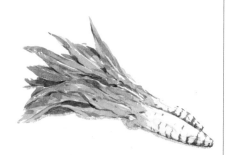

【本草纲要】

〖异名〗莴苣笋、莴笋、千金菜、香马笋。

〖性味归经〗苦、甘、凉。归大肠、肝、胃经。

〖功效主治〗清热利湿，通络下乳。主治脾胃湿热所致之小便不利，尿血，产后缺乳或乳汁分泌不足等。

【营养成分】

营养分析表明，莴苣含蛋白质、脂肪、碳水化合物、胡萝卜素、视黄醇当量、硫胺素、核黄素、烟酸、维生素C、维生素E、钾、钠、钙、镁、铁、锰、锌、铜、磷、硒等。儿童食莴笋对生长发育大有益处，每天吃200g的莴笋叶，即可满足胡萝卜素的需要，吃500g的莴笋叶，即可满足维生素C的需要。莴笋还含丰富的磷与

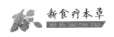

钙，儿童常食莴笋可促进骨骼的正常发育，有助于预防佝偻病，促进牙齿生长。

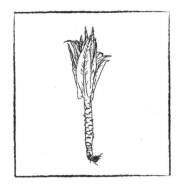

【食用方法】

生食、凉拌、炒食、干制或腌渍均可。

【食疗作用】

《本草纲目》：通乳汁，利小便，杀虫解毒。

《本草纲目拾遗》：利五脏，通经脉，开胸膈。

《日用本草》：利五脏，补筋骨，开膈热，通经脉，去口气，白齿牙，明眼目。

【本草偏方】

>1. 莴苣粥：莴苣150g，大米50g，调味品适量。将莴苣去皮，洗净，切块。大米淘净，加清水适量煮沸后，下莴苣，煮至粥熟，下调味品等，再煮一二沸即成，每日1剂，连服1周。可清热利湿。适用于女子功能性水肿，口干口苦，带下黄臭，肢体重困及产后缺乳，或乳汁分泌不足等。

>2. 莴苣子粥：莴苣子10g，大米100g，调味品适量。将莴苣子择净，加清水适量水煎取汁，加大米煮粥，待煮至粥熟时下调味品等，再煮一二沸即成，每日1剂，连服1周。可通络下乳。适用于产后缺乳，或乳汁分泌不足。

>3. 凉拌莴苣：莴苣、榨菜、调味品各适量。将莴苣去皮，洗净，切丝；榨菜洗净，切丝，与莴苣同加葱、椒、盐、醋、香麻油适量拌匀即成，每日1～2剂。清热利湿。适用

于湿热下注，小便淋涩疼痛等。

> 4. 莴苣椒面粥：莴苣50g，川椒粉2g，大米100g，调味品适量。将莴苣洗净，切细；川椒研为细末备用。大米淘净，加清水适量煮粥，待熟时调入莴苣、川椒粉及调味品等，再煮一二沸即成，每日1剂。可美齿护肤。适用于齿牙发黄，牙齿不坚。

【宜食与忌食】

〖宜食〗

一般人群选用，尤适合孕产妇和水肿、小便不利者选用。

〖忌食〗

《滇南本草》言"常食目痛，素有目疾者切忌"，故有目疾者不宜选用。

【选购常识】

以茎粗短顺直、肥大脆嫩、大小整齐、不带黄叶与烂叶、不抽薹、不带毛根、不带泥土、皮薄质脆、水分充足、色泽淡绿、体如碧玉者为佳。

小贴士

莴苣有"素食中的保健高手"之称。可防止神经管畸形，防癌抗癌，调节血糖，帮助睡眠，提高食欲，改善心脑血管机能，防治贫血及过敏性鼻炎。

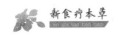
洋葱：防癌抗癌的菜中"皇后"

洋葱，为百合科植物洋葱的鳞茎，全国各地均有栽培。

洋葱原产亚洲西南部，18世纪引入我国，因其与葱味道相似，故名"洋葱"，在国外被誉为"菜中皇后"。

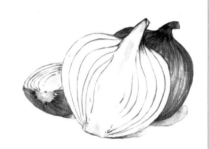

【本草纲要】

〖异名〗球葱、圆葱、玉葱、葱头、荷兰葱。

〖性味归经〗辛、温，归脾、胃经。

〖功效主治〗理气和胃，健脾消食，补虚疗损。主治饮食减少，腹胀腹泻，创伤、溃疡久不收口等。

【营养成分】

营养分析表明，洋葱含蛋白质、脂肪、碳水化合物、胡萝卜素、硫胺素、核黄素、烟酸、维生素C、维生素A、维生素E、钙、锌、磷、硒、钠、铜、镁、锰、铁、钾等。洋葱有"男子汉的食物"之称，可强阳助精，促进男子精子生成，增进性欲。所含的硫化物可降低血脂，防止血栓形成，拮抗动脉硬化，对心血管系统有保护作用。

洋葱含有的栎皮黄素、硒等物质，能抑制致癌细胞活性，阻止癌细胞生长，有防癌抗癌作用。

洋葱所含的葱蒜辣素等，有浓郁的香气，可刺激胃酸分泌，增进食欲，提高胃肠张力，促进胃肠蠕动，消除便秘。

洋葱所含的植物杀菌素等，有很强的杀菌、抗病毒之功，可预防感冒、流感，治疗咳嗽、泌尿系统感染等。

【食用方法】

凉拌、炒食、煮食、配膳。

【食疗作用】

《药材学》：新鲜者捣成泥剂，治疗创伤、溃疡及妇女滴虫阴道炎。

《中医食疗学》：理气和胃，健脾消食。

【本草偏方】

> 1. 洋葱紫菜汤：仙人掌200g，紫菜30g，芹菜30g，马蹄10个，洋葱1个，调味品适量。将去皮仙人掌、马蹄切片，芹菜、洋葱切段，紫菜清水泡发洗净待用。砂锅放水适量，用旺火煮沸后，先放马蹄和洋葱，煮沸5分钟后再放芹菜和仙人掌片，等再煮5分钟后放紫菜及盐、味精等调味料即成。可清热解毒，平肝降压。适用于高血压、高脂血症等。

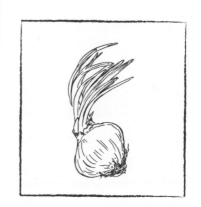

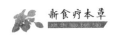
>2. 洋葱炒瘦肉：洋葱、猪瘦肉、调味品各适量。将洋葱、瘦肉洗净，切丝。锅中放菜油烧热后，下葱姜爆香，而后下肉丝翻炒片刻，再下洋葱及调味品等，炒至熟后服食，每日1剂。可健脾益气。适用于脾胃亏虚，食欲不振，肢软乏力等。

>3. 洋葱粥：洋葱150g，大米100g，调味品适量。将洋葱洗净，切细；大米淘净，锅中加清水适量煮粥，待熟时放入洋葱及调味品等，煮至粥熟即成，每日1剂。可理气和胃。适用于脾胃亏虚，纳差食少，脘腹胀满等。

【宜食与忌食】

〖宜食〗

　　一般人群均可选用，尤其适用于高血压、高血脂、动脉硬化、糖尿病、癌症、急慢性肠炎、痢疾、消化不良者。

〖忌食〗

　　瘙痒性皮肤病、素有眼疾、脾胃积热、湿热体质者不宜选用。

【选购常识】

　　以葱头肥大、外皮光泽、不烂、无机械伤和泥土、鲜葱头不带叶、鳞片紧密、含水量少、辛辣和甜味浓者为佳。

小贴士

　　洋葱所含气体物质硫醇、二甲硫化物等对眼睛有刺激作用，患有眼疾、眼部充血时，不宜切洋葱。

茄子：常食能增强血管弹性

　　茄子，为茄科植物茄的果实，我国大部分地区均有栽培。茄子有白茄、紫茄等品种，性能相似。

【本草纲要】

〖异名〗落苏、矮瓜、白茄、吊菜子、紫茄。

〖性味归经〗甘、寒，归脾、胃、大肠经。

〖功效主治〗清热活血化瘀，利尿消肿宽肠。主治肠风下血，热毒疮痈，皮肤溃疡等。

【营养成分】

　　营养分析表明，茄子含蛋白质、脂肪、碳水化合物、硫胺素、钙、核黄素、镁、烟酸、铁、维生素C、锰、维生素E、锌、维生素A、铜、胡萝卜素、钾、磷、钠、硒等。

　　茄子含有维生素P及多种生物碱，如葫芦巴碱、水苏碱、胆碱、龙葵碱等，茄皮中含有色素茄色苷、紫苏苷等，现代医学研究证明上述物质具有一定的生物活性，对人体有很好的保健作用。

　　有关资料表明，在天然食物中，茄子含维生素E和维生素P的含量最高，其中紫皮茄子最佳。

维生素E能增强细胞膜的抗氧化作用，抵抗有害自由基对细胞的破坏，防止动脉硬化及高血压的产生，促进性腺和胃液分泌，调节中枢神经机能。维生素P能增强细胞黏着力，促进细胞新陈代谢，保护血管弹性，防止小血管出血，提高微循环功能，维持正常的生理机能。

茄子的纤维中还含有大量的皂苷，能降低血液中胆固醇的含量，防止心脑血管疾病，防止皮肤干燥和色斑、黄褐斑及老年斑的生成。所以，茄子还是天然的美容食品。

【食用方法】

炒食、清蒸、煮食、油炸、凉拌、配膳。《红楼梦》第四十一回中提到的"茄鲞"是用茄子制成的，凤姐告诉刘姥姥做法后，刘姥姥摇头吐舌说："我的佛祖！倒得十来只鸡来配它，怪道这个味儿。"

由此可见，茄子确是一种风味食品。

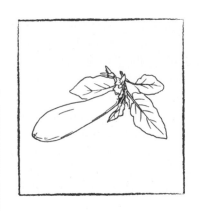

【食疗作用】

《随息居饮食谱》：活血，止痛，消痈，杀虫。

《本草纲目》：散血止痛，消肿宽肠。

【本草偏方】

>1. 决明茄子羹：决明子30g，茄子500g，调味品适量。将决明子微炒后加水煮沸30分钟左右，去渣取汁。茄子洗净，切成斜片，放入烧热的素油锅内翻炒至快熟时，调入葱、姜、淀粉和决明子汁，翻炒片

刻，滴些麻油即可，每日1剂。可清热平肝。适用于高血压、高脂血症头目眩晕，失眠多梦，肢体麻木，大便秘结等。

> 2. 黄酒茄子羹：茄子、黄酒、调味品各适量。将茄子洗净，切成斜片，放入烧热的素油锅内翻炒至熟时，调入黄酒、葱、姜、淀粉等，翻炒片刻，滴些麻油即可，每日1剂。可补肾益气。适用于子宫脱垂，产后产肠不收等。

> 3. 菊花茄子羹：杭菊花40g，茄子、调味品各适量。将菊花加水煮沸30分钟左右，去渣取汁。茄子洗净，切成斜片，放入烧热的素油锅内翻炒至快熟时，调入葱、姜、淀粉和菊花汁，翻炒片刻，滴些麻油即可，每日1剂。可清热解毒。适用于癌性发热。

> 4. 竹笋炒茄子：竹笋、茄子、调味品各适量。将竹笋、茄子洗净，切丝，放入热油锅内翻炒至快熟时，调入葱、姜、淀粉等，翻炒片刻，滴些麻油

即可，每日1剂。可润肠通便。适用于肠燥便秘，老年人习惯性便秘。

> 5. 茄子粥：鲜茄子100g，大米50g，食盐适量。将茄子择净，切细备用。大米淘净，放入锅中，加清水适量煮粥，待沸时调入茄子，煮至粥熟时，略入食盐调味服食，每日1剂。可清热解毒，活血消肿。适用于热毒疮痛，皮肤溃烂，血热便血，跌仆肿痛等。

> 6. 玉竹茄子煲：玉竹50g，茄子300g，猪瘦肉100g，调味品各适量。玉竹煎煮两次，取浓汁100mL。茄子洗净，切成条块状，放清水中浸约10分钟，然后在沸水锅内煮软，再入油锅爆炒几遍。砂锅置武火上，放入清汤、瘦肉（剁成肉泥）、茄子、料酒、蒜泥，数沸浓汁时，倒入玉竹药汁，加精盐、酱油、味精、葱白，文火煲至香熟即可服食。可滋阴解表，清热润肠。适用于高血压、高脂血症。

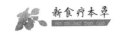
【宜食与忌食】

〖宜食〗

一般人群均可选用，尤其适合高血压、冠心病、高脂血症、脂肪肝等患者选用。

〖忌食〗

《本草纲目》言"茄性寒利，多食必腹痛下利"。茄子性寒味甘，入秋后寒性更甚，因此，脾胃虚寒者、老年人、幼儿、孕妇不宜多食。

【选购常识】

以果形均匀周正、老嫩适度，无裂口、腐烂、锈皮及斑点，皮薄、籽少、肉厚、细嫩者为佳。

小贴士

生茄子同发芽的土豆一样，含有龙葵素（又称茄碱），摄入过量会发生中毒。因此，每餐食用茄子不宜超过250g。在烹调时加点醋，也有助于破坏和分解茄碱。

黄瓜：清热止渴，常食利于减肥

黄瓜，为葫芦科植物黄瓜的果实，全国各地均有栽培。黄瓜因张骞出使西域得以引种，故名"胡瓜"。隋大业四年，为避讳而改名为"黄瓜"，沿用至今。

【本草纲要】

《异名》胡瓜、王瓜、刺瓜。

《性味归经》甘、凉，归脾、胃、大肠经。

《功效主治》清热止渴，利湿解毒。主治热病烦渴，醉酒口渴，咽喉肿痛，目赤火眼，水火烫伤等症。

【营养成分】

营养分析表明，黄瓜含蛋白质、脂肪、碳水化合物、钙、铁、镁、磷、钾、钠、锌、维生素 C、B 族维生素、核黄素、烟酸、叶酸、维生素 A、维生素 E、维生素 K 等。

黄瓜所含的葫芦素 C 在动物试验中有抗肿瘤作用，可防癌抗癌。鲜黄瓜中含丙醇二酸，有抑制糖转化为脂肪的作用，故多吃黄瓜可以减肥。黄瓜中含有细嫩的纤维素，能促进胃肠蠕动，加速体内腐败物的排泄，故有降低血胆固醇的作用。黄瓜中含有丰富的维生素 E，

有延年益寿、抗衰抗老作用。黄瓜含有硫胺素，对改善大脑和神经系统功能有利，能安神定志。

所含的丙氨酸、精氨酸和谷氨酰胺对肝脏病人，特别是对酒精性肝硬化患者有一定辅助治疗作用，可防治酒精中毒。

【食用方法】

生食、凉拌、腌渍、煮食、配膳。

【食疗作用】

《日用本草》：除胸中热，解烦渴，利水道。

《陆川本草》：治热病身热，口渴，烫伤；瓜干陈久者，补脾气，止腹泻。

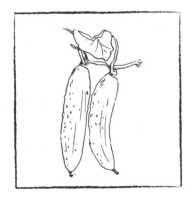

【本草偏方】

>1. 黄瓜蜜条：黄瓜5条，蜂蜜适量。将黄瓜洗净，去瓤，切条，放入锅内加清水少许，煮沸后，去掉多余的水分，纳入蜂蜜，煮沸服食。可清热泻火，养阴生津。适用于中暑伤阴，口渴引饮，小便不利，纳差食少等。

>2. 黄瓜蜜饮：黄瓜5条，蜂蜜100mL。将黄瓜水煎取汁，加蜂蜜调匀饮服，每日1剂。可清暑益气。适用于小儿夏季热。

>3. 黄瓜泥鳅汤：老黄瓜1条，泥鳅1500g，调味品适量。将老黄瓜去皮、切块；泥鳅用水吐净腹内脏物后，与老黄瓜同入锅中，加清水适量煮沸后，下苏叶、葱、姜等调味品，煮至泥鳅熟后服食，每日1剂。可降糖降脂。适用于血脂异常、糖尿病等。

>4. 凉拌黄瓜：鲜黄瓜、白糖、食醋各适量。将黄瓜洗净，切块，放碗中，加食盐、米醋、香油等调味品拌匀即可，每日1剂。可清热利湿。适用于酒醉口干，心烦，热淋等。

>5. 黄瓜粥：鲜黄瓜100g，大米50g，食盐适量。将黄瓜洗净，切细备用。大米淘净，放入锅中，加清水适量煮粥，待沸时调入黄瓜，煮至粥熟时，略入食盐调味服食，

每日1剂。可清热解毒，利湿消肿。适用于热病烦渴，咽喉肿痛，目赤火眼，水火烫伤等。

【宜食与忌食】

〖宜食〗

一般人群均可选用。尤其适合肥胖症、高血压、高血脂、水肿、癌症、嗜酒者、糖尿病患者选用。

〖忌食〗

脾胃虚寒、腹痛腹泻、肺寒咳嗽者不宜选用。

【选购常识】

黄瓜大致可分为刺黄瓜、短黄瓜、小黄瓜等，以刺黄瓜口感较好。以瓜刺细密、轻触易碎、瓜身较直、细长均匀、颜色翠绿、竖纹明显、顶花脱落者为佳。

小贴士

黄瓜所含的葡萄糖苷、果糖等不参与通常的糖代谢，故糖尿病患者用黄瓜代淀粉类食物充饥，不会升高血糖，且可明显改善糖尿病患者的口干、口渴症状。

菱角：生食消肿解热，熟食益气健身

菱角，为菱科植物菱的果肉，生长于池塘河沼中，各地均有种植，8~9月间采收。

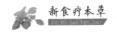

【本草纲要】

〖异名〗菱、菱实、水菱、腰菱、水栗。

〖性味归经〗甘、凉，归脾、胃经。

〖功效主治〗清热除烦，益气健脾。主治暑热伤津，病后烦渴多饮，醉酒后口渴，食欲不振，气短乏力等。

【营养成分】

营养分析表明，菱角含蛋白质、脂肪、碳水化合物、钾、磷、镁、钙、钠、锌、铁、铜、维生素C、胡萝卜素、维生素A、烟酸、硫胺素、核黄素等。

菱角中含有一种抗癌物质，对患有腹水癌的小鼠的癌细胞活性和组织增生有明显的抑制作用，尤其是四角菱热水浸出液对小鼠肉瘤抑制率可达60%，对胃癌、肺癌、食道癌、直肠癌、膀胱癌等，也有辅助治疗作用。

生食菱角消肿解热，熟食益气健身，因而对老年人脾胃亏虚、食欲不振、肢软乏力等有治疗作用。

【食用方法】

生食、煮食、配膳、制粉。

【食疗作用】

《本草纲目》：解伤寒积热，止消渴，解酒毒。

《名医别录》：安中补五脏，不饥轻身。

【本草偏方】

>1. 菱实粥：鲜菱实100g，大米50g，白糖适量。将菱实择净，去皮，与大米同放锅中，加清水适量煮粥，待

熟时调入白糖，再煮一二沸即成，或将菱实粉适量调入米粥中，再煮一二沸服食，每日1剂。可清热除烦，益气健脾。适用于暑热口渴，食欲不振，气短乏力等。

>2. 菱实粉粥：菱实粉100g，白糖适量。将菱实粉加清水适量调匀，煮为粥糊，待熟时调入白糖，再煮一二沸即成，每日1剂。可清热除烦，益气健脾。适用于暑热口渴，津伤口干，酒醉烦渴等。

>3. 菱实藕粉粥：菱实粉、藕粉、白糖各适量。将二粉与白糖用冷水调匀，煮为粥糊服食，每日1剂。可清热生津。适用于暑热烦渴，热病后津亏液损，口咽干燥，小便短黄，大便秘结。

>4. 菱实魔芋粥：菱实粉、魔芋粉、调味品各适量。将二粉用冷水适量调匀煮熟，调味服食。可解毒抗癌。适用于各种癌症的辅助食疗。

>5. 绿豆菱角粥：绿豆、大米各50g，菱角100g，冰糖适量。将绿豆煮至开花后，下大米、菱角煮至粥熟，冰糖调味服食。可健脾养胃，清热解暑，生津止渴。适用于暑热伤津，身热心烦，口渴咽干，食欲减退，体倦神疲等，对消化道癌、子宫癌有一定的预防作用。

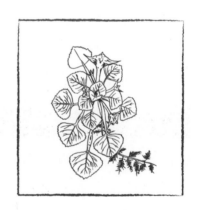

【宜食与忌食】

〖宜食〗

一般人群均可选用，尤其适用于高血压、痰热咳嗽、口

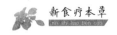

渴、大便秘结者选用。一般清热生津多生用，益气健脾多熟用，或用菱实粉。

〖忌食〗

脾胃虚寒者不宜常食。

【选购常识】

以绿皮白肉、壳薄味甜、肉质坚硬、香味奇特、味美滋口者为佳。生食以色翠而鲜嫩为好，熟食则以肉质洁白的老菱为佳。

小贴士

《食疗本草》言"凡水中之果，此物最发冷气，入冷藏，损阳，令玉茎消衰"，故处于育龄期的男女不宜多食。

萝卜：消积导滞，镇咳化痰

萝卜，十字花科植物莱菔的新鲜根。我国是萝卜的故乡，栽培食用历史悠久，早在《诗经》中就有关于萝卜的记载。元朝的许有香曾称赞萝卜"熟食甘似芋，生食脆如梨"，其可做水果生吃，也可制作菜肴，还可制成酱菜、泡菜，如扬州的酱萝卜头、萧山萝卜等，皆为地方特产。

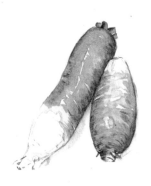

【本草纲要】

〖异名〗莱菔、芦菔。

〖性味归经〗辛、甘、凉，归脾、肺经。

〖功效主治〗清热生津，凉血止血，下气宽中，消食化痰。主治消渴口干，鼻衄，咳血，食积腹胀，咳喘泻痢，咽痛失音等。

【营养成分】

营养分析表明，萝卜水分含量为91.7%，还含有丰富的维生素C及一定量的蛋白质、钙、磷、铁及其他维生素，另外，还含有木质素、胆碱、氧化酶素、苷酶、淀粉酶、芥子油等有益成分。实践证明，萝卜具有防癌抗癌功能，这与萝卜含有丰富的维生素C等物质有关。维生素C是维持细胞间质的必需物质，起着抑制癌细胞生长的作用；萝卜中含有的糖化酶，能分解食物中的亚硝胺，可大大减小该物质的致癌作用；萝卜中含有的木质素，能使体内的巨细胞吞食癌细胞的活力提高2～4倍；萝卜所含的萝卜素即维生素A原，可促进血红素增加，提高血液浓度；萝卜所含的芥子油和粗纤维，可促进胃肠蠕动，促使大便排出，有助于预防结肠癌、直肠癌，并可降低血脂，软化血管，稳定血压，预防冠心病、动脉硬化、胆石症等。萝卜汁滴鼻尚可治疗偏头痛，饮服可治疗糖尿病消渴，并可解酒，治疗酒醉之心烦、口渴等。

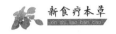
【食用方法】

生食、炒食、配膳、煮食、煎汤、捣汁、制作食品等均可。生吃以汁多辣味少者为好，平时不爱吃凉性食物者以熟食为宜。

【食疗作用】

《新修本草》：大下气，消食去痰癖，生捣汁饮服，主消渴。

《随息居饮食谱》：治咳嗽失声，咽喉诸病，解煤毒、茄子毒。熟者下气和中，补脾运食，生津液，御风寒，泽肥养血。

《本草纲目》：可菹可酱，可豉可醋，可糖可腊，可饭，蔬中之最有利益者。

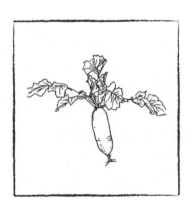

【本草偏方】

> 1. 鸭梨萝卜膏：鸭梨、白萝卜各1000g，生姜、当归各200g，炼乳、蜂蜜各250g。将萝卜、姜、梨洗净，搅汁，当归加水700mL，文火煮50分钟后取汁，同萝卜汁、姜汁、梨汁混匀，文火浓缩后兑入炼乳、蜂蜜，煮沸，候冷装瓶，每服1～2匙，每日1～2次，温开水冲服。可化瘀行水。适用于血瘀水阻之口唇紫绀，两颧暗红，心悸怔忡，气急，动则更甚，下肢水肿，脉涩结代等。

> 2. 萝卜猪肾汤：萝卜200g，猪肾1副，生姜10g，调味品少许。将萝卜、生姜洗净、切片；猪肾去筋膜，剖开、洗净、切如腰花样，放沸水汆片刻去掉血污，放入锅中，加清水、葱、椒、姜、料酒等，武火烧沸后，去浮沫，再入萝卜，同煮至熟，调入食盐适量服食。可养心益脾，

补肾固精。适用于心脾两虚之早泄，伴心悸肢软、纳差食少者。

> 3. 莱菔叶粥：鲜莱菔叶100g，大米100g，白糖适量。将莱菔叶择净，切细备用。先取大米淘净，加清水适量煮粥，待熟时调入莱菔叶，再煮一二沸即成，每日1剂。可清热宣肺，行气化痰。适用于喉证、时行瘟疫、斑疹、痢、疟、水土不服、饮食停滞、痞满、黄疸、泄泻、脚气、疳积、痧毒诸病。

> 4. 莱菔子粥：莱菔子10g，大米100g，白糖适量。将萝卜子择净，放入药罐中，浸泡5～10分钟后，水煎取汁，加大米煮粥，待熟时调入白糖，再煮一二沸即成，每日1剂。可降气化痰。适用于痰涎壅盛，咳嗽气喘者。

> 5. 白萝卜肺片：白萝卜200g，猪肺300g，调味品适量。将萝卜洗净，切片；猪肺洗净，切片。锅中放植物油适量滑锅后，纳入猪油，烧至七成热时，下葱、姜爆香，下猪肺、萝卜煸炒，烹入黄酒，注入清汤适量煮沸后，去血沫，盖严，煮熟，调入食盐、味精、青蒜末，再煮一二沸即成。可清热宣肺、化痰止咳。适用于肺痈咳嗽。

【宜食与忌食】

【宜食】

一般人群均可选用，尤其适合消化不良、脘腹胀满、痰热咳嗽、高脂血症、脂肪肝、动脉硬化者选用。

【忌食】

脾胃虚寒者不宜选用。服食补药时不宜服食萝卜。

【选购常识】

以色泽嫩白、手感较重、表面硬实、气眼排列均匀、根须直顺者为佳。

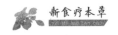

萝卜叶,为菜菔的鲜茎叶。中医认为,本品性味辛、苦、平。入脾、胃、肺经,有消食理气,化痰止咳,清肺利咽,散瘀消肿之功。适用于食积气滞,脘腹痞满,吐酸,呃逆,泄泻,痢疾,咽喉肿痛,咳痰,喑哑,妇女乳房肿痛,乳汁不通,损伤瘀肿等。

萝卜子,为菜菔的种子。中医认为,本品性味辛、甘、平,入脾、胃、肺经,有降气化痰,消食化积之功。适用于痰涎壅盛,咳嗽气喘,食积不化,中焦气滞等症。本品有降气化痰之功,故常用于痰涎壅盛、咳喘属于实证者。

西红柿：被誉为“维生素仓库”

西红柿,为茄科植物番茄的新鲜果实,全国大部分地区均栽培。西红柿传入我国,还是明末清初的时候,但人们真正将西红柿当食物食用的历史并不长,如今西红柿已是四季餐桌上不可缺少的菜蔬了。

【本草纲要】

〖异名〗番茄、番柿、六月柿、洋海椒。

〖性味归经〗甘、酸,归肝、胃、肺经。

〖功效主治〗清热生津,健胃消食。主治热病口渴,暑天肢体重困,食欲不振等。

【营养成分】

保护皮肤：西红柿含有的谷胱甘肽可维持细胞的正常代谢。经常吃西红柿还可抑制酪氨酸酶的活性，可使皮肤和内脏的色素减退或消失，使皮肤洁净而又有光泽，防止细胞老化。

减缓肿瘤扩散：西红柿所含的番茄红素，能够使前列腺肿瘤缩小，减缓肿瘤扩散速度，特别是对前列腺癌、肺癌和胃癌有效。乳腺癌患者体内的番茄红素极少，而番茄红素能有效地抑制癌瘤的生长，因此，多吃经加工的西红柿食物，如茄酱、汤类和榨汁类，都能降低患乳癌的危险。

消除狐臭：西红柿对消除狐臭有一定作用，其方法是：洗浴后在一盆清水中加入500mL西红柿汁，然后将两腋在水中浸泡15分钟，每周2次。也可将两腋洗净后，用西红柿汁浸透的药棉反复擦拭腋窝1~2分钟，每日早、中、晚各1次，可达到消除狐臭的理想效果。

【食用方法】

煎汤、生食、炸汁、炒食、煮食、配膳、制酱等。

【食疗作用】

《陆川本草》：生津止渴，健胃消食，治口渴，食欲不振。

《中医食疗学》：甘酸生津，性寒清热，功能清热而止渴。

【本草偏方】

>1. 牛尾西红柿汤：牛尾1根，杜仲10g，西红柿250g，调味品适量。将杜仲布包，牛尾洗净、切段，加水适量煮沸后，调入黄酒，文火煮约2小时，去药包备用。猪油适量置锅中烧热后，下西红柿酱，搅匀后冲入牛尾汤中，煮沸，下西红柿丁，煮沸，用食盐、芹菜、葱花、味精适量调

味，再煮一二沸即成。单食或佐餐服食。可强壮筋骨，补益肝肾。适用于肝肾亏虚所致的头目眩晕，腰膝酸软等。

> 2. 鸭梨西红柿饮：鸭梨、西红柿各1个，蜂蜜30mL。将梨、西红柿去皮，榨汁，兑入蜂蜜饮服，或将二者煎汤取汁兑入蜂蜜饮服。可养阴清热。适用于高血压头目眩晕，视物不清，眼干目涩，口燥口苦等。

> 3. 西瓜番茄饮：西瓜1个，西红柿500g。将西瓜、西红柿去皮，榨汁，兑入冷水适量饮服，每日数次。可清热生津。适用于热病烦渴，酒后口渴，小便不利，中暑后烦渴引饮，头目眩晕等。

> 4. 西红柿粥：鲜番茄2个，大米100g。将鲜西红柿洗净，榨汁；取大米淘净，放入锅中，加清水适量，浸泡5～10分钟后，煮为稀粥，待熟时，调入西红柿汁等，再煮一二沸即成，每日1剂。

可生津止渴。适用于热病烦渴，糖尿病消渴。

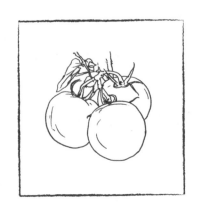

【宜食与忌食】

〖宜食〗

由于本品甘酸生津，性寒清热，功能清热而止渴，因而对夏日暑热伤阴，口干口渴，食欲不振疗效甚佳，故有"夏日防暑佳果"之称。

此外，对血栓病、高血压、高血脂、糖尿病、贫血、溃疡病、牙龈炎、口腔溃疡、胃热口苦等，也有明显疗效。补充维生素C，或盛夏清暑热时，以生吃为佳。

〖忌食〗

　　脾胃虚寒、女子月经期间不宜选用。

【选购常识】

　　以果形周正、无裂口、无虫咬、成熟适度、酸甜适口、肉肥厚实者为佳。

小贴士

　　不宜空腹吃，空腹时胃酸分泌量增多，因西红柿所含的某种化学物质与胃酸结合易形成不溶于水的块状物，食后引起腹痛，造成胃不适、胃胀痛。

　　不宜吃未成熟的青色西红柿，因含有毒的龙葵碱。食用未成熟的青色西红柿，有苦涩感，严重的可导致中毒，出现头晕、恶心、周身不适、呕吐及全身疲乏等症状，更严重的还会发生生命危险。

　　不宜长时高温加热西红柿。因番茄红素遇光、热和氧气容易分解，失去保健作用。因此，烹调时应避免长时间高温加热。

胡萝卜：补肝明目，增强视力

　　胡萝卜，为伞形科植物胡萝卜的根。胡萝卜肉色呈橙红、红或红褐色，是一种营养丰富的菜蔬，全国各地均有栽培。

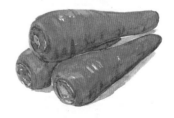

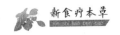
【本草纲要】

〖异名〗黄萝卜、红萝卜、胡芦菔、丁香萝卜。

〖性味归经〗甘、平，归肺、脾经。

〖功效主治〗健脾化滞，润肠通便，杀虫止痛。主治胃脘胀满，饮食积滞，纳食不香，大便秘结，虫积腹痛等。

【营养成分】

营养分析表明，胡萝卜含蛋白质、脂肪、碳水化合物、铁、维生素A原（胡萝卜素）、硫胺素、核黄素、维生素C，另含果胶、淀粉、无机盐和多种氨基酸。各类品种中，尤以深橘红色胡萝卜素含量最高。美国科学家研究证实：每天吃两根胡萝卜，可使血中胆固醇降低10％～20％；每天吃三根胡萝卜，有助于预防心脏疾病和肿瘤。

胡萝卜含有的天然胡萝卜素，具有防癌抗癌的良好功效。胡萝卜素在体内可转化为维生素A，维生素A能维持上皮组织如皮肤、角膜及多种黏膜的正常功能和结构完整，保护视力，防止视力下降、眼目干涩、角膜软化、夜盲症，并有助于防止血管硬化，降脂降糖，预防贫血症的发生，对消除代谢障碍，防止脱发也有明显疗效。因此，经常食用胡萝卜，或饮用胡萝卜汁，可有效地预防癌症。胡萝卜所含的果胶物质可与汞结合，从而使汞离子浓度下降，因此汞作业工人常食胡萝卜，可有效预防汞中毒的发生。

【食用方法】

生食、炒食、凉拌、配膳等。

【食疗作用】

《本草纲目》：下气补中，利膈宽肠胃，安五脏，令人健食。

《日用本草》：宽中下气，散胃中邪滞。

《岭南采药录》：凡出麻痘，始终以此煎水饮，能清热解毒，鲜用及晒干均可。

【本草偏方】

>1. 胡萝卜粥：胡萝卜100g，大米50g。将胡萝卜洗净，切粒，与大米同放入锅中，加清水适量煮粥服食，每日1剂。可健脾化滞，润肠通便。适用于脾胃亏虚所致的食欲不振，营养不良，肠燥便秘及维生素A缺乏症等。

>2. 胡萝卜饮：胡萝卜适量，或可加香菇、芫荽适量。将胡萝卜洗净，切丁，放入锅中，加清水适量煮沸，去渣取汁饮服，每日1～2剂。可解毒透疹。适用于麻疹、水痘出疹不畅。

>3. 胡萝卜蜜饮：胡萝卜300g，蜂蜜150g。将胡萝卜洗净，切丁，放入沸水中氽2分钟后取出，同蜂蜜拌匀，置锅中，文火煮沸，分2～3次服食。可调胃降气止呕。适用于妊娠呕吐，婴幼儿腹泻。

>4. 胡萝卜狗肉汤：胡萝卜、狗肉各250g，调味品适量。

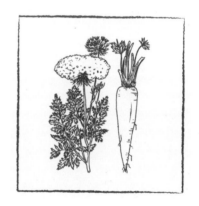

先将胡萝卜、狗肉洗净，切块；再取狗肉加清水适量煮沸后，去浮沫，下胡萝卜及葱、姜、椒、盐、大料、料酒等，文火炖熟后放味精适量调服，每日1剂。可温中补虚，散寒止痛。适用

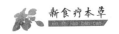

于胃阳不足所致的胃中冷痛，得温痛减等。

【宜食与忌食】

〖宜食〗

一般人群均可选用，尤其适合老年人、小孩、夜盲症、维生素 A 缺乏、食欲不振、皮肤粗糙者选用。

〖忌食〗

研究发现，摄入大量胡萝卜素会引起闭经和抑制卵巢的正常排卵功能，因此，育龄期妇女不宜多吃胡萝卜。

【选购常识】

以质细味甜、脆嫩多汁、表皮光滑、形状整齐、心柱小、肉厚、不糠、无裂口和病虫伤害者为佳。

小贴士

1. 本品不宜过食或多食，以免引起黄皮病，导致全身皮肤发黄。本病与胡萝卜素有一定关系。但停食 2 ~ 3 个月后，会自行消退。

2. 不宜生食：胡萝卜烹调后所含的胡萝卜素比较稳定，生吃胡萝卜，胡萝卜素因没有脂肪而很难被吸收，从而造成浪费。

3. 烹调胡萝卜时，不要加醋，以免胡萝卜素丢失。

土豆：补益人体的"地下苹果"

土豆，为茄科植物马铃薯的块茎，我国大部分地区均有栽培。土豆营养价值极高，被国外营养学家称为"十全十美"的食品，享有"第二面包""地下苹果""人参果"等诸多美誉，与稻谷、小麦、玉米、高粱一起被称为全球五大农作物。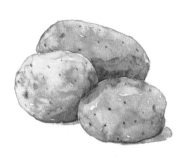

马铃薯，因其酷似马铃铛而得名，此名最早见于康熙年间的《松溪县志食货》。土豆在山西晋北忻州、吕梁地区不仅是主要蔬菜，还是主要粮食。土豆有多种吃法，在盛产土豆的地区一般多与莜面配合为食，单独吃时各地区都有自己的讲究。土豆中的淀粉还可做成粉丝、凉粉食用。

【本草纲要】

〖异名〗马铃薯、洋芋、洋红薯。

〖性味归经〗甘、平，入胃、大肠经。

〖功效主治〗补中益气，健脾和胃，养脏怡神，解毒疗疮。主治胃痛，便秘，小儿痘疹，腮腺炎等。

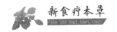

【营养成分】

营养分析表明，土豆含淀粉 9%～20%，蛋白质 1.5%～2.3%，脂肪 0.1%～1.1%。土豆当中含钙、

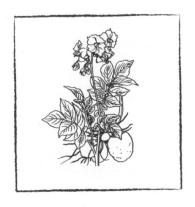

磷、铁、碘、胡萝卜素等营养成分。研究表明，土豆是少有的高钾蔬菜之一，它除含多种营养物质和 15 种营养元素外，其含钾量高达 502mg/100g，新鲜土豆中含维生素 C 40mg/100g，比去皮苹果高一倍以上。1 个人每天吃 200～300g 新鲜土豆，就可以补充每人一昼夜维生素 C 的消耗量。其所含的硫胺素是苹果的 10 倍，核黄素和铁是苹果的 3 倍，维生素 P 是苹果的 5 倍，钙的含量与苹果不相上下，尤其是蛋白质高出苹果 10 倍，且优于大豆，几乎接近动物蛋白质，此外，还含有丰富的赖氨酸和色氨酸，这是一般食物望尘莫及的。土豆中的黏蛋白是一种"多糖体蛋白"混合物，淀粉属于"复合碳水化合物"，经过消化吸收后，不会使血糖异常或升高。土豆中的纤维素，柔润细嫩，对胃肠黏膜无刺激作用，对胃酸过多的胃炎、胃溃疡及十二指肠球部溃疡有良好的治疗效果，经常食用土豆，可治疗脾胃虚寒、习惯性便秘、皮肤湿疹等。土豆中的钾元素，可收缩肾脏血管，有利尿作用，伴有水肿的心脏病、肾脏病患者，常食土豆，有利于缓解病情，使症状改善，尿量增多。土豆捣烂取汁外用，

可治疗水火烫伤、水痘、痄腮及皮肤过敏引起的皮疹、肿块。

【食用方法】

炒食、配膳、榨汁、食品、提取淀粉等。

【食疗作用】

《本草纲目》：解诸药毒。

《本草纲目拾遗》：功能稀痘，小儿熟食，大解痘毒。

《湖南药物志》：补中益气，健脾胃。

【本草偏方】

>1. 土豆汁蜂蜜：土豆汁100mL，白芨60g，诃子90g，枳实60g，蜂蜜500g。将白芨、诃子、枳实烘干研末，纳入土豆汁、蜂蜜拌匀，每次1汤匙，每日3次，2周为一疗程，连续3～5个疗程。可和中养胃。适用于消化性溃疡及慢性胃炎、胃脘隐痛、纳差不适等。

>2. 茭白土豆丝：茭白、土豆、调味品各适量。将茭白、土豆洗净，土豆去外皮，切丝；锅中放素油烧热后，放葱姜煸香，而后放入土豆、茭白同炒待熟时，调入食盐、味精等，炒熟服食。可健脾养胃。适用于慢性脾胃疾病消化不良，纳差食少等。

>3. 土豆粥：土豆100g，大米50g。将土豆去皮、洗净，切粒，与大米同放入锅中，加清水适量煮粥服食，每日1剂，连续3～5天。可益气健脾，解毒通便。适用于脾胃亏虚所致的脘腹疼痛，大便秘结，小儿水痘，痄腮等。

【宜食与忌食】

〖宜食〗

一般人群均可选用，尤其适合高血压、动脉硬化、肾炎、肾病综合征、高脂血症、消化系统溃疡、大便秘结者选用。

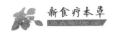

〖忌食〗

孕妇不宜选用，以免增加妊娠风险。

【选购常识】

以体大、形正并整齐均匀、皮面光滑而不过厚、芽眼较浅而便于削皮、肉质细密者为佳。

小贴士

土豆中含有一种能破坏人体内红细胞的毒素——龙葵素，阳光曝晒、储藏不善和发芽的土豆，龙葵素含量会大大增高，吃多了容易引起中毒。因此，在烹调土豆前，应先削去发绿和发紫的皮，挖去芽眼，用清水泡一泡，充分烧熟，再加点醋后食用，这样比较安全。

红薯：防癌抗癌又减肥

红薯，为旋花科植物红薯的块根，有白皮、红皮两种，红者肉黄味甜、白者味稍淡，我国各地均有栽培。红薯香气袭人，甘甜浓郁，生食脆甜，可代替水果，熟食甘软，柔嫩适口，它既可做主食，又可做菜蔬，而且吃法众多。

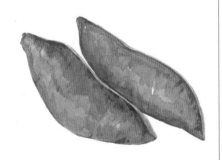

红薯为舶来品，清代陈世元《金薯传习录》中援引《采录闽侯合志》云："按红薯种出海外吕宋。明万历年间闽人陈振龙贸易其地，得藤苗及栽种之法入中国。值闽中旱饥。振龙子经纶白于巡抚金学曾令试为种时，大有收获，可充谷食之半。"

【本草纲要】

〖异名〗红苕、甘薯、山芋、白薯、土瓜、红山药。

〖性味归经〗甘、平，归脾、胃、大肠经。

〖功效主治〗补益脾胃，生津止渴，养血下乳，通利大便。主治脾胃虚弱，少气乏力，烦热口渴，产后缺乳，大便秘结等。

【营养成分】

营养分析表明，红薯含蛋白质、脂肪、碳水化合物、钙、磷、维生素C，以及胡萝卜素、烟酸、赖氨酸等。红薯中维生素 B_1、维生素 B_2 的含量分别比大米高6倍和3倍。

红薯维生素C的含量可以和柑橘媲美；红薯所含的赖氨酸，可促进人体生长发育和新陈代谢，而这恰恰是大米、面粉缺乏的；红薯与米、面混吃，可以发挥蛋白质的互补作用；红薯所含的纤维素可吸收肠内水分，预防便秘，防止肠癌发生，还可降低胆固醇，预防高血压、冠心病、肥胖症。

红薯含有具有延长寿命和防癌作用的去氢表雄酮，这种物质随年龄的增长而减少。红薯中的纤维素与黄酮类物质结合在一起，形成去氢表雄酮，可调节人体激素水平，防止癌症发生，从而延长人的寿命。

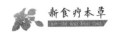

美国科学家研究发现，红薯含有类似雌激素的物质，可保持人体皮肤细腻，延缓衰老，并能预防癌症，他们从红薯中提取了一种叫 DHEA（去氢表雄酮）的物质，动物试验证明其有抗衰延寿之效。

红薯含有一种黏蛋白，能促进人体健康，防止疲劳，使人精力充沛，且红薯还是一种长寿食品，日本食用红薯者，年龄均在 80～105 岁。

日本科学家将具有肯定防癌效果的食物列了数十种，而红薯则名列榜首。日本癌症研究所曾对 26 万人的饮食习惯做了调查，发现红薯种植区的居民较少患有乳腺癌、肠癌等疾病，且大多长寿。无独有偶，我国广西有两个长寿之乡，科学家们考察发现，老寿星们均以红薯为主食。因而，称红薯为"长寿食品"，实在是中肯之言。

【食用方法】

生食、煮食、炒食、配菜、制糖、酿酒，提取酒精、淀粉、果胶等。

【食疗作用】

《本草纲目》：补虚乏，益气力，健脾胃，强肾阴。

《本草纲目拾遗》：补中和血暖胃，肥五脏，益肺气。

《本草求真》：凉血活血，宽肠胃，通便秘，去宿瘀脏毒，舒经络，止血热渴，产妇最宜。

《随息居饮食谱》：补脾胃，益气力，御风寒，益颜色。

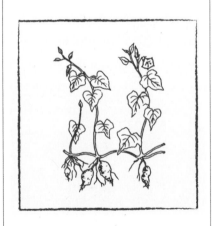

《粥谱》：益气，厚肠胃，耐饥。

【本草偏方】

>1. 红薯粥：红薯、大米各适量。将红薯洗净，切细；大米淘净，与红薯同放锅中，加清水适量煮粥，待熟时拌匀服食，每日1剂。可养肝明目。适用于维生素A缺乏症、夜盲症、便血、便秘及湿热黄疸等。

>2. 红薯玉米粥：新鲜红薯150g，玉米面、大米各50g，白糖适量。将红薯洗净，连皮切为薄片，加水与大米同煮为稀粥，待熟时，调入玉米面、白糖，续煮至粥熟即成，每日1剂。可补益脾胃，生津止渴，通利大便。适用于脾胃虚弱，少气乏力，烦热口渴，大便秘结，产后缺乳，湿热黄疸，维生素A缺乏症及高脂血症等。

>3. 红薯拌萝卜：红薯、白萝卜、调味品各适量。将红薯、白萝卜洗净，切细，与葱、姜、椒、盐、食醋、味精等拌匀服食，或将二者榨汁，加白糖适量饮服，每日1剂。可养阴生津。适用于酒醉烦渴，小便不利等。

【宜食与忌食】

〖宜食〗

一般人群均可选用，尤其适用于脾胃亏虚、消化不良、大便秘结、产后乳汁缺乏者。

〖忌食〗

红薯性味甘甜，故中满者不宜多食，以免引起腹满胀气；且含有许多糖分，所以糖尿病患者不宜选用；平素不能吃甜食的胃病患者，不宜多食；另外，吃红薯粥时，要趁热服食，冷后吃或吃后受凉，易引起泛酸、烧心。

【选购常识】

以外表干净、光滑、形状好、坚硬和发亮的红薯为佳。

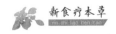
1. 日本科学家发现，红薯、毛豆、姜芽、芹菜、菊花和当归等6种植物都有抑制胆固醇生成的作用，以红薯的功效最为显著。实验证实，红薯抑制胆固醇生成的功效是其他植物的10倍。科学家们还发现，抑制胆固醇生成的是红薯中一种脂质和糖类相结合的物质，它具有抑制胆固醇生成后期的一种合成酶的作用。

2. 日本国家癌症研究中心公布的抗癌蔬菜"排行榜"为：红薯、芦笋、菜花、卷心菜、西蓝花、芹菜、甜椒、胡萝卜、金菜花、苋菜、荠菜、茎蓝、芥菜、西红柿、大葱、大蒜、青瓜、大白菜等，其中红薯名列榜首。日本医生通过对26万人的饮食调查发现，熟红薯的抑癌率（98.7%）略高于生红薯（94.4%）。美国费城医院也从红薯中提取出一种活性物质——去氢表雄酮，它能有效地抑制结肠癌和乳腺癌的发生。

山药：物美价廉的补虚佳品

山药，为薯蓣科多年生蔓生植物薯蓣的块根，全国各地均有栽培，以产于河南新乡地区者为佳。

山药原名薯蓣，因避唐朝天子唐代宗李豫名讳而改为"薯药"。到了宋代，又因避宋英宗赵曙名讳而改为"山药"，并沿用至今。山药自古以来就是物美价廉的补虚佳品，既可入菜，又可入食，还可入药，为药食两用食物。

【本草纲要】

〖异名〗薯蓣、怀山药、薯药。

〖性味归经〗甘、平，归肺、脾、肾经。

〖功效主治〗补脾胃，益肺肾。主治脾胃虚弱，纳差食少，腹胀便溏，肺虚久咳，肾虚遗精等。

【营养成分】

营养分析表明，山药含水分、碳水化合物、蛋白质、脂肪、薯蓣皂苷，以及 B 族维生素、维生素 C、维生素 E 等，碳水化合物以淀粉为主。山药中的黏性物质为由甘露聚糖与球蛋白结合而成的黏蛋白。山药所含的消化酶，能促进蛋白质和淀粉的分解，有利于食物的消

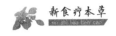

化吸收。山药所含的去氢表雄酮,对人体有特殊的保健作用,有预防动脉硬化和肥胖病之效,并能阻止肺肾等脏器中结缔组织萎缩,预防胶原病的发生。

【食用方法】

生食、熟食、煎汤、作丸、配膳等。

【食疗作用】

《本经》:补中益气力,长肌肉,久服耳目聪明,轻身,不饥延年。

《大明本草》:主泄精健忘。

《本草纲目》:益肾气,健脾胃,止泻痢,化痰涎,润皮毛。

《药品化义》:补中益气,温养肌肉。

【本草偏方】

>1. 薯蓣粥:生薯蓣、麦面粉各100～150g,或用干山药磨粉,葱、姜、红糖各适量。将薯蓣去皮,洗净,切为薄片,而后捣为泥糊状,放锅中煮沸后,下小麦面调匀,而后再放入葱、姜及红糖等,煮成粥糊服食,每日1剂。可养心气,健脾胃。适用于心气不足,心悸怔忡,自汗盗汗,脾胃虚弱,虚劳消渴,食欲不振,消化不良,腹泻久痢,男子遗精,早泄,女子带下等。

>2. 内金山药粥:鸡内金5g,山药30g,大米100g,白糖适量。将鸡内金研为细末备用。山药去皮洗净,切块,大米淘净,与山药放入锅中,加清水适量煮粥,待沸时调入鸡内金粉、白糖,煮至粥熟即成,每日1剂。可健脾开胃。适用于脾胃亏虚,食欲不振,纳差食少等。

>3. 山药芝麻粥:山药粉、麦面粉各100g,芝麻10g,调味品适量。将芝麻炒香研细,取山药粉、麦面粉加清水适量调匀后,放锅中煮沸,而后再

放入芝麻、葱、姜及红糖等，煮成粥糊服食，每日1剂。可养心健脾。适用于心气不足，心悸怔忡，失眠多梦等。

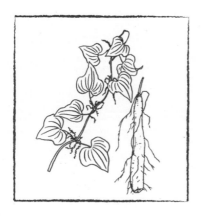

>4. 山药羊肉汤：山药50g，羊肉500g，调味品适量。将羊肉洗净，略划几刀，余去血水；山药洗净，切块，两者同放锅中，加清水适量及葱、姜、胡椒、黄酒等，武火烧沸后，转文火炖至羊肉烂熟，取出切片，放入碗中，原汤取汁，加食盐、味精煮沸后，倒入羊肉碗中即成，2日1剂。可补益脾胃，温中暖下。适用于肾脾亏虚之脘腹冷痛、腰膝酸软、阳痿遗精等。

>5. 山莲葡萄粥：山药、莲子、葡萄干各50g，白糖适量。将三者同放锅内，加清水适量，武火煮沸后，转文火煮至粥成，调入白糖服食，每日2剂，作早、晚餐服食。可补益心脾。适用于心脾两虚之肢软乏力、心悸失眠、头目昏花、纳差食少等。

>6. 山药羊肉面：羊肉1000g，面粉3000g，山药粉500g，鸡蛋10只，生姜30g，胡萝卜150g，调味品适量。将面粉、山药粉、鸡蛋加清水适量揉成面团，制成面片。羊肉、胡萝卜洗净，切块，加葱、姜适量，煮至羊肉烂熟后，下面片煮熟，食盐、味精、胡椒粉调味，分次服食。可补中益气。适用于脾虚泄泻、消渴、遗精、小便频数等。

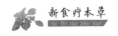

【宜食与忌食】

〖宜食〗

一般人群均可选用，尤其适用于糖尿病、产后及病后脾胃虚弱、慢性肾炎、长期腹泻者。

〖忌食〗

大便燥结、痰热体质者不宜食用。

【选购常识】

1. 鲜山药

掂重量：大小相同的山药，较重的更好。

看须毛：同一品种的山药，须毛越多的越好。

看切面：横切面肉质呈雪白色，这说明是新鲜的，若呈黄色似铁锈的请勿购买。

2. 干山药

看心线：山药片中间无心线，而木薯等代用品中间有心线。

看边缘：山药的皮很薄，削片前都会被削干净。而代用品皮厚肉少，可资鉴别。

辨手感：山药干片含淀粉多，用手摸时比较细腻，会有较多的淀粉粘在手上。而代用品粗纤维多，手感粗糙，留在手上的淀粉也较少。

煮辨法：山药一般容易煮烂，而代用品较难煮烂。煮后的山药口感好，而代用品口感差。

小贴士

1. 山药切片后应立即浸在盐水中，以防止氧化发黑。

2. 鲜山药切开时会有黏液，极易滑刀伤手，可先用清水加少许醋洗，这样可减少黏液。

3. 山药黏液中含有的皂角素易致皮肤瘙痒。削完皮后用清水冲洗，然后抹醋，或将手在火上烤一下，反复翻动手掌，让手部受热，过一会儿瘙痒感就会逐渐消失。或取花露水，或风油精适量倒入清水中拌匀，然后搓洗也可止痒。

莲藕：清热凉血止血

　　莲藕，为睡莲科多年生水生草本植物莲的肥大根茎，秋、冬及春初采挖，以肥白、嫩脆者为佳。《尔雅》记载："其实莲，其根藕。"

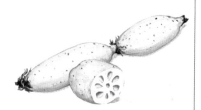

【本草纲要】

〖异名〗藕。

〖性味归经〗甘、寒，归心、脾、胃经。

〖功效主治〗清热生津，凉血止血，健脾止泄。主治热病烦渴，吐血，衄血，脾虚久痢，久泻等。

【营养成分】

　　营养分析表明，鲜藕含蛋白质、脂肪、碳水化合物、钙、磷、铁，以及多种维生素等。鲜藕肉质细腻，嫩脆津甜，生食可与梨媲美，熟食则可制作多种可口佳肴，如藕肉丸子、炸藕盒以及凉拌藕片等，是佐酒下饭、可口宜人的家常藕肴。藕加工制成的藕粉、蜜饯藕片、糖藕片等，是老幼妇孺的良好补品。

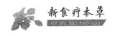

【食用方法】

生食、熟食、蒸食、煮食、榨汁、配膳、提取淀粉等。

藕煎汤内服可顺气宽中，炒炭可止血散瘀，生吃或榨汁可凉血止血，用于各种出血症。

【食疗作用】

《本草纲目》：医家取为服食，百病可治。

《本经》：补中养神，益气力，除百疾，久服轻身耐老。

《随息居饮食谱》：藕以肥白者为良，生食鲜嫩，煮食者宜壮老。用砂锅桑柴缓火至藕极烂，入炼白蜜，收干食之，最补心脾。

《中药大辞典》：生食鲜藕可清热除烦，解渴止呕。

《日用本草》：清热除烦，凡呕血、吐血、瘀血、败血等一切血症者宜之。

《本草经疏》：生者甘寒，能凉血止血，除热清胃，故主消散瘀血，吐血，口鼻出血，产后血闷，金疮伤折及止热渴，霍乱，烦闷，解酒等功，熟者甘温，能健脾开胃，益血补心，故主补五脏，实下焦，消食，止泄，生肌。

【本草偏方】

> 1. 藕粥：鲜藕 150g，大米 100g，白糖适量。将藕洗净，切粒，与大米同放入锅中，加清水适量煮粥，待粥熟时调入白糖，再煮一二沸即成，或将鲜藕榨汁，待粥熟时调入粥中服食，每日 1 剂。可清热生津，凉血散瘀，健脾开胃。适用于热病烦渴，吐血，衄血，脾虚久泄久痢，食欲不振等。

> 2. 藕节粥：藕节 10 个，大米 100g，白糖适量。将藕节洗净，放入锅中，加清水适量，浸泡 5～10 分钟后，水煎取汁，加大米煮粥，待粥熟时调入白糖，再煮一二沸即成，每日 1 剂。可凉血止血。适用于血热妄行所致的各种出血。

【宜食与忌食】

〖宜食〗

一般人群均可选用，尤其适合高热病人、吐血者、高血压、肝病、食欲不振、缺铁性贫血、营养不良、老幼妇孺、体弱多病者选用。

〖忌食〗

藕性偏凉，产妇不宜过早食用。脾胃虚弱、消化功能低下、大便溏泄者不宜生吃。

煮藕宜用砂锅忌铁器。

【选购常识】

以藕身肥大，肉质脆嫩，水分多而甜，带有清香者为佳。同时，藕身应无伤、不烂、不变色、无锈斑、不干缩、不断节，藕身外附有一层薄泥保护。

小贴士

藕节，为睡莲科植物莲的根茎节。中医认为，藕节性味甘、寒，归心、脾、胃经。有清热生津、凉血止血之功，适用于各种出血病症。

荸荠：清热化痰，利尿解毒

荸荠，为莎草科植物荸荠的球茎,产于我国南方,秋季、冬初采收,洗净鲜用或风干备用。

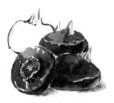

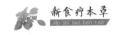
【本草纲要】

〖异名〗乌芋、马蹄、地粟、凫茈。

〖性味归经〗甘、寒，归肺、胃经。

〖功效主治〗清热养阴，生津止渴，消积化痰，止血止痢。本品性味多汁，性寒清热，主治热病伤阴、津伤口渴、阴虚肺热、肺燥咳嗽、食积不消、血痢及崩漏下血等。

【营养成分】

营养分析表明，荸荠含蛋白质、脂肪、碳水化合物、胡萝卜素、硫胺素、核黄素、烟酸、维生素 C、维生素 E、钾、钠、钙、镁、铁、锰、锌、铜、磷、硒等。

药理研究表明，荸荠素为一种不耐热的抗菌成分，对金黄色葡萄球菌、大肠杆菌及产气杆菌有抑制作用，此外，荸荠尚有降压作用。据报道，取鲜荸荠、生石膏适量，水煎代茶饮，可预防流脑。荸荠绞汁灌肠，可治疗铜中毒。

【食用方法】

生食、熟食、榨汁、配菜、肉丸、肉糕、提取淀粉等。

【食疗作用】

《本草纲目》：主血痢，下血，血崩。

《本草再新》：清心降火，补肺凉肝，消食化痰，破积滞，利脓血。

《名医别录》：主消渴，痹热，热中，益气。

【本草偏方】

>1. 荸荠粥：荸荠、大米

各100g，白糖适量。将荸荠择净，去皮，切块备用。先取大米淘净，加清水适量煮粥，待熟时调入荸荠、白糖，煮至粥熟即成，或将荸荠洗净，榨汁，待粥熟时，同白糖调入粥中，再煮一二沸服食，每日1剂，连续3～5天。可清热养阴，生津止渴。适用于热病伤阴，津伤口渴，阴虚肺热，咳嗽痰少黏稠等。

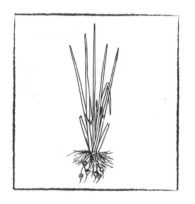

> 2. 五汁饮：荸荠汁、梨汁、藕汁、芦根汁、麦冬汁各适量。将五汁混匀，煮沸饮服，每日1～2剂。可养阴生津。

适用于热病后津伤口渴，糖尿病消渴。

> 3. 荸荠萝卜汤：荸荠、萝卜各等量。将二者洗净，切细，水煎服，每日1～2剂。可消积化滞。适用于食积不消，脘腹胀满。

【宜食与忌食】

〖宜食〗

一般人群均可选用，尤其适合发热病人、水肿、小便不利或小便短少、癌症患者（主要是肺癌和食道癌）、宿酒未解、湿热黄疸、咳嗽多痰、咽干喉痛、消化不良者选用。

〖忌食〗

荸荠甘寒，故女子月经期间、脾胃虚寒及血虚寒者不宜选用。

【选购常识】

以个大、洁净、新鲜、皮薄、肉细、味甜、爽脆、无渣者为佳。

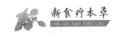

小贴士

荸荠生食易感染姜片虫病，故以熟食为宜，若必须生食时，应充分浸泡后刷洗干净，再以沸水烫过，削皮再吃为宜，这样可避免感染姜片虫病。

芋头：解毒消肿，益胃健脾

芋头，为天南星科植物芋的块茎，原产于印度、马来西亚及我国南部地区，后来逐渐传至世界各地。有水芋与旱芋之分。在我国古典名著《红楼梦》中就载有芋饼、煨芋芳、烤芋片、糖芋芳、芋芳丁粥、白菜煨芋头、猪头肉烩芋头等多种吃法。

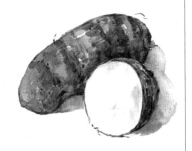

【本草纲要】

〖异名〗芋芳、毛芋。

〖性味归经〗甘、辛、平，有小毒，归大肠、胃经。

〖功效主治〗解毒消肿，散结消瘰，开胃消食。本品少食可助消化，可治疗消化不良；对已溃或未溃的瘰疬痰核，用本品煮粥，或捣烂外敷，均可获效。

【营养成分】

营养分析表明，本品淀粉含量为 69.6% ~ 73.7%，蛋白质含量为 1.75% ~ 2.3%，此外，还含有脂类、矿物质，以及维生素等，有一定的补益功效。

芋头中氟的含量较高，可保护牙齿。芋头含有一种天然的多糖类植物胶体，可增进食欲，帮助消化，并有止泻作用。芋头含有丰富的膳食纤维，能润肠通便，防止便秘，预防结肠和直肠癌。

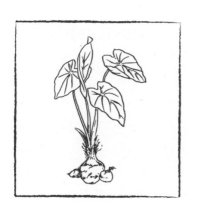

【食用方法】

煮食、蒸食、配膳等。

【食疗作用】

《大明本草》：除烦止泄，疗妊妇心烦迷闷，胎动不安。

《滇南本草》：治中气不足，久服补肝肾，添精益髓。

《名医别录》：主宽肠胃，光肌肤，滑中。

【本草偏方】

>1. 芋头粥：芋头 50g，大米 100g，白糖适量。将芋头择净，切为小块，大米淘净，同放入锅内，加清水适量煮粥，待熟后以白糖调味服食，每日 1 剂，连服 3 ~ 5 天。可健脾胃，消食积。适用于脾胃亏虚，消化不良，小儿疳积。

>2. 芋头贝母粥：芋头 50g，大米 100g，贝母 10g，白糖适量。将贝母研为细末备用。芋头择净，切为小块，大米淘净，同放入锅内，加清水适量煮粥，待熟时调入贝母粉、白糖，再煮一二沸服食，每日 1 剂，7 天为 1 疗程，连服 3 ~ 5

个疗程。可健脾胃，消瘰疬，对淋巴结炎、淋巴结核，特别是儿童患者，是一种寓治于食的好方法。

>3. 芋头海带粥：芋头50g，海带、大米各100g，调味品适量。将海带洗净，切细；芋头择净，切为小块；大米淘净，三者同放入锅内，加清水适量煮粥，待熟时调入食盐等调味品，再煮一二沸服食，每日1剂，7天为1个疗程，连服3～5个疗程。可健脾消积。适用于青春期甲状腺肿大。

【宜食与忌食】

〖宜食〗

一般人群均可选用，尤其适用于身体虚弱、消化不良、瘰疬痰核者。

〖忌食〗

不能生食。痰湿体质、过敏性体质(荨麻疹、湿疹、哮喘、过敏性鼻炎)、小儿食滞、胃纳欠佳、食滞胃痛、肠胃湿热者忌食。

【选购常识】

以外无斑点、体形匀称、肉质细白、切口汁液如粉质者为佳。

小贴士

芋头的黏液中含有皂苷，易刺激皮肤，因此生剥芋头时皮肤会发痒。先倒点醋在手中，搓一搓再削皮，可防止瘙痒。削芋头手痒时，可涂抹生姜，或在火上烘烤片刻，或浸泡醋水，都有一定的止痒作用。

百合：润肺止咳，有利睡眠

百合，为百合科多年生草本植物百合和细叶百合的肉质鳞茎，全国各地均产，于秋季茎叶枯萎时采挖，洗净、剥取鳞片，沸水烫过或略蒸过，晒干或烘干使用。因其地下茎块由数十瓣鳞片相叠抱合，有百片合成之意而得名。

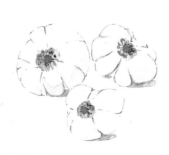

【本草纲要】

〖异名〗百合蒜、蒜脑薯、夜合花。

〖性味归经〗甘、微寒，归心、肺经。

〖功效主治〗润肺止咳，清心安神。主治肺燥咳嗽及肺虚久咳，痰中带血及热病后余热未尽，神思恍惚、烦躁失眠，莫名所苦的"百合病"。

【营养成分】

营养分析表明，干百合含蛋白质、脂肪、碳水化合物，另外还含有秋水仙碱、B族维生素以及钙、磷、铁等成分。

药理研究表明，百合含微量的秋水仙碱等多种生物碱，有促进白细胞生成作用，对多种癌症有较好疗效。煎剂对氨水引

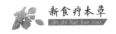

起的鼠咳嗽有止咳作用，并能对抗组织胺引起的蟾蜍哮喘。

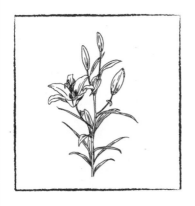

【食用方法】

蒸食、煮食、配菜等。

【食疗作用】

《本经》：利大小便，补中益气。

《日华子本草》：安心、定胆、益志、养五脏。

《本草求真》：功有利于心肺，而能敛气养心，安魂定魄。

《医学入门》：治肺痿、肺痈。

【本草偏方】

> 1. 百合雪梨汤：百合30g，雪梨1个，冰糖适量。将百合用清水浸泡一夜，次日将百合连同清水一起倒入砂锅内，再加半碗清水，煮1个小时，待百合已烂，纳入去皮核、切块之雪梨及冰糖，再煮30分钟即成。可滋阴润肺。适用于肺虚久咳，燥痰咳嗽，胸痛、便秘、尿黄等。

> 2. 薏米百合汤：薏米200g，百合50g。上药择净，加水5碗，煎至两碗半时，分3～4次服完，每日1剂。可补中益气，润肺止咳。适用于肺痈咳嗽、胸痛、气促、痰臭。

> 3. 百合粥：百合60g，糯米100g，红糖少许。将百合、糯米洗净，加水煮为稀粥，待熟时调入红糖服食，每日1剂，连服10天。可健脾养胃。适

用于胃痛，心下痛，烦躁不寐症等。

> 4. 百合杏仁赤豆粥：百合10g，杏仁6g，赤小豆60g，白糖少许。将赤小豆洗净，加清水适量，煮至半熟后，纳百合、杏仁、白糖同煮粥，每日2剂，当早晚餐服食。可润肺止咳，除痰利湿。适用于痰湿内阻、咳嗽、喘息、口干、痰多、小便不利等。

> 5. 百合党参猪肺汤：百合15g，党参20g，猪肺1具，调味品适量。将猪肺洗净、切块，党参布包，同加清水适量，煮至猪肺烂熟后，去药包，食盐、味精调味，分2~3次，食肺、百合，饮汤。可滋阴润肺、止咳化痰。适用于肺阴不足之干咳少痰、胸闷、胸痛等。

> 6. 百合山药猪胰汤：百合20g，山药50g，猪胰1具，食盐少量。将猪胰洗净，切片，同百合、山药煮至猪胰烂熟后，食盐调味服食。可补益肺肾，润肺止咳。适用于肺肾阴虚所致之干咳少痰，低热盗汗等。

> 7. 莲子百合麦冬汤：莲子、百合各30g，麦冬15g。将莲子、百合洗净，麦冬布包，加水同炖至莲子、百合熟后去药包，白糖适量调味服食。可养心安神。适用于病后余热不尽，心阴不足，心烦口干，心悸不眠等。

【宜食与忌食】

〖宜食〗

一般人群均可选用，尤其适用于肺虚咳嗽、秋燥咳嗽、睡眠不实者。

〖忌食〗

风寒咳嗽、中寒便溏者不宜选用。

【选购常识】

以洁白、片大、鳞茎紧包者为佳。

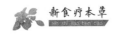

小贴士

百合花，为百合科多年生草本植物百合和细叶百合的花蕾。中医认为，本品性味微寒、甘，入肺经。有润肺清火，宁心安神之功，适用于咳嗽，眩晕，夜寐不安，天疱湿疮等。

冬瓜：长在夏天的"减肥瓜"

冬瓜，为葫芦科植物冬瓜的果实，全国各地均有栽培，为夏日餐桌上的佳肴。冬瓜因其瓜熟之际，瓜皮表面会蒙上一层白粉状的东西，很像冬天的白霜，因此，冬瓜又称为"白瓜"。又因其外形为椭圆形，酷似睡觉时所用的枕头，因此有"枕瓜"之名。

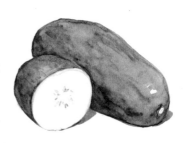

【本草纲要】

〖异名〗白冬瓜、白瓜、枕瓜。

〖性味归经〗甘、淡、凉，归肺、大肠、小肠、膀胱经。

〖功效主治〗利湿消肿，清热解毒，下气消痰。主治水肿，小便不利，暑热烦闷，消渴等。

【营养成分】

营养分析表明，鲜冬瓜含蛋白质、碳水化合物、钾、钠、磷、镁、铁、维生素 C、维生素 E、核黄素、硫胺素、烟酸等。

冬瓜钾含量明显高于钠含量，属典型的高钾低钠型蔬菜，因而对需进食低钠盐食物的肾脏病、高血压、浮肿病、肥胖病患者有益。

冬瓜除含色氨酸外的 8 种人体必需氨基酸外，谷氨酸和天门冬氨酸含量较高，还含有鸟氨酸和 γ - 氨基丁酸以及儿童特需的组氨酸。

冬瓜不含脂肪，膳食纤维高达 0.8%，营养丰富而且结构合理，营养质量指数计算表明，冬瓜为有益健康的优质食物。

临床观察发现，冬瓜子、皮、肉、瓤均有利水作用，而瓜皮作用尤为明显，非肾病患者煎服冬瓜皮 100g，并饮水 1000mL，结果 2 小时后尿量明显增加，同时，对暑热痱疖也有较好疗效。

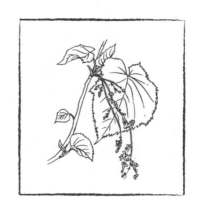

【食用方法】

煮食、蒸食、配 、炖汤、蜜渍、制作食品等。

【食疗作用】

《本经》：令人悦泽好颜色，益气不饥，久服轻身耐老。

《本草纲目》：主治小腹水胀，利小便，止渴。

《日华子本草》：除烦，治胸膈热，清热毒痈肿。

《粥谱》：散热，宜胃，益脾。

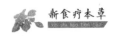
【本草偏方】

> 1. 冬瓜海带汤：冬瓜100g，海带30g，薏仁10g，白糖适量。将海带洗净，切丝，冬瓜切块，三者加水同炖至烂熟后，白糖调服，每日1剂。可清泄肝火。适用于高血压头目胀痛，面目红赤，心悸胸闷，心情烦躁等。

> 2. 赤豆冬瓜生鱼汤：赤小豆60g，连皮冬瓜500g，生鱼（鳢鱼）1尾，葱白5枚。将生鱼去鳞，和诸药加水同炖，待鱼、豆烂熟后服食。可利水消肿。适用于肾炎水肿、肝病腹水。

【宜食与忌食】

【宜食】

一般人群均可选用。冬瓜钾含量高，钠含量低，因而高血压、肾脏病、浮肿、小便不利者服食尤宜。冬瓜所含的丙醇二酸，能有效地抑制糖类转化为脂肪，因而适用于肥胖病、脂肪肝、高脂血症，故冬瓜有长在夏天的"减肥瓜"之誉。

【忌食】

脾胃虚寒、阳气不足、阴虚消瘦、大便溏薄者不宜选用。

【选购常识】

选购冬瓜以老熟（被霜）者为佳。

小贴士

冬瓜子、皮、肉、瓤均可入药，为药食两用佳品。

1. 冬瓜练，又名冬瓜瓤，为冬瓜的果瓤。食用冬瓜时，收集瓜瓤鲜用。中医认为，本品性味甘、平，归肺、膀胱经，有清热止渴，利水消肿之功。适用于热病烦渴，消渴，淋证，水肿，痈肿等。

2. 冬瓜子，为冬瓜的种子。食用冬瓜时，收集成熟种子，洗净，晒干即成。中医认为，本品性味甘、微寒，归肺、大肠经，有清肺化痰，消痈排脓，利湿通淋之功。适用于痰热咳嗽，肺痈，肠痈，白浊，带下，脚气，水肿，淋证等。

3. 冬瓜皮，为冬瓜的外层果皮。食用冬瓜时，收集削下的外果皮，晒干。中医认为，本品性味甘、微寒，归肺、脾、小肠经，有清热利湿、解毒消肿之功。适用于水肿，小便不利，泄泻，疮痈肿痛等。

4. 冬瓜叶，为葫芦科植物冬瓜的叶。夏季采取，阴干或鲜用。中医认为，本品性味苦、凉，归肺、大肠经，有清热利湿、解毒消肿之功。适用于消渴，暑湿泻痢，疟疾，疮毒等。

5. 冬瓜藤，为葫芦科植物冬瓜的藤茎。鲜用或晒干。本品性味苦、寒，归肺、肝经，有清肺化痰、通经活络之功。适用于肺热咳痰，关节不利，脱肛，疮疥等。

丝瓜：疏通经络，解毒催乳

丝瓜，为葫芦科植物丝瓜和粤丝瓜的鲜嫩果实，生长于温热地带，我国各地多有栽培，夏秋果实成熟时采收。

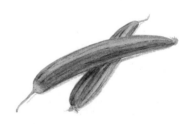

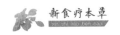
【本草纲要】

〖异名〗天罗、天丝瓜、蛮瓜、布瓜、绵瓜、天吊瓜。

〖性味归经〗甘、凉，归肝、胃经。

〖功效主治〗清热解毒凉血，祛风化痰通络。主治热病烦渴，肠风痔漏，疗疮痈肿，血淋，咳嗽痰喘，乳汁不通等。

【营养成分】

营养分析表明，丝瓜含蛋白质、脂肪、碳水化合物、钙、磷、核黄素、烟酸、维生素 C 等。

丝瓜中含防止皮肤老化的 B 族维生素，增白皮肤的维生素 C 等成分，能保护皮肤、消除斑块，使皮肤洁白、细嫩，是不可多得的美容佳品，故丝瓜汁有"美人水"之称。

丝瓜芽提取物有很强的抗乙脑病毒感染的作用，并初步鉴定其提取物主要是含多糖的核酸，证实其作用机理与干扰素诱生剂相似，试验证明其对乙脑病毒有明显预防感染的作用，为丝瓜药用开辟了新途径。

【食用方法】

凉拌、炒食、炖汤、榨汁、配膳等。

【食疗作用】

《医学入门》：治男妇一切恶疮，小儿痘疹余毒，并乳疽疔疮。

《陆川本草》：生津止渴，解暑除烦，治热病口渴，身热烦躁。

《本草纲目》：煮食除热利肠；老者烧存性服，去风化痰，凉血解毒，杀虫，通经络，行血脉，下乳汁；治大小便下血痔漏崩中，黄积，疝痛卵肿，血气作痛，痈疽疮肿，痘疹胎毒。

【本草偏方】

>1. 丝瓜粥：丝瓜150g，大米100g，调味品适量。将丝瓜去皮，洗净，切片备用。大米淘净，放入锅中，加清水适量煮粥，待熟时调入丝瓜、食盐等调味品，煮至粥熟即成，每日1剂，连服3～5天。可清热解暑，化痰通络。适用于热病烦渴，肠风痔漏，疔疮痈肿，血淋尿血，咳嗽痰壅，乳汁不通等。

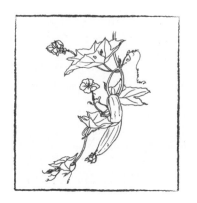

>2. 丝瓜瘦肉汤：丝瓜、猪瘦肉各150g，调味品适量。将丝瓜去皮，洗净，切块备用。猪肉洗净，切丝，加酱油、料酒、淀粉、椒粉等拌匀。锅中加清水适量煮沸后，下猪肉、丝瓜，文火煮至猪瘦肉熟后，加入食盐、味精等，再煮一二沸即成，每周2～3剂。可清热解毒凉血。适用于急慢性肠炎大便溏泄，肛门灼热，口干口苦，小便短黄等。

>3. 丝瓜花蜜饮：丝瓜花10g，蜂蜜15g。将丝瓜花洗净，放入杯内，加开水冲泡，盖上杯盖浸泡10分钟；将蜂蜜倒入丝瓜花液中拌匀饮服，每日1剂。可清热止咳，下气平喘。适用于咳嗽、气喘。

>4. 胡椒丝瓜猪肾汤：胡椒20粒，老丝瓜半条，猪肾1对。将猪肾去筋膜，切片；胡椒捣碎；丝瓜切块，共炖熟后服食，每日1剂。可排脓止咳。适用于肺痈所致咳嗽，咳吐脓痰，胸闷气短。

【宜食与忌食】

〖宜食〗

一般人群均可选用，尤其

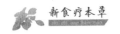

适用于月经不调、身体疲乏、喘嗽、产后乳汁分泌不足、皮肤粗糙者。

〔忌食〕

丝瓜虽有众多功用，但亦不可多食，《本草逢原》言"丝瓜嫩者性寒，多食泻人"，故脾虚便溏者不宜多食；《滇南本草》亦言丝瓜"不宜多食，损命门相火，令人倒阳不举"，故性功能减退者也不宜多食。

【选购常识】

以色泽鲜嫩、结实光亮、皮色嫩绿或淡绿色、果肉顶端较饱满、无臃肿感者为佳。《本草纲目》言"丝瓜老者，筋络贯穿，房隔联属。故能通人脉络脏腑，而祛风解毒，消肿化痰，祛痛杀虫，及治诸血病也"，故入药以老者为宜。

小贴士

1. 丝瓜叶，为葫芦科植物丝瓜或粤丝瓜的叶片。夏、秋两季采收，晒干或鲜用。中医认为，本品性味苦、微寒，归肺、脾经。有清热解毒，止血消暑之功。适用于痈疽，疔肿，疮癣，蛇咬伤，烫火伤，咽喉肿痛，创伤出血，暑热烦渴等。

2. 丝瓜子，为葫芦科植物丝瓜和粤丝瓜的种子，秋季果实老熟后，在采制丝瓜络时，收集种子晒干。中医认为，本品性味苦、寒，归肺、脾经。有清热利湿，通便驱虫之功。适用于水肿，石淋，肺热咳嗽等。

3. 丝瓜络，为葫芦科植物丝瓜或粤丝瓜的成熟果实的维管束。中医认为，本品性味甘、凉，归肺、肝、胃经，有通经活络、清热解毒、利尿消肿、凉血止血之功。

苦瓜：清除暑热，明目解毒

苦瓜，为葫芦科植物苦瓜的果实，是药食两用的食疗佳品。苦瓜形如瘤状突起，又称癞瓜；瓜面起皱纹，似荔枝，遂又称锦荔枝。苦瓜配菜时绝不会把苦味传给对方，所以人们说苦瓜"有君子之德，有君子之功"，因而又被称为"君子菜"。

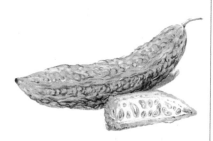

【本草纲要】

〖异名〗癞瓜、锦荔枝、癞葡萄。

〖性味归经〗甘、寒，归脾、胃经。

〖功效主治〗清暑除烦，明目消肿，解毒止痢。主治中暑烦躁，热渴引饮，目赤肿痛，痈肿，痢疾等。

【营养成分】

营养分析表明，苦瓜含蛋白质、碳水化合物、钙、铁、胡萝卜素、硫胺素、核黄素、烟酸、维生素 C 等。

苦瓜维生素 C 含量约为冬瓜的 5 倍，黄瓜的 14 倍，南瓜的 21 倍，为瓜类之冠。

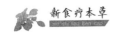
夏日环境酷热潮湿，人体出汗较多，食欲减退，而苦瓜的苦味可刺激味觉，增进食欲，帮助消化，从而起开胃消食的作用，是夏日人们健身、开胃、清暑的药食佳蔬。

苦瓜含苦瓜多肽类物质（每100g苦瓜含多肽类物质25mg）、多种氨基酸及果胶等。苦瓜多肽类物质有明显的降低血糖的作用。动物实验证实，这类物质不仅可使严重糖尿病动物的血糖下降，使其恢复正常，而且不论注射、口服疗效都相同。临床观察发现，苦瓜多肽类物质有快速降糖，调节胰岛功能，修复 β 细胞，增加胰岛素敏感性，预防和改善并发症，调节血脂，提高免疫力的作用。因而营养学家和医生都推荐苦瓜为治疗糖尿病的良药。患有糖尿病的中老年人，可将苦瓜研粉压片服食，或炒食，或水煎服，或煮粥食。

【食用方法】

生食、炒食、凉拌、榨汁、配膳、饮料、制茶、腌渍、蜜钱、糖渍等。

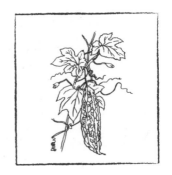

【食疗作用】

《随息居饮食谱》：涤热，明目，清心。

《滇南本草》：治丹火毒气，疗恶疮结毒，或遍身已成芝麻疔疮难忍。泻六经实火，清暑、益气、止渴。

《本草求真》：除热解烦。

《随息居饮食谱》：青者苦寒，清热，明目，清心……熟则色赤，味甘性平，养心滋肝，润脾补肾。

【本草偏方】

>1. 苦瓜粥：苦瓜150g，大米100g，调味品适量。将苦瓜洗净，切丝，放入沸水中汆片刻备用。大米淘净，放入锅中，加清水适量煮粥，待熟时调入苦瓜、食盐等调味品，煮至粥熟即成，或将苦瓜炒熟后与粥同食，每日1剂。可清热祛暑，解毒消肿。适用于中暑，暑热烦渴，痈肿疮疖等。

>2. 苦瓜塞肉：苦瓜200g，猪瘦肉150g，鸡蛋2个，枸杞苗、调味品适量。将苦瓜洗净，切段去籽，猪肉洗净，剁碎，加鸡蛋、酱油、食盐、味精、葱花、生姜等拌匀，塞入苦瓜中，置油锅中煎或炸熟服食。将枸杞苗炖汤，调味送服苦瓜塞肉，每日1剂。可清热利湿。适用于湿热下注，小便短黄，精液黏稠、量少无精或少精等。

>3. 苦瓜茶叶饮：苦瓜、茶叶、蜂蜜各适量。将鲜苦瓜1个，截断去瓤，纳入茶叶，对合，悬挂通风处阴干，每取3～5g，沸水冲泡，纳入蜂蜜适量，频频饮服，每日1剂。可清热解暑。适用于暑热症。

>4. 苦瓜炖蛤：苦瓜250g，文蛤500g，调味品适量。将苦瓜放入沸水锅中焯透，浸入冷水，浸出苦味后切片；将文蛤放入沸水锅中煮张壳，捞出去壳取肉，去内脏洗净，下油锅爆炒，而后加调味品等拌匀。将苦瓜放入砂锅底，铺平，将蛤肉放在上面，放入调味品及白糖、清水适量，文火煮至肉熟，淋上麻油即成，每日1剂。可清心明目，解热除烦，常食可开胃消食，益寿延年。

>5. 猪油炒苦瓜：苦瓜250g，猪油及调味品各适量。将苦瓜洗净去内瓤，切丝；锅中放猪油烧至九成热时下苦瓜，而后加调味品等，爆炒至熟即成，每日1剂。可清肝明目。适用于肝火上炎所致的目赤肿痛，便秘尿黄，口干口苦等。

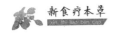
【宜食与忌食】

〖宜食〗

一般人群均可选用，尤其适用于糖尿病、高血压、高脂血症、大便秘结、脾胃积热、疖肿、粉刺者。

〖忌食〗

苦瓜性味寒凉，故脾胃虚寒者不宜食用。苦瓜含奎宁，可刺激子宫，引起子宫收缩，造成流产，故孕妇禁食。

【选购常识】

看外皮：苦瓜外皮上一粒粒的果瘤是判断苦瓜好坏的关键，颗粒越大越饱满则代表果肉越厚，反之则果肉较薄。

看颜色：颜色翠绿的比较新鲜，若有些发黄，或瓜头略显红，则口感差，且是老瓜。

尝苦味：苦瓜脆而清香，有苦味，若无苦味，则提示口感差，或是老瓜。

掂重量：同等瓜，大且重者果肉厚、口感好、汁液充足。

小贴士

苦瓜子，为葫芦科植物苦瓜的种子。中医认为，本品性味苦、甘、温，入脾、肾经，有温补肾阳之功，适用于肾阳不足所致的小便频数、遗尿、遗精、阳痿等。《本草纲目》言其"益气壮阳"，故性欲下降、性功能不全者宜常用。

南瓜：补血，降血糖

南瓜，葫芦科植物南瓜的果实。在我国湖南邵阳地区一个苗族村，村民们世世代代有常年吃南瓜的习惯。卫生部门调查发现，这个村的居民患贫血病者极少。

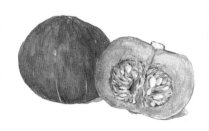

【本草纲要】

〖异名〗番瓜、金瓜、麦瓜。

〖性味归经〗甘、温，归脾、胃经。

〖功效主治〗补中益气，清热解毒。主治脾胃虚弱，营养不良，肺痈，水火烫伤等。

【营养成分】

营养分析表明，南瓜含蛋白质、脂肪、碳水化合物、钙、磷、铁、胡萝卜素、硫胺素、核黄素、烟酸、维生素 C 等。南瓜含矿物质钴、锌、铁。钴是构成血液中红细胞的重要成分。锌可影响成熟红细胞的功能。铁则是制造血红蛋白的基本微量元素。中医认为，红色食物可补血，因而南瓜可补血。南瓜中的果胶能调节胃内食物的吸收速率，使糖类吸收减慢，可溶性纤维素能推迟胃内食物的排空，控制饭后血糖上升。果胶还能和体内多余的胆固醇结合在一起，使胆固醇吸收减少，血胆固醇浓度下降。

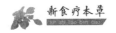

【食用方法】

蒸食、煮食、煮粥、煮饭、制饼等。

【食疗作用】

《随息居饮食谱》：补中益气。

《中医食疗学》：解毒杀虫。

【本草偏方】

> 1. 南瓜粥：老南瓜100g，大米50g，食盐适量。将南瓜去皮，洗净切细备用。大米淘净，放入锅中，加清水适量煮粥，待沸时调入南瓜，煮至粥熟时，略入食盐调味服食，每日1剂。可补中益气，解毒杀虫。

适用于脾胃虚弱，营养不良，肺痈，水火烫伤，下肢溃疡等。

> 2. 绿豆南瓜汤：绿豆50g，老南瓜500g，食盐适量。将南瓜去皮去瓤，洗净切块备用；先取绿豆煮至开花后，下南瓜，煮至烂熟后以食盐调味服食。可清热解暑，利尿通淋。适用于夏日中暑烦渴，身热尿赤，心悸胸闷等，是夏日糖尿病病人的理想饮料。

> 3. 南瓜仙人掌汤：南瓜、仙人掌各250g，食盐、味精适量。将南瓜洗净切丁，仙人掌去皮后切丁，用旺火将清水适量烧沸后，放入仙人掌和南瓜煮汤，待熟后用适量盐和味精调味，饮汤，食南瓜和仙人掌，早晚各1次，连食1个月。可降糖降脂。适用于糖尿病、高脂血症的食疗。

> 4. 南瓜饭：老南瓜、大米各适量。将南瓜去皮，洗净，切块；大米淘净，同入锅中，加清水适量煮至饭熟，拌匀即

成，每日 1 次。可健脾益气。适用于脾胃虚弱，营养不良等。

> 5. 南瓜饼：老南瓜适量。将南瓜去皮，洗净，切块，蒸熟，而后捣匀，制成小饼，放热油锅中煎至两面金黄即成，每日 1 次。可降脂降糖。适用于血脂异常、糖尿病的食疗。

> 6. 南瓜子粥：南瓜子 30g，大米 100g，白糖适量。将南瓜子择净，捣碎，放入锅中，加清水适量，浸泡 5 ～ 10 分钟，水煎沸后，加大米煮粥，待粥熟时下白糖，再煮一二沸即成，每日 1 剂。可杀虫消积。适用于肠道寄生虫病。

【宜食与忌食】

〖宜食〗

一般人群均可选用，尤其适宜肥胖者、糖尿病患者和中老年人选用。

〖忌食〗

南瓜性温，脾胃积热、气滞中满、脚气、黄疸者不宜选用。

【选购常识】

以外形完整，表面无损伤、虫害或斑点，颜色深黄，条纹清晰粗重，或颜色深绿伴发黑、气味清香、外皮坚硬紧实、拍打声音发闷有厚实感、瓜瓤金黄、瓜籽成熟饱满者为佳。

小贴士 中医认为，南瓜子性味甘、平，归脾、胃经。有杀虫之功，适用于肠道寄生虫病。本品甘平，为安全可靠的驱虫药物，用于绦虫病、蛔虫病等，可单味生用。药理研究表明，每天吃上 50g 左右南瓜子，生熟均可，可有效地防治前列腺疾病。南瓜子中的活性成分可消除前列腺初期的肿胀，同时还有预防前列腺癌的作用。

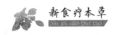

西葫芦：养阴生津，味道鲜美

西葫芦,为葫芦科植物西葫芦的果实,全国各地均有栽培。

【本草纲要】

〖异名〗白瓜、番瓜、美洲南瓜、小瓜、菜瓜、荨瓜、熏瓜。

〖性味归经〗甘、温,归脾、胃经。

〖功效主治〗清热利湿,除烦止渴,润肺止咳。主治肺热咳嗽,口干口渴,疗疮肿毒,水肿,水肿腹胀,小便不利等。

【营养成分】

营养分析表明,西葫芦含丰富的糖、淀粉、维生素 A 和维生素 C,可食部分含蛋白质、脂肪、碳水化合物、胡萝卜素、维生素 C、钙等。

西葫芦富含水分,有润泽肌肤的作用,能调节人体代谢,具有减肥、降脂功效。西葫芦含有一种干扰素的诱生剂,可刺激机体产生干扰素,提高免疫力,发挥抗病毒、抗肿瘤作用。

【食用方法】

炒食、炖食、作馅、配膳等。

【食疗作用】

《中国保健食品》:养阴生津。

《药膳食疗研究》：清热止咳。

【本草偏方】

>1. 西葫芦粥：西葫芦150g，大米100g，调味品适量。将西葫芦洗净切细备用。大米淘净，放入锅中，加清水适量煮粥，待沸时调入西葫芦，煮至粥熟时，加调味品调味服食，每日1剂。可清热利湿，止咳化痰。适用于热淋水肿，肺热咳嗽。

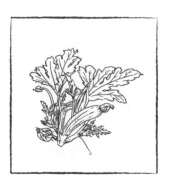

>2. 清炒西葫芦：西葫芦250g，调味品适量。将西葫芦洗净，切丝。锅中放植物油适量烧热后，下葱、姜爆香，而后下西葫芦煸炒片刻，再下调味品等，炒至熟后即成，每日1剂。可清热利湿，生津止渴。适用于口干口渴，暑湿侵袭，肢体困重等。

>3. 西葫芦炒肉片：西葫芦300g，猪脊肉150g，调味品适量。将西葫芦、猪肉洗净，切片。猪肉片用蛋清、淀粉、味精、食盐少许拌匀备用。锅中放素油少许烧热后，下葱、姜爆香，而后猪肉片爆炒至八成熟时，下西葫芦，炒熟，调味服食。可利湿清热。适用于肢体水肿，小便不利等。

>4. 西葫芦炒蛋：西葫芦、西红柿各100g，鸡蛋2个，调味品适量。将西葫芦洗净，切细；西红柿洗净，切块；鸡蛋加精盐、啤酒搅匀，置热油锅中炒熟备用。锅中放素油少许烧热后，下葱、姜爆香，而后下西葫芦、西红柿炒熟，再下鸡蛋，炒匀，调味服食，每日1剂。可健脾开胃。适用于慢性胃炎，纳差食少，脘腹胀满等。

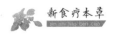

【宜食与忌食】

〖宜食〗

一般人群均可选用，尤其适用于糖尿病、肝病、肾病、痰热咳嗽者。

〖忌食〗

脾胃虚寒者不宜常食。

【选购常识】

西葫芦皮薄、肉厚嫩，味道鲜美。以皮薄肉嫩、皮色淡绿或略带黄色花纹、无外伤、无病虫害，无霉烂、有黏手或毛刺感、瓜蒂湿润，或有分泌物、颜色翠绿、手感沉实者为佳。

小贴士

高温炒菜会释放致癌物，以炒西葫芦排在致癌首位。香港食物安全中心发布的膳食研究报告称"西葫芦、大蒜、洋葱等蔬菜一经高温煎炒会产生可能致癌的丙烯酰胺"，因而不宜高温炒食西葫芦。

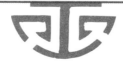

第二章 食疗本草之豆类篇

黄豆：高营养的"植物肉"

黄豆，为豆科植物大豆的种子，种皮为黄色；全国各地均有栽培，以东北大豆质量最优。根据大豆的种皮颜色和粒形，可分为五类：黄大豆、青大豆、黑大豆、其他大豆、饲料豆。

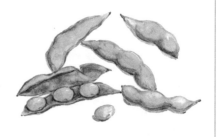

【本草纲要】

〖异名〗黄大豆、大豆。

〖性味归经〗甘、平，归脾、大肠经。

〖功效主治〗补脾益气，清热解毒。主治脾虚气少，乏力消瘦，消化不良，血虚萎黄，疔毒疮疡等。

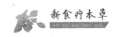
【营养成分】

营养分析表明，大豆含蛋白质、脂肪、糖、钙、磷、铁、胡萝卜素、硫胺素、核黄素、烟酸等，有高营养的"植物肉"之称。与等量的猪肉相比，蛋白质多1倍、钙多33倍、铁多26倍，而价格比猪肉便宜很多。大豆蛋白质含有人体所需的各种氨基酸，特别是赖氨酸、亮氨酸、苏氨酸等人体必需氨基酸比较多，仅蛋氨酸比较少，故大豆与粮食混吃可以互补，提高大豆及粮食的营养价值。大豆含有大量脂肪，并且为不饱和脂肪酸，尤其以亚麻酸含量最丰富，有助于预防动脉硬化。大豆中还含有约1.5%的磷脂。磷脂是构成细胞的基本成分，对维持人的神经、肝脏、骨骼及皮肤健康均有重要作用。美国食品和药品监督管理局对大豆的健康价值进行了认证，认为食用黄豆等豆类食品，能显著降低血液中总胆固醇、低密度脂蛋白和三酰甘油的浓度，从而降低心血管病的发病概率。黄豆中含有一种抑制胰酶的物质，对糖尿病有治疗作用。黄豆所含的皂苷有明显的降血脂作用，同时，可抑制体重增加。所含的大豆异黄酮是一种结构与雌激素相似，具有雌激素活性的植物性雌激素，能够减轻女性更年期综合征症状、延迟女性细胞衰老、使皮肤保持弹性、养颜、减少骨质流失，促进骨生成、降血脂等。

【食用方法】

煮食，炒食，制取各种豆制品如豆腐、豆皮，榨取豆油，酿造酱油，提取蛋白质等。但食用时宜高温煮烂，不宜食用过多，以免妨碍消化。

【食疗作用】

《日用本草》：宽中下气，利大肠，消水胀，治肿毒。

《本草汇言》：煮汁饮，

能润脾燥，故消积痢。

《备急千金要方》：除胃中热，散五脏结积内寒，下瘀血，解百药毒。

【本草偏方】

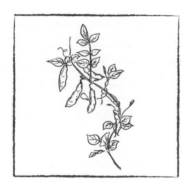

>1. 黄豆粥：鲜毛豆50g，大米100g。将毛豆去皮壳，洗净；大米淘净，同放锅中，加清水适量煮粥服食，每日1剂。可健脾益气。适用于脾虚气少，乏力消瘦，消化不良及血虚萎黄。

>2. 黄豆核桃鸡：鸡肉750g，黄豆、核桃各50g，调味品适量。将鸡肉洗净、切块，黄豆泡软，核桃取仁，同放汽

锅中，加葱白、姜末、食盐、料酒等，而后加水至八成满，文火蒸约2小时取出，加胡椒粉适量服食。可补肾益精。适用于骨质疏松症。

>3. 黄花豆蹄汤：黄花菜30g，黄豆50g，猪蹄2只，调味品适量。将黄花菜发开，择洗干净；猪蹄去毛杂，洗净、剁块，加清水煮沸后，去浮沫，下黄豆、黄花等，煮至猪蹄烂熟后，食盐、味精调味服食。可养血通乳。适用于产后缺乳及乳汁分泌不足。

>4. 大豆黄卷汤：大豆黄卷30g，白糖适量。将大豆黄卷淘净，放入锅中，加清水适量，水煎取汁，加白砂糖调匀即成，每日1剂，频频饮服。可清热透表，除湿利气。适用于湿温初起，暑湿发热，食滞脘痞，湿痹筋挛，骨节烦痛，水肿胀满，小便不利等。

>5. 豆卷粥：豆卷10g，大米100g。将豆卷择净，水煎取汁，加大米煮粥服食，

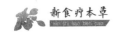
每日 1 剂。可解表利湿。适用于暑湿侵袭，肢体重困，湿痹筋挛膝痛，水肿胀满等。

【宜食与忌食】

〖宜食〗

一般人群均可选用，尤其适用于糖尿病、更年期妇女、青少年、高血压、冠心病、动脉硬化、高血脂、癌症、营养不良、气血不足、缺铁性贫血者选用。

〖忌食〗

严重肝病、肾病、痛风、消化性溃疡、消化不良、脘腹胀满者不宜选用。

【选购常识】

以外皮色泽光亮、皮面干净、颗粒饱满、整齐均匀、脐色黄白或淡褐色、豆肉深黄、咬时发声清脆或碎粒者为佳。

小贴士

1. 豆卷，又名大豆黄卷、大豆蘗，为大豆发芽后晒干而成。中医认为，本品性味甘、淡、平，归脾、肝、胃经。有清热透表，除湿利气之功，适用于湿温初起、暑湿发热、食滞脘痞、湿痹筋挛、骨节烦疼、水肿胀满、小便不利等。

2. 青豆，为青豆的果实。中医认为，本品性味甘、平，归脾、大肠经，有健脾宽中，润燥利湿之功。适用于疳积，泻痢，腹胀羸瘦，妊娠中毒，疮痈肿毒，外伤出血等。青豆含皂角苷、蛋白酶抑制剂、异黄酮、钼、硒等抗癌成分，对前列腺癌、皮肤癌、肠癌、食道癌等几乎所有的癌症都有抑制作用。

3. 豆豉，又名淡豆豉，是用豆科植物黄豆或黑豆做原料，经过蒸煮，冷却后加入曲菌发酵，盐渍，最后晒干而成，按加盐或不加盐分为咸、淡两种。处方名淡豆豉、香豆豉、炒豆豉。中医认为，豆豉性味辛、甘、微苦、寒，归肺、胃经。可解表除烦。适用于风寒、风热感冒，头身疼痛，热病后胸中烦闷，虚烦不眠等。大豆发酵制成豆豉后，维生素B_{12}的含量由原来的每100g含$0.14 \sim 0.25$mg增加到$0.34 \sim 0.61$mg，为素食者的膳食提供了维生素B_{12}的来源。本品发汗力弱，有健脾胃、助消化作用，故用于发汗解表时，配伍荆芥、薄荷、生姜、葱白等同用，疗效更佳。

绿豆：清热解毒，降压、降脂、保肝

绿豆，为豆科植物绿豆的种子，全国大部分地区均有栽培。绿豆营养丰富，为夏日解暑除烦、清热生津佳品。因为豆皮绿色而得名。它的用途很广，可以做绿豆糕，可以生绿豆芽。绿豆不宜煮得过烂，以免使有机酸和维生素遭到破坏，降低清热解毒功效。

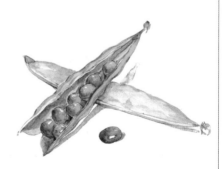

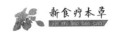

【本草纲要】

〖异名〗青小豆。

〖性味归经〗甘、凉，归心、胃经。

〖功效主治〗清热解暑，利湿通淋，解毒消肿。主治热病烦渴、疮痈肿毒及各种中毒等。

【营养成分】

营养分析表明，绿豆含蛋白质、脂肪、碳水化合物、维生素A、胡萝卜素、B族维生素、烟酸、维生素E、钙、磷、钾、钠、镁、铁、锌、硒、铜、锰等。绿豆中所含的氨基酸如亮氨酸、蛋氨酸等可以互补，从而使绿豆的营养价值更高。绿豆中的蛋白质含量是小麦面粉的2.3倍、小米的2.7倍、玉米面的3倍、大米的3.2倍，在绿豆蛋白质中人体所必需的8种氨基酸的含量是禾谷类的2～5倍。绿豆含有丰富的B族维生素、矿物质等营养成分，其中硫胺素是鸡肉的17.5倍，核黄素是禾谷类的2～4倍且高于猪肉、牛奶、鸡肉、鱼，钙是禾谷类的4倍、鸡肉的7倍，铁是鸡肉的4倍，磷是禾谷类及猪肉、鸡肉、鱼、鸡蛋的2倍，还含有多种人体所需的磷脂。

药理分析表明，绿豆有防止实验性动脉粥样硬化症、家兔血脂上升的作用，还能使已升高的血脂迅速下降。其提取液有明显的解毒保肝作用。其利水作用有利于高血压的治疗。

【食用方法】

煮粥，煮饭，炖汤，提取淀粉，制作豆沙、粉丝、芽菜等。

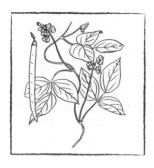

【食疗作用】

《随息居饮食谱》：绿豆甘凉，煮食清胆养胃，解暑止渴。

《本草纲目》：治痘毒，利肿胀，为食中要药；解金石砒霜草木一切诸毒……真济世之良谷也。

《食药医镜》：清火化痰，疗痈肿痘烂，食之调和五脏，安精神，补元气，润皮肤，清暑解毒。

《本草求真》：绿豆性味甘寒，服此性善解毒，故凡一切痈肿等症无不用此奏效。

《日用本草》：解诸热，益气，解酒食诸毒。

【本草偏方】

＞1. 绿豆饮：绿豆150g，红糖适量。将绿豆洗净，加水适量入锅煮烂，红糖调味即成。可清热解毒，祛暑生津，利水消肿。适用于风疹、水肿、气逆、小便不利等，为夏季解暑常用饮品。

＞2. 绿豆粥：绿豆50g，大米100g，冰糖适量。将绿豆加水适量煮至开花后，下大米煮至粥熟时调入冰糖，再煮一二沸即成。可益气和胃，清热利湿。适用于暑热烦渴，消化不良，气虚乏力，胸闷气逆，心悸失眠，小便不利等，为夏日解暑常用粥方。

＞3. 绿豆海带薏米汤：绿豆150g，海带、薏米各50g，冰糖适量。将海带洗净，切丝，与绿豆、薏米同入锅中煮至绿豆开花后，文火煮至烂熟，

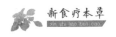
冰糖调味，再煮一二沸即成。可清热利湿，健脾开胃。适用于暑热烦闷，食欲不振，水湿肿满，小便不利，甲状腺肿大等。

【宜食与忌食】

〖宜食〗

一般人群均可选用，尤其适用于湿热天气或中暑、烦躁闷乱、咽干口渴、疮疖痈肿、丹毒、高血压、高脂血症、动脉硬化、脂肪肝者。

〖忌食〗

脾胃虚寒、大便溏薄者不宜选用，冬季不宜食用，服温补药时不宜食用，以免降低药效。

【选购常识】

以大小匀称、鲜绿色、无杂质、无虫眼、无皱纹、无霉变者为佳。

小贴士

绿豆虽为解热祛暑佳品，但其性味寒凉，故脾胃虚弱，肾阳不足及体质虚寒者不宜常服。另外，绿豆煮汤，时间不宜过长（用高压锅煮约15分钟即可），豆粒不宜过烂，以免有机酸、维生素受到破坏而降低其解热清暑功效。

绿豆中含单宁，在高温条件下遇铁会生成黑色的单宁铁，对人体有害，故煮绿豆忌用铁锅。

蚕豆：降低胆固醇，利尿消水肿

蚕豆，为豆科植物蚕豆的种子，我国大部分地区均有栽培。因豆荚状如老蚕，又成熟于养蚕季节，故名蚕豆。食用蚕豆一定要煮熟，以破坏蚕豆中含有的一种可引起过敏反应的物质。

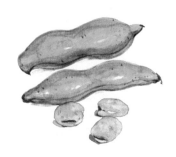

【本草纲要】

〖异名〗胡豆、佛豆。

〖性味归经〗甘、平，归脾、胃经。

〖功效主治〗补脾益胃，清热利湿。主治脾胃不健，食少膈食，小肿，小便不利，黄水疮等。

【营养成分】

营养分析表明，蚕豆含蛋白质、脂肪、碳水化合物、膳食纤维、维生素A、胡萝卜素、硫胺素、核黄素、烟酸、泛酸、叶酸、维生素C、维生素E、维生素K、钙、磷、钾、钠、镁、铁、锌、硒、铜、锰等。

现代药理学研究结果表明，二羟基苯丙氨酸（L-DOPA）是一种治疗震颤麻痹的有效药物，而L-DOPA广泛存在于植物中，而以蚕豆荚中含量更为丰富，其以游离态或糖甘肽形

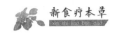

式存在的L-DOPA高达0.25%。因此，适量食用蚕豆，有助于摄取一定量的L-DOPA，从而有利于帕金森病患者病情的缓解。蚕豆中含有大量蛋白质，在日常食用的豆类中仅次于大豆，并且氨基酸种类较为齐全，特别是赖氨酸含量丰富。

蚕豆中含有大脑和神经组织的重要组成成分磷脂，并含有丰富的胆碱，有增强记忆力和健脑作用，可以延缓动脉硬化，蚕豆皮中的粗纤维有降低胆固醇、促进肠蠕动的作用。

【食用方法】

生食、煮食、炒食、油炸、配膳、炖汤、制成各种食品，如酱油、豆瓣酱、甜酱、辣酱、蚕豆芽、粉丝、粉皮、豆沙、糕点等。

【食疗作用】

《食物本草》：快胃，和脏腑。

《本草从新》：补中益气，涩精，实肠。

《湖南药物志》：健脾，止血，利尿。

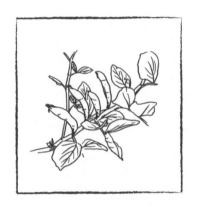

【本草偏方】

> 1. 二豆粥：白扁豆10g，蚕豆30g，大米50g。将二豆炒香、研末备用。先取大米煮粥，待熟时调入二豆粉，再煮一二沸服食，每日2～3剂。可健脾疏肝宁络。适用于帕金森病。

> 2. 蚕豆炖牛肉：蚕豆250g，山药、牛肉各500g，调

味品适量。将山药去皮、洗净、切块；蚕豆泡发，牛肉洗净，切块，同蚕豆加清水适量武火煮沸后，纳入山药，煮熟后以食盐、味精调服。可健脾益肾。适用于帕金森病。

>3. 蚕豆粥：蚕豆、冬瓜皮各60g，饴糖适量。将蚕豆研为细末备用，先将冬瓜水煎去渣取汁，煮沸后，下蚕豆粉，煮熟后，调入饴糖适量服食，每日1剂，连服7～10天。可补益脾胃，清热利湿。适用于女子功能性水肿，小便不利，口干口苦，腹胀纳差。

【宜食与忌食】

〖宜食〗

一般人群均可选用，尤其适合老年人、帕金森病、考生、脑力工作者、高胆固醇、水肿、便秘者选用。

〖忌食〗

蚕豆蛋白过敏、葡萄糖-6-磷酸脱氢酶缺乏、痔疮出血、消化不良、慢性结肠炎、尿毒症等不宜选用。

【选购常识】

以颜色翠绿鲜艳、形体扁圆，或饱满而圆、手捏坚硬者为佳。

小贴士

1.蚕豆芽，为豆科植物蚕豆的种芽。中医认为，蚕豆芽有健脾养胃、生津止渴之功，适用于脾胃亏虚、胃脘隐痛、病后口渴、酒醉烦渴等。

2.服食蚕豆容易出现蚕豆黄。蚕豆黄是一种急性溶血性贫血，其病因主要是患者对蚕豆蛋白过敏，以及患者红细胞内缺乏葡萄糖-6-磷酸脱氢酶所致。多见于大量进食新鲜蚕豆或接触蚕豆粉后，儿童多于成年人。

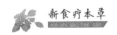

豌豆：餐桌上的多用菜

豌豆，为豆科植物豌豆的种子，我国各地均有栽培。其嫩苗色青，名豌豆苗，摘其梢头，名豌豆荚。故豌豆为豆、荚、苗都可食用的多用菜。

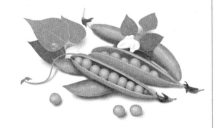

【本草纲要】

〖异名〗寒豆、雪豆，毕豆。

〖性味归经〗甘、平，归脾、胃经。

〖功效主治〗补中益气，解毒疗疮。主治脾胃虚弱所致产后缺乳，乳汁分泌不足，呕吐呃逆，口渴泻痢等。

【营养成分】

营养分析表明，豌豆含蛋白质、脂肪、碳水化合物、膳食纤维、维生素A、胡萝卜素、硫胺素、核黄素、烟酸、叶酸、维生素C、维生素E、钙、磷、钾、钠、碘、镁、铁、锌、硒、铜、锰等。

药理研究表明，本品含植物凝集素，有抗菌消炎，增强新陈代谢的功能。豌豆中所含的一种酶，可消除体内的致癌物。故常食豌豆，有助于防癌抗癌。

【食用方法】

炒食，炖食，配膳，磨粉，制作糕点、豆馅、粉丝、凉粉、面条等。

【食疗作用】

《绍兴校定经史证类备急本草》：主调顺营卫，益中平气。

《随息居饮食谱》：和中生津，止渴下气，通乳消胀。

【本草偏方】

>1. 豌豆粥：豌豆、大米各 50g。将豌豆发开，洗净，研细；大米淘净，与豌豆同放锅中，加清水适量煮粥服食，每日 1 剂。可健脾益气。适用于脾胃虚弱，肢软乏力，食欲不振等。

>2. 豆蹄粥：猪蹄 1 个，豌豆、大米各 50g。将猪蹄去毛桩，洗净，水煎取汁备用。豌豆发开，洗净，研细；大米淘净，与豌豆同放锅中，加猪蹄汤及清水适量煮粥服食，每日 1 剂。可补脾益气，养血通乳。适用于脾胃虚弱，产后缺乳或乳汁分泌不足等。

>3. 豆苗汤：鲜豌豆苗、鸡汤（其他各种肉汤均可）、调味品各适量。先取豆苗洗净备用。将鸡汤煮沸后，下调味品及豌豆苗，煮至熟即成，每日 1～2 次。可益气养血通便。适用于气虚便秘及产后便秘。

小贴士

炒熟的干豌豆不易消化，过食可引起消化不良、腹胀等，应予注意。炒豆荚、豆苗时最好大火快炒，并放点醋，这样可保持脆嫩，同时还可以减少维生素 C 的损失。

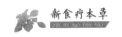

豇豆：健脾利湿，补肾涩精

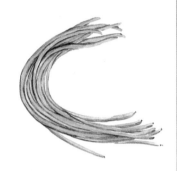

豇豆，为豆科植物豇豆的种子。豇豆原产于印度和缅甸，是世界上最古老的蔬菜作物之一。阿拉伯人常把豇豆当作爱情的象征，小伙子向姑娘求婚时常带上一把豇豆，新娘子到男家，嫁妆里也少不了豇豆。

【本草纲要】

〖异名〗豆角、角豆、裙带豆、姜豆、带豆、挂豆角。

〖性味归经〗甘、平，归脾、胃经。

〖功效主治〗健胃除湿，补肾涩精。主治暑湿重困，脾胃虚弱，食少便溏，脾虚带下，肾虚滑精，湿热尿浊，小便不利等。

【营养成分】

营养分析表明，豇豆含蛋白质、脂肪、碳水化合物、膳食纤维、维生素 A、胡萝卜素、硫胺素、核黄素、烟酸、叶酸、维生素 C、维生素 E、钙、磷、钾、钠、碘、镁、铁、锌、硒、铜、锰等。

豇豆含有能促进胰岛素分泌的磷脂，可参与糖代谢，是糖尿病患者的理想食品。

156

【食用方法】

清炒，凉拌，配膳，煎汤，煮粥，制作糕点、豆包，晒干作干菜等。

【食疗作用】

《本草纲目》：理中益气，补肾健脾，和五脏，和营卫，生精髓，止消渴，吐逆，泻痢，小便频。

《本草从新》：散血消肿，清热解毒。

《四川中药志》：滋阴补肾，健脾胃，消食，治食积腹胀，白带，白浊及肾虚遗精。

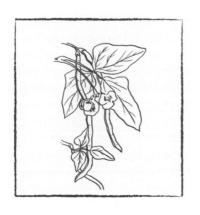

【本草偏方】

>1. 豇豆粥：豇豆150g，大米100g，调味品适量。将豇豆择洗干净，切细备用。取大米淘净，放入锅中，加清水适量煮粥，待煮至粥熟后，下豇豆细末及调味品等，再煮一二沸服食，每日1剂。可健脾利湿。适用于暑湿困脾，肢体沉重，小便短少，腰膝酸软等。

>2. 瘦肉炒豇豆：猪瘦肉100g，嫩豇豆150g，调味品适量。将猪瘦肉洗净，切丝，用葱、姜、椒、淀粉、料酒等浸渍备用。豇豆洗净，切段。辣椒适量，洗净，切丝。锅中放素油适量烧热后，下葱姜爆香，而后下猪瘦肉煸炒，再下豇豆、辣椒等，炒至熟时，下食盐、味精等调味即成，每日1剂。可补脾养胃，温中止痛。适用于慢性胃炎脾胃亏虚所致的脘腹隐痛，腰膝酸软，纳差食少等。

>3. 猪肉蒸豇豆：五花猪肉、豇豆各250g，米粉及调味

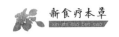

品各适量。将猪肉洗净，切块；豇豆洗净，切段。将猪肉、豇豆、米粉、调味品等同拌匀，放入大碗中，置锅中蒸熟服食，每周2～3剂。可补益脾胃。适用于脾胃虚弱，食少便溏，纳差消瘦等。

> 4. 猪蹄炖豇豆：猪前蹄500g，干豇豆150g，调味品适量。将干豇豆发开洗净；猪蹄洗净剁块，放锅中，加清水适量煮沸后，下豇豆及调味品等，煮至蹄、豆熟即成，每周2～3剂。可健脾通络，除湿止带。适用于产后缺乳，脾虚带下。

【宜食与忌食】

〖宜食〗

一般人群均可选用，尤其适合糖尿病、老年人及病后脾胃虚弱、消化不良、食积腹胀、妇女带下、肾虚、肾功能衰竭、脚气病、尿毒症等患者选用。

〖忌食〗

大便秘结者不宜选用。

【选购常识】

以外表光滑、整齐、无划痕、无斑点、颜色深绿、中等粗细、匀称、顶部鲜绿者为佳。

小贴士

夏季暑湿重着，人们常感肢体困重，食欲不振，肢软乏力，而本品味甘性平，主入脾经，可健脾利湿，是中医常用的治疗湿困脾胃的食疗佳品。夏季常食本品，可有效地预防暑湿症。

豇豆烹饪时要熟透食用，否则易致腹泻、中毒。食用时不宜过量，以防产气腹胀，出现消化不良。

刀豆：和中下气，活血散瘀

刀豆，为豆科植物刀豆的嫩果壳。豆荚很长，形状如刀，故名之，内有粉红色种子十多粒。我国长江流域及南方各省均有栽培。

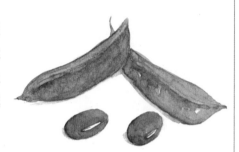

【本草纲要】

〖异名〗大刀豆、挟剑豆、刀豆巴、刀培豆。

〖性味归经〗甘、平，归脾、胃经。

〖功效主治〗和中下气，活血散瘀。主治胃气上逆所致的呕吐，呃逆，气滞血瘀所致的腰痛、胃痛、痛经、闭经等。

【营养成分】

营养分析表明，刀豆含蛋白质、脂肪、碳水化合物、硫胺素、核黄素、烟酸、维生素C、维生素E、维生素A、胡萝卜素、铜、锌、钙、镁、铁、锰、钾、磷、钠、硒、尿素酶、血球凝集素等。药理研究表明，刀豆中所含伴刀豆球蛋白A与核糖、腺嘌呤协同有促进缺血后心功能不全的恢复作用。

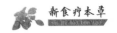
伴刀豆球蛋白有抗肿瘤作用，可使肿瘤细胞重新恢复到正常细胞状态。左旋刀豆氨酸可抑制流感病毒的繁殖，在组织培养中抑制作用更强。

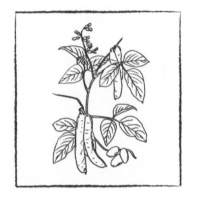

【食用方法】

炒食、炖食、配膳、腌制酱菜或泡菜。

【食疗作用】

《随息居饮食谱》：甘平下气，温中止哕。

《医林纂要》：和中，交心肾，止呃逆。

《重庆草药》：散瘀活血，治腰痛，血气痛。可煎汤、煮食或腌食。

【本草偏方】

>1. 刀豆粥：刀豆150g，大米100g，调味品适量。将刀豆择洗干净，切细备用。取大米淘净，放入锅中，加清水适量煮粥，待煮至粥熟后，下刀豆细末及调味品等，再煮一二沸服食，每日1剂。可活血化瘀。适用于瘀血胃痛，痛经，闭经，月经不调等。

>2. 瘦肉炒刀豆：猪瘦肉100g，刀豆150g，调味品适量。将猪瘦肉洗净，切丝，用葱、姜、椒、淀粉、料酒等浸渍备用。刀豆洗净，切丝。辣椒适量，洗净，切丝。锅中放素油适量烧热后，下葱和姜爆香，而后下猪瘦肉煸炒，再下刀豆、辣椒等，炒至熟时，下食盐、味精等调味即成，每周2剂。可活血化瘀。适用于女子痛经，产后恶露不净，腹痛等。

> 3. 刀豆壳散：刀豆壳适量。将刀豆壳烧存性，研为细末，每次10g，每日2～3次，蜂蜜水冲饮，或调入粥中服食。可行气开胃。适用于呃逆，反胃呕吐。

> 4. 蒸刀豆：刀豆适量。将刀豆洗净，放米饭上蒸熟后用蜂蜜调匀，或以白糖调后服食，每日1～2次。可健脾行气。适用于虚寒久痢，腹痛泄泻等。

> 5. 刀豆汤：刀豆15g（鲜者50g）。将刀豆择洗干净，切细，放入锅中，加清水适量，煮沸，分次饮服，每日1剂。可温中止逆。适用于呕吐，呃逆等。

【宜食与忌食】

〖宜食〗

一般人群均可选用，尤其适用于肾虚腰痛、气滞呃逆、风湿腰痛、小儿疝气等症患者。

〖忌食〗

孕妇不宜选用。

【选购常识】

刀豆以嫩荚和干种子供食。选购嫩荚时，以荚绿色、表皮光滑无毛、大而宽厚者为佳。选购干刀豆时，以无虫蛀、表皮光滑、饱满、粉红色或淡紫红色、扁椭圆形、脐黑褐色者为佳。

小贴士

刀豆含皂素、植物凝血素、胰蛋白酶抑制物等有毒成分，100℃即被破坏。若服食未熟透的刀豆有可能发生中毒，出现恶心、呕吐、腹泻、腹痛、头晕、头痛等。

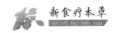

扁豆：清暑化湿，止泄止呕

扁豆，为豆科一年生缠绕草质藤本植物，其花、实皆可入药入食，为药食两用食物。嫩荚作蔬食，白花和白色种子可入食入药，为药食两用食物。

【本草纲要】

〖异名〗膨皮豆、藤豆、沿篱豆。

〖性味归经〗甘、温，归脾、胃经。

〖功效主治〗健脾和中，清暑化湿，止吐止泄。主治中暑发热，暑湿吐泻，脾虚乏力，食少便溏，肢肿带下等。

【营养成分】

营养分析表明，扁豆含蛋白质、脂肪、碳水化合物、钙、铁、胡萝卜素、硫胺酸、核黄酸、烟酸、维生素C等。扁豆有抗菌、抗病毒作用，对痢疾杆菌有抑制作用，对食物中毒引起的呕吐、急性胃肠炎等有解毒作用。

扁豆含有血球凝集素，可增加脱氧核糖核酸和核糖核酸的合成，抑制免疫反应和白细胞与淋巴细胞的移动，故能激活肿瘤病人的淋巴细胞产生淋巴毒素，因而有促进肿瘤消退的作用。

【食用方法】

炒食、煮食、配膳等。

【食疗作用】

《随息居饮食谱》：去皮煮食，补肺开胃，下气止呕，清暑生津，安胎去湿。治带浊时痢，解鱼酒药毒。炒熟则温，健脾止泻。

《本草纲目》：硬壳白扁豆，其子充实，白而微黄，其气腥香，其性温平，得乎中和，脾之谷也。入太阳气分，通利三焦，能化清降浊，故专治中宫病，清暑除湿而解毒也。并：止泻痢，消暑，暖脾胃，除湿热，止消渴。

《药品化义》：味甘平而不甜，气清香而不窜，性温和而色微黄，与脾性最和。

《本草图经》：主行风气，女子带下，兼杀酒毒，亦解河豚毒。

【本草偏方】

> 1. 白扁豆粥：白扁豆 10g，大米 50g，白糖适量。将白扁豆、大米择洗干净，扁豆研细，同放入锅中，加清水适量煮粥，待熟时调入白糖，再煮一二沸即成，每日 1 剂。可健脾和中，化湿消暑。适用于中暑发热，暑湿泻泄，脾虚乏力，食少便溏，肢肿带下等。

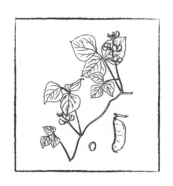

> 2. 山药扁豆糕：山药 200g，扁豆 50g，陈皮 3g，红枣 500g。将山药洗净，去皮，切成薄片，枣肉切碎，鲜扁豆切碎，陈皮切丝，同放盆内，加清水调和，制成糕坯，上笼武火蒸 15 ～ 20 分钟即成，每日 1 次，作早餐食用，每次 50g。可健脾止泻。

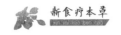

【宜食与忌食】

〖宜食〗

一般人群均可选用，尤其适用于脾虚便溏、饮食减少、慢性久泻、妇女脾虚带下、小儿疳积、癌症、水肿、夏季感受暑湿。

〖忌食〗

大便秘结者不宜选用。

【选购常识】

鲜扁豆以个体肥大、荚长10cm左右、皮色鲜嫩、无虫伤者为佳。干扁豆以粒大、饱满、色白者为佳。

小贴士

1. 扁豆含皂苷和血球凝集素等，若服食未熟透的扁豆可引起中毒。

2. 扁豆花，为扁豆的花。中医认为，本品性味甘、淡、平，归脾、肺经。有健脾和胃、清暑化湿之功，适用于痢疾、泄泻、赤白带下、脘腹胀满或夏日腹泻等。《随息居饮食谱》言其"治痢疾、崩带，解诸药毒"。

赤小豆：补血，消水肿

赤小豆，为豆科植物赤小豆或赤豆的干燥成熟种子，全国各地均有栽培。

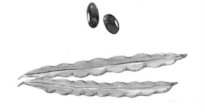

【本草纲要】

〖异名〗红小豆、赤豆、朱小豆、红饭豆、饭豆、蛋白豆。

〖性味归经〗甘、酸、平，归心、小肠经。

〖功效主治〗健脾利水，解毒消肿。主治水肿，脚气，腹胀腹泻，疮痈肿毒，痄腮，产后缺乳，乳汁分泌不足等。

【营养成分】

营养分析表明，赤小豆含蛋白质、脂肪、碳水化合物、钙、磷、铁、维生素 B_1、核黄素、烟酸等。

药理研究表明，20% 赤豆蒸剂对金黄色葡萄球菌、福氏痢疾杆菌及伤寒杆菌等有抑制作用。

赤小豆所含的胰蛋白酶抑制剂，在体外对人体精子有显著抑制作用，并能显著抑制精子顶体酶的活性。

营养学家认为，红色蔬果如红豆、大枣等，大都富含天然铁质，因而可补血，是贫血患者的良食。

【食用方法】

煮饭、煮粥、炖汤、配膳、制作食品如豆沙等。

【食疗作用】

《随息居饮食谱》：补心脾，行水消肿，化毒排脓。

《神农本草经》：主下水，排痈肿脓血。

《药性论》：消热毒痈肿，散恶血不尽，烦满。

《本草纲目》：赤小豆粥，利小便，消水肿脚气，辟邪病。

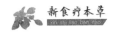

【本草偏方】

> 1. 赤小豆当归汤：赤小豆 100g，当归 10g。将当归布包，加水适量，同赤豆煮至烂熟后，去当归服食，每日 1 剂。可清热凉血。适用于便血，先血后便，肠风便血者。

> 2. 赤豆绿豆车前汤：赤豆，绿豆，车前子各 30g。将车前子布包，同二豆共放入锅中，加清水适量共煮至二豆熟后，去药包，食豆饮汤，每日 1 剂。可清热解毒，利尿通淋。适用于湿热，蕴结下焦，腰腹疼痛，尿意频频，小便短数而刺痛，畏寒发热，口苦呕恶，便秘等。

> 3. 赤豆茅根汤：赤小豆 50g，白茅根 30g。将二药择净，放入锅中，加清水适量，水煎取汁饮服，并服食赤小豆，或将茅根水煎取汁，煮赤小豆服食，每日 1 剂，以肿消为度。可清热利湿，

消肿除胀。适用于水鼓腹大，动摇有声，皮肤黑者。

> 4. 赤小豆汤：赤小豆适量。将赤小豆淘净，放入锅中，加清水适量，浸泡片刻，水煎取汁饮服，兼食小豆，每日 1 剂。可下气通乳。适用于产后缺乳，乳汁分泌不足等。

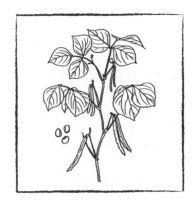

【宜食与忌食】

〖宜食〗

一般人群均可选用，尤其适合各种水肿（肾脏性水肿、心脏性水肿、肝硬化腹水、营养不良性水肿、产后水肿、特

发性水肿）、肥胖症、产后缺乳者选用。

〔忌食〕

尿频之人，如糖尿病、尿崩症患者不宜选用。育龄期男性不宜选用。

【选购常识】

以身干，颗粒饱满，色赤红发暗者为佳。

小贴士

1. 赤小豆来源有二，功效应用大致相同，赤小豆偏凉，药用力优；赤豆甘平略偏于补，多当食物。现在二者已混用。豆科植物相思子的种子，俗称"红豆"，本品辛、苦、平，有大毒，两者不可混用，以免中毒。

2.《食性本草》言赤小豆"久食瘦人"，故有减肥作用。

豆芽菜：营养成分倍增的菜

豆芽菜，包括绿豆芽、黄豆芽、蚕豆芽、赤豆芽等，目前以绿豆芽、黄豆芽为主。

绿豆芽，为豆科植物绿豆的种子经水浸后发出的嫩芽。

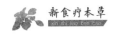
【本草纲要】

〖异名〗豆芽菜、银针菜。

〖性味归经〗甘、寒，归脾、胃经。

〖功效主治〗清热解毒，醒酒利湿。主治热毒壅盛所致的口渴烦躁，二便不利，酒醉心烦等。

【营养成分】

营养分析表明，本品含纤维素等，可抑制肠中胆固醇的吸收，有降低胆固醇的作用。能促进胃肠蠕动，防止痔疮、便秘。

【食用方法】

凉拌、榨汁、炒食、配膳等。

【食疗作用】

《本草纲目》：解酒毒，热毒。

《饮食辨》：为病人食物佳品。

【本草偏方】

> 1. 绿豆芽粥：绿豆芽150g，大米100g，调味品适量。将绿豆芽择洗干净备用。取大米淘净，放入锅中，加清水适量煮粥，待熟时调入绿豆芽、调味品等，煮至粥熟服食，每日1剂。可清热解毒。适用于肺风粉刺，酒糟鼻。

> 2. 茭白豆芽：茭白、绿豆芽各150g，调味品适量。将茭白洗净，切丝。绿豆芽洗净。锅中放素油适量烧热后，下茭白、绿豆芽，翻炒片刻，而后下食盐、味精、葱花、姜末等，炒熟即可，每周2～3剂。可

清热通便。适用于热结便秘及习惯性便秘。

>3. 茭白二芽：茭白、绿豆芽、黄豆芽、调味品各适量。将茭白洗净，切丝。二豆芽洗净。锅中放素油适量烧热后，下茭白、二豆芽，翻炒片刻，而后下食盐、味精、葱花、姜末等，炒熟即可，每日1剂。可清热通便。适用于热结便秘及习惯性便秘。

>4. 凉拌豆芽：绿豆芽、调味品各适量。将绿豆芽洗净，放沸水锅中汆片刻，捞起，而后用食盐、味精、葱花、姜末、香麻油等调匀服食，每日1～2剂。可醒酒利湿。适用于酒醉烦渴，小便不利，心胸烦闷等。

>5. 豆芽饮：绿豆芽、白糖各适量。将绿豆芽洗净，榨汁，用白糖调匀服食，每日1～2剂。可清热导滞。适用于热病及酒醉烦渴，小便不利等。

【宜食与忌食】

〖宜食〗

一般人群均可选用，尤其适合脾胃湿热、大便秘结、小便短赤、酒醉口渴、糖尿病、高血压、脂肪肝、高脂血症者选用。

〖忌食〗

脾胃虚寒、大便溏泄者不宜选用。

【选购常识】

以芽秆细直、芽根根须发育良好、无烂根、无烂尖、无异味、豆粒正常、断面无水分冒出者为佳。

小贴士　炒豆芽时应热锅快炒，可使维生素C少受破坏。炒时加入一点醋，既可防止硫胺素流失，又可以增强瘦身作用。

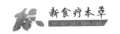

黄豆芽，为豆科植物黄大豆的种子经水浸泡后发出的嫩芽，其豆、芽、根均能入菜，也有只吃芽的。

【本草纲要】

〖异名〗清水豆芽。

〖性味〗甘、凉，归脾、胃、大肠经。

〖功效主治〗 清热利湿，去痣消疣。主治暑湿困脾，肢体沉重，大便秘结，寻常疣，鸡眼，痣等。

【营养成分】

营养分析表明，黄豆芽含蛋白质、脂肪、碳水化合物、钙、磷、铁、胡萝卜素、硫胺素、核黄素、烟酸、维生素 C 等。研究发现，黄豆在发芽 4～12 天时维生素 C 含量最高，如同时每天日光照射 2 小时，则含量还可增加 1 倍。黄豆芽虽来源于黄豆，但其营养却更胜黄豆一筹。研究表明，黄豆在出芽时，在所含的各种生物酶的作用下，蛋白质和淀粉发生了变化，如蛋白质水解后转变为氨基酸和多肽，一些淀粉转变为单糖和低聚糖，这样，黄豆生芽后，虽然蛋白质和淀粉有所降低，但它们的生物效价和利用率却大大提高，更易被人体吸收。与黄豆相比，黄豆芽所含的核黄素明显增加，胡萝卜素增加 2～3 倍，烟酸增加 2 倍，叶酸增加 1 倍，维生素 B_{12} 增加 12 倍，营养价值大大提高。研究证实，黄豆芽中含有一种干扰素诱生剂，能诱发干扰素，增强人体抗病毒、抗癌肿的能力。还有的学者研究发现，黄豆、豆芽中含有一种酶，可阻止致癌物质亚硝胺的合成；埃及癌症研究中心也从黄豆中提取到了一种蛋白酶，经动物实验证实，其可以溶解变异细胞，起到预防和治疗癌症的作用。

【食用方法】

炒食、煮食、榨汁、配膳等。

【食疗作用】

《中医食疗学》：去黑痣，治赘疣，润肌肤。

《食物药用》：护肤生肌。

【本草偏方】

> 1. 黄豆芽粥：黄豆芽150g，大米100g，调味品适量。将黄豆芽择洗干净备用。取大米淘净，放入锅中，加清水适量煮粥，待熟时调入黄豆芽、调味品等，煮至粥熟服食，每日1剂。可护肤生肌。适用于皮肤赘疣，粉刺满面，肌肤油

腻，大便秘结等。

> 2. 豆芽瘦肉汤：豆芽100g，猪瘦肉150g，调味品适量。将瘦肉洗净切丝，勾芡。锅中加清水适量煮沸后，调味，而后下肉丝，煮至熟时调入豆芽菜，再煮一二沸即成，每日1剂。可健脾和胃。适用于脾胃亏虚，纳食不香等。

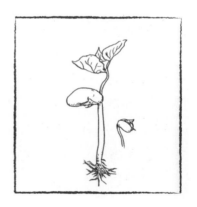

> 3. 芦笋炒豆芽：芦笋、黄豆芽、枸杞苗各等量，调味品适量。将芦笋洗净，切丝，加食盐少许腌片刻，与豆芽菜、枸杞苗同置热油锅中爆炒片刻，而后加调味品，熘勾即成，每日1剂。可清热利尿。适用

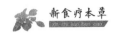

于湿热下注，小便淋涩等。

> 4. 紫菜豆芽汤：干紫菜20g，豆芽250g，调味品适量。将紫菜撕碎，漂洗干净，与豆芽菜同放入锅中，加清水适量煮沸后，改文火再煮10分钟左右，调味即成，每日1剂。可化痰散结。用于各种癌症的食疗，可抑制肿瘤生长。

> 5. 黄豆芽炖排骨：黄豆芽、排骨各500g，山药250g，调味品适量。将排骨洗净、剁块，加山药调味以高压锅蒸熟后，取出煮沸，放入黄豆芽，煮熟后，调入食盐、味精适量服食。可补肾壮骨，填精生髓。适用于骨质疏松症。

【宜食与忌食】

〖宜食〗

一般人群均可选用，尤其适用于妊娠高血压、产后便秘、高血压、矽肺、肥胖症、便秘、痔疮、癌症、癫痫患者。

〖忌食〗

脾胃虚寒、慢性腹泻者不宜选用。

【选购常识】

以芽秆挺直稍细、芽脚不软、脆嫩光泽、根须发育良好、无烂根、无烂尖、无异味、豆粒正常、断面无水分冒出者为佳。

小贴士

无根豆芽不要食用。因为无根豆芽在生长过程中喷洒了除草剂，而除草剂一般都有致癌、致畸、致突变作用。

豆腐：高钙、低脂、低热量食物

豆腐，为豆科植物大豆种子的加工品，一般用黄豆，水浸一天左右，待豆浸发后，带水磨碎，滤去渣滓，入锅煮沸，即成豆腐浆，再点以盐卤或煅石膏，即凝成豆腐花，然后用布包裹，榨去部分水分即成，是中国的传统食品，味美而养生。黑豆、花生豆等含蛋白质较高的豆类，也可用来制作豆腐。豆腐有南、北之分，主要区别在于点石膏（或点卤）的多少。南豆腐用石膏较少，因而质地细嫩，水分含量在 90% 左右；北豆腐用石膏较多，质地较南豆腐老，水分含量在 85% ~ 88%。

【本草纲要】

〖异名〗水豆腐。

〖性味归经〗甘、凉，归脾、胃、大肠经。

〖功效主治〗补脾益气，健脾利湿，清热解毒。主治病后体虚，气短食少，乳汁分泌不足，肾虚小便不利，或小便短而频数，淋浊，脾胃积热，痤疮粉刺，口干咽燥，肺热咳嗽，脘腹胀满，痢疾等。

【营养成分】

营养分析表明，豆腐含水分、蛋白质、脂肪、碳水化合物等。豆腐里的高氨基酸和蛋白质含量使之成为谷物很好的补充食品。豆腐脂肪的 78% 为不饱和脂肪酸，并且不含有胆固醇，素有"植物肉"之美称，

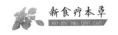
为高钙、低脂、低热量食物。豆腐的消化吸收率达95%以上。豆腐蛋白质比肉类高1倍，还含有多种人体必需微量元素和氨基酸。其中豆脂肪有降低血清胆固醇作用，所含的赖氨酸有助于脑神经的发育，增强记忆，因而对高血压、高血脂、脑动脉硬化、冠心病、糖尿病有一定防治作用。豆腐含有丰富的植物雌激素，可有效防治更年期疾病、骨质疏松症，并可抑制乳腺癌、前列腺癌。

【食用方法】

凉拌、煎汤、炖煮、配膳、制作食品等。

【食疗作用】

《随息居饮食谱》：清热，润燥，生津，解毒，补中，宽肠，降浊。

《本草纲目》：清热散血。

《食鉴本草》：宽中益气，和脾胃，下大肠浊气，消胀满。

【本草偏方】

>1. 黑豆腐竹汤：黑豆、腐竹（豆腐皮）各50g。将腐竹泡软，先取黑豆煮熟后，下腐竹炖熟，食盐、味精、猪脂适量调味服食。可敛汗益气。适用于体虚自汗、盗汗。

>2. 砂锅鱼头豆腐汤：花鲢鱼头500g，豆腐300g，冬笋片100g，香菇10g，花生10g，调味品适量。将鱼头洗净，剖开，用酱油浸5分钟，锅中放油烧热后，煎至鱼头两面呈黄色，调味，加入温水500mL，煮沸，倾入砂锅中，下豆腐、笋片、香菇、大蒜等，煮至鱼头熟后，调入味精适量服食，每日1剂。可补肾益精。适用于肾精气亏损之精少不育症。

>3. 牛肉豆腐汤：牛肉250g，豆腐300g，冬笋片100g，香菇15g，生姜10g，枸杞子10g。将牛肉洗净、切片，用食盐、酱油、料酒浸5～10

分钟，将锅烧热，放入油、牛肉、调味品爆炒，而后加清水适量煮沸后，调入香菇、豆腐、冬笋、生姜等，文火煮至牛肉烂熟后，调入食盐、味精适量服食。可健脾益肾。适用于脾肾亏虚，精液清稀量少、腰膝酸软等。

>4. 猪肝豆腐汤：猪肝100g，豆腐250g，山药150g，调味品适量。将猪肝洗净、切片，加淀粉、酱油等勾芡；山药去皮、洗净、切片。锅中放清水适量煮沸后，下猪肝、山药、豆腐等，文火煮沸后，调入葱、姜、椒、盐、料酒等，待熟时味精调服，每日1剂。可养肝补血。适用于缺铁性贫血。

>5. 山药豆腐汤：山药150g，豆腐500g，调味品适量。将山药去皮、洗净、切丁；豆腐切小块；锅中放花生油适量烧热后，下山药、豆腐翻炒，葱、姜、食盐调味，加清水适量，煮熟后，味精调服。可健脾益肾。适用于肺结核。

>6. 豆腐鱼块：甘草10g，草鱼300g，豆腐皮、调味品各适量。将甘草水煎取汁约200mL。草鱼去头尾，切块，用黄酒、酱油、精盐、白糖、葱花、姜末等腌渍半小时，而后用豆腐皮包紧，置热油锅中翻炸片

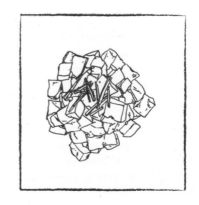

刻取出。热油锅用葱、姜爆香后，下鱼块、酱油、白糖、鲜汤（鸡、鸭、肉、骨头汤均可）及药汁，武火烧沸，转文火焖至鱼块熟后，味精、淀粉调味勾芡即成。可补中益气，健脾开胃。适用于脾胃亏虚，纳差食少等。

>7. 芡实莲子鱼头汤：芡实、莲子各10g，鲢鱼头1个，

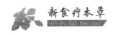

豆腐 250g，调味品适量。将芡实、莲子、鲢鱼头同置锅中，加清水适量煮沸后，调入豆腐及葱、姜、椒、料酒、米醋、食盐等，煮熟服食。可安神健脑，益气养血。适用于产后贫血，头昏耳鸣，视物昏花，心悸失眠等。

> 8. 豆腐羊肉虾米汤：豆腐 500g，羊肉 150g，虾米 30g，山药 100g，调味品适量。将羊肉洗净、切片，山药去皮、洗净、切片，同放锅中，加清汤适量煮沸后，下豆腐块、虾米及葱、姜、椒、盐等，煮至羊肉熟后，加味精调服。可益气养血，下乳通络。适用于产后缺乳，乳汁分泌不足等。

> 9. 豆腐粥：豆腐 150g，大米 100g，调味品适量。将豆腐切细；大米淘净，放入锅中，加清水适量，浸泡 5～10 分钟后，文火煮粥，待沸后，下豆腐、调味品等，煮至粥熟即

成，每日 1 剂。可清热解毒。适用于脾胃积热，痤疮粉刺，口干咽燥，肺热咳嗽，脘腹胀满，痢疾等。

【宜食与忌食】

【宜食】

一般人群均可选用，尤其适合身体虚弱、营养不良、年老羸瘦、高脂血症、肥胖者、动脉硬化、糖尿病、妇女产后乳汁不足、痰火咳喘、癌症患者选用。豆腐皮含有半胱氨酸，能加速酒精在体内的代谢，减少酒精对肝脏的毒害，起到保护肝脏，防止醉酒的作用，且有醒酒的功能。

【忌食】

脾胃虚寒、大便溏薄、血尿酸升高、甲状腺机能减退、肾功能不全者不宜选用。

【选购常识】

以内无水纹、无杂质、晶白细嫩、断面光滑明亮者为佳。

1. 豆皮

豆浆经过加热，再用小火煮浆浓缩，不使浆液翻滚，保持浆面平静。在通风的情况下，豆浆内层热外层凉，富含豆油的浆面自然凝固成薄膜。将凝固的薄膜用2～3尺长细竿揭出晾干，便成豆腐皮。放在干燥室内充分干燥即为干成品，若干制成的是长条状腐皮棍即为腐竹。中医认为，豆皮性味甘、平，归脾、肺、胃经。有清热润肺，止咳消痰，健脾开胃之功，适用于肺燥咳嗽、干咳痰少、胃脘隐痛、纳差食少等。《随息居饮食谱》言其"充饥入馔，最宜老人"。

2. 豆腐干

豆腐干，为豆腐花用布包裹，榨去水分，切块晾干而成。中医认为，豆腐干性味甘、凉，归脾、胃、大肠经。有补脾益气，健脾利湿，清热解毒之功。《本草纲目》言其"清热散血"。《食鉴本草》言其"宽中益气，和脾胃，下大肠浊气，消胀满"。《随息居饮食谱》言其"清热，润燥，生津，解毒，补中，宽肠，降浊"，对病后体虚，气短食少，乳汁分泌不足，肾虚小便不利，或小便短而频数，淋浊，脾胃积热，痤疮粉刺，口干咽燥，肺热咳嗽，脘腹胀满，痢疾等甚效。

3. 豆腐乳

豆腐乳，又名腐乳、酱豆腐。取豆腐做成小坯块，经过发酵、腌制而成。中医认为，本品性味甘、平，归脾、胃经。有健脾开胃，消食调中之功，适用于病后纳食不香，小儿食积，疳积，腹胀，大便溏薄等。

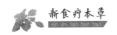
豆浆：润泽肌肤，有益人体

豆浆，将大豆用水泡涨后磨碎、过滤、煮沸而成。豆浆是国饮之一，也是一种老少咸宜的营养食品，有"植物奶""绿色牛乳"等美誉。

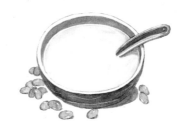

【本草纲要】

〖异名〗豆汁。

〖性味归经〗甘、温，归脾、胃、肺经。

〖功效主治〗补中益气，健脾开胃，养阴润燥。主治脾胃亏虚，纳差消瘦，肢软乏力，腰膝酸软等。

【营养成分】

营养分析表明，豆浆含蛋白质、脂肪、碳水化合物、钙、磷、铁、钠、钾、镁、锌、硒等。

大豆含有丰富的蛋白质，其氨基酸的组成，与牛奶蛋白、鸡蛋蛋白不相上下。脂肪含量为17%，其中必需脂肪酸的含量为50%～75%，无机盐的含量也很丰富。

研究证明，大豆中的蛋白质、脂肪均优于动物，所含的磷脂、胆碱有利于神经系统的代谢与营养，能预防老年性痴呆和记忆力下降。

人体所含的8种必需氨基酸，在大豆中均有，是人体延缓衰老的最理想的保健食品。

大豆中含有丰富的大豆异黄酮，常饮豆浆可摄取多量的大豆异黄酮，可改善骨代谢、预防和抑制癌症、预防动脉硬化和更年期综合征，并可润泽肌肤，使皮肤细腻光滑。

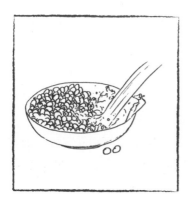

【食用方法】

饮服、配膳，制作食品。鲜豆浆四季可饮，春秋饮豆浆，滋阴润燥，调和阴阳；夏饮豆浆，消热防暑，生津解渴；冬饮豆浆，祛寒暖胃，滋养进补。

【食疗作用】

《千金方》：解百药毒。

《本草纲目》：治诸风热，解诸毒。

【本草偏方】

>1. 豆浆粥：豆浆适量，大米100g，白糖适量。将大米淘净，放入锅中，加清水适量煮粥，待煮至半熟时，加豆浆、白糖，同煮为粥，每日1剂。可补虚疗损，健脾开胃。适用于虚损瘦弱，气血不足，纳差食少等。

>2. 花生豆奶：花生50g，豆浆、牛奶各150g，白糖适量。将花生炒熟，研细，同豆浆、牛奶、白糖煮熟饮用，每日1剂。可补肺益气。适用于肺虚咳嗽。

>3. 芝麻豆奶：黑芝麻20g，豆浆、牛奶各150g，白糖适量。将芝麻炒熟，研细，同豆浆、牛奶、白糖煮熟饮用，每日1剂。可养血乌发，润肤美颜，润肠通便。适用于毛发

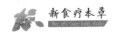
脱落，肌肤粗糙，大便秘结，产后缺乳或乳汁分泌不足等。

>4. 核桃芝麻豆奶：核桃、黑芝麻各15g，豆浆、牛奶各150g，白糖适量。将核桃、芝麻炒熟，研细，同豆浆、牛奶、白糖煮熟饮用，每日1剂。可补肾益气，润肠通便。适用于脑萎缩，记忆力下降，骨质疏松，大便秘结等。

【宜食与忌食】

〖宜食〗

一般人群均可选用，尤其适合老人、成年人、青少年、儿童，以及高血脂、高血压、动脉硬化、冠心病、糖尿病者选用。

〖忌食〗

对豆类过敏、消化不良、急慢性胃炎、肾功能不全、尿路结石、痛风、高尿酸血症、各种贫血者不宜选用。

【选购常识】

豆浆一般是在家现磨现喝，若外出购买，则应注意以下几点：

看颜色：好的黄豆豆浆多呈乳白色或淡黄色，有的呈白色或灰白色。而豆浆的颜色要淡一些。

尝味道：鲜豆浆有豆香并略带豆腥味，豆浆精制后豆味很淡，有的还有奶香味。

等片刻：好的豆浆在静置一两个小时后，会有少许沉淀，而劣质的豆浆不仅沉淀多，还会出现分层现象。

小贴士

生豆浆中含有可以使人中毒和难以吸收的皂毒素和抗胰蛋白酶等有毒成分，但这些成分在煮沸90℃以上时就被逐渐分解而破坏，所以，豆浆必须煮沸后方可饮用。

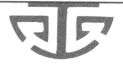

 食疗本草之菌菇篇

银耳：润肤美容的"菌中之冠"

　　银耳，为银耳科植物银耳的子实体，我国大部分地区均有栽培。银耳含丰富的阿拉伯胶，有润肤美容作用，为"菌中之冠"。

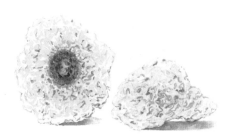

【本草纲要】

〖异名〗白木耳、雪耳、白耳子。

〖性味归经〗甘、平，归肺、胃、肾经。

〖功效主治〗滋阴润肺，益胃生津。主治肺热咳嗽，肺燥干咳，痰中带血及胃阴不足，咽干口燥，大便秘结等。

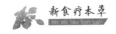
【营养成分】

营养分析表明，银耳含蛋白质、脂肪、碳水化合物、磷、钠、镁、钙、铁、锌、硒、锰、铜、硫胺素、胡萝卜素、维生素、烟酸、维生素 E、核黄素等。

银耳可增强机体新陈代谢，促进血液循环，改善组织器官功能。

银耳含有一种类似于阿拉伯胶的物质，对皮肤角质有良好的滋养和延缓衰老作用，长期食用，可使皮下组织丰满，皮肤细腻滋润而又有弹性。所含的银耳多糖具有抗肿瘤、抗辐射及升白细胞作用，对小鼠网状内皮系统不仅能使巨噬细胞增生，而且还能激活其吞噬活性。

银耳对免疫抑制剂所致的网状内皮系统抑制有一定的拮抗作用，并降低化疗药物的毒性反应。

另外，银耳、银耳孢子和黑木耳三种多糖对小鼠腹腔巨噬细胞的吞噬功能有促进作用。其中银耳多糖效果最好。银耳多糖还能改善肝、肾功能，可使一部分高血脂病人血胆固醇和三酰甘油下降，并能促进肝脏蛋白质及核酸的合成。

【食用方法】

油炒、凉拌、蒸煮、熬粥、汤羹、配膳、制作食品等。

【食疗作用】

《随息居饮食谱》：补气，耐饥，活血。治跌仆伤，凡崩淋、血痢、痔患、肠风，常食可疗。色白者胜。

《本草再新》：润肺滋阴。

《增订伪条辨》：治肺热肺燥，干咳痰嗽，衄血，咯血，痰中带血。

《本草问答》：治口干肺痿，痰郁咳逆。

【本草偏方】

>1. 银耳鸽蛋汤：银耳50g，鸽蛋20个，冰糖250g。

将鸽蛋煮熟，去壳备用。先取银耳泡开、洗净，加清水适量，武火煮沸后，纳入冰糖，文火煮至烂熟，下鸽蛋煮沸即成。可补肺益肾，养阴润燥。适用于病后体虚，肺虚久咳，痰中带血，大便秘结，高血压等。

>2. 银耳粥：白木耳5g，大枣5枚，大米100g，冰糖适量。将银耳泡开、择净，大枣去核，大米淘净，冰糖捶碎，同放锅中，加清水适量，武火煮沸后，转文火煨至粥熟即成，每日1剂，当晚餐食用。可滋阴润肺，益气止血。适用于虚劳咳嗽，痰中带血，慢性便血，痔疮出血等。

>3. 双耳汤：银耳、黑木耳各10g，冰糖30g。将双耳发开、洗净，同冰糖共放碗中，加清水适量，上笼蒸约1小时，至木耳烂熟即成。每日2次，食耳饮汤。可滋阴补肾。适用于肝肾阴虚所致的高血压，眼底出血，动脉硬化等。

>4. 白木耳炖肉：白木耳15g，大枣10枚，精猪肉500g，冰糖适量。将白木耳泡开、洗净，大枣去核，精猪肉洗净、切块，冰糖捶碎，同放锅中，加清水适量，武火烧沸后，转文火炖至耳、肉烂熟后即成，每日1剂。可补益脾胃。适用于脾胃不足引起的虚劳百疾，眩晕、乏力，动则喘息，健忘等。

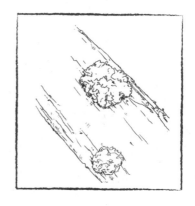

>5. 益寿银耳汤：银耳、枸杞、桂圆肉各15g，白糖适量。将银耳发开、洗净，同枸杞、

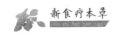

桂圆肉、冰糖同炖烂服食。可补肾强身，养阴润肺，常服可使人驻颜明目，延年益寿。

> 6. 银耳糯米粥：银耳50g，糯米50g，白糖适量。将银耳发开，洗净备用。先取糯米淘净，加清水适量煮粥，待八成熟时，调入银耳、白糖煮至粥熟服食，每日1剂。可养阴润肺。适合皮肤皱纹者及早衰者进行食疗。

【宜食与忌食】

〖宜食〗

一般人群均可选用，尤其适用于慢性支气管炎、肺源性心脏病、阴虚火旺、皮肤粗糙者。

〖忌食〗

肺脾虚寒者不宜选用。

【选购常识】

以干燥、色白微黄、朵大、有光泽、胶质厚者为佳。

小贴士

1. 新鲜的银耳不能吃

鲜银耳含有一种叫卟啉的光感物质，食用后晒太阳会引起日光性皮炎，导致人体曝晒部位皮肤瘙痒、水肿、疼痛，甚至坏死。若水肿出现在咽喉黏膜，会出现气促、呼吸困难等，甚者会危及生命。

2. 太白的银耳不宜吃

硫黄熏银耳可增白，增加观感。购买时对于"雪白""漂亮"的银耳应慎重。银耳的本色应为色白微黄，根部颜色略深，若有刺鼻的味道，可能是用硫黄熏制过的。

黑木耳：营养学家盛赞的"素中之荤"

黑木耳，为木耳科植物木耳的子实体，野生或栽培，我国大部分地区均有栽培。因生长于腐木之上，其形似人的耳朵，故名木耳；又似蛾蝶玉立，又名木蛾。因它的味道如鸡肉般鲜美，故亦名树鸡、木机（古南楚人谓鸡为机）；重瓣的木耳在树上互相镶嵌，宛如片片浮云，又有云耳之称。黑木耳的蛋白质含量堪比动物食品，故有"素中之荤"的美誉。

【本草纲要】

〖异名〗木耳、桑耳、松耳、黑菜、木菌、树鸡、木蛾、木茸。

〖性味归经〗甘、平，归肺、肾经。

〖功效主治〗凉血止血，健脾开胃。主治血痢，血淋，崩漏，痔疮，脾胃虚弱，食欲不振等。

【营养成分】

营养分析表明，黑木耳干品中含蛋白质、脂肪、碳水化合物、钙、磷、铁、硫胺素、核黄素、烟酸等。

药理研究表明，本品可降低血脂，防止血液凝固，防治心脑血管疾病，同时可黏附消化道和呼吸道的纤维、粉尘等，有利于排尘解毒。北京心肺血管研究所的科研人员通过动物实验发现，黑木耳有抗血小板积聚、降低血脂和阻止血胆固醇沉积的作用，他们用黑木耳加胆固醇喂养 3 个月的白兔，其血清总胆固醇、β 脂蛋白均明显低于对照组。木耳所含有的发酵素和植物碱，能够有效地促进消化道和泌尿道内各种腺体的分泌，并催化体内结石、润滑管道、促使结石排出。动物实验表明，黑木耳多糖有抗着床、抗早孕功能。

【食用方法】

炒食、炖汤、凉拌、配膳等。

【食疗作用】

《神农本草经》：益气不饥，轻身强志。

《饮膳正要》：利五脏，宽肠胃。

《日用本草》：治肠癖下血，又凉血。

【本草偏方】

> 1. 黑木耳粥：黑木耳 5g，大米 50g，白糖适量。将黑木耳发开，择洗干净；大米淘净，锅中加清水适量，放入木耳及大米，武火煮沸后，转文火煮至粥熟时，下白糖，再煮一二沸即成，每日 1 剂。可凉血止血。适用于各种出血，如血痢、血淋、崩漏、痔疮等。

> 2. 双耳粥：白木耳、黑木耳各 5g，大米 50g，白糖适量。

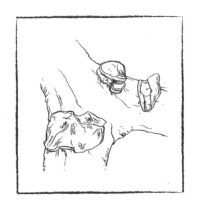

将木耳发开，择洗干净；大米淘净；锅中加清水适量，放入木耳及大米，武火煮沸后，转文火煮至粥熟时，下白糖，再煮一二沸即成，每日 1 剂。可祛脂化浊，滋养肌肤。适用于肺胃阴虚所致的干咳少痰，纳差食少，口燥咽干，大便干结，肌肤粗糙，手足皲裂等。

【宜食与忌食】

〖宜食〗

一般人群均可选用，尤其适用于高血压、冠心病、高脂血症、脂肪肝、动脉硬化、老年人、肿瘤患者、尿石症、胆石症、大便秘结者。

〖忌食〗

大便稀溏、出血性疾病、孕妇不宜选用。

【选购常识】

以干燥、朵大、肉厚、黑亮者为佳。

小贴士

1. 鲜木耳同银耳一样含有名为卟啉的光感物质，不可鲜食。

2. 黑木耳有降低性欲、抗受精卵着床、抗早孕功能，故育龄期的男女不宜选用。

蘑菇：健脾益智，防癌抗癌

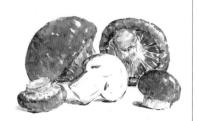

蘑菇，为黑伞科植物蘑菇的子实体菌盖及柄。我国秦汉之后，食菌之风日渐兴盛，文人墨客对此多有记述和吟咏。宋代诗人杨万里"空山一雨山溜急，漂流桂子松花汁。土膏松暖都渗入，蒸出蕈花团戢戢"之句，即是对蘑菇的赞美。

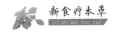

【本草纲要】

〖异名〗双孢蘑菇、蘑菇蕈、蘑子蕈、肉蕈。

〖性味归经〗甘、凉，入胃、肺、肠经。

〖功效主治〗补脾益气，防癌抗癌。主治脾胃虚弱，食欲减退，少气，胃癌，子宫颈癌等。

【营养成分】

《本草品汇精要》言"蘑菇，乃蕈之属也"，故其营养研究与香菇甚同。营养分析表明，蘑菇干品中含蛋白质、脂肪、碳水化合物、磷、铁、钙等。

蘑菇含有18种氨基酸，其中8种是人体必需氨基酸。药理研究表明，蘑菇多糖、异蛋白有抗病毒、抗癌作用，对病毒性疾病有一定治疗作用，能抑制肿瘤的发生、发展。所含的酪氨酸酶能溶解胆固醇，降低血压，是一种降压剂。

蘑菇所含的胰蛋白酶、麦芽糖酶、解朊酶有助于食物的消化。

【食用方法】

炒食、炖食、炖汤、配膳等。

【食疗作用】

《本草纲目》：益肠胃，化痰理气。

《食物药用》：补脾益气。

【本草偏方】

>1. 蘑菇粥：鲜蘑菇100g，大米100g，调味品适量。将鲜蘑菇择洗干净，撕

碎备用。大米淘净，放入锅中，加清水适量煮粥，待熟时调入蘑菇、食盐等，煮至粥熟服食，每日1剂。可健脾益气。适用于脾胃虚弱，食欲减退，肢软乏力等。

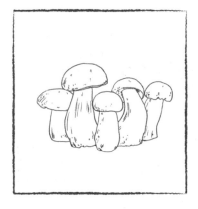

> 2. 鲜蘑鹿冲（鞭）：鹿鞭1副，蘑菇、鸡丝，调味品适量。将鹿鞭剖开，洗净、切片，加清水，文火煮沸约1小时，去浮沫，下鸡丝、蘑菇、虾米、料酒、猪油、葱、姜、椒、蒜、精盐、味精等，炖熟服食，每周2剂。可补肾壮阳，益精暖宫。适用于肾虚阳痿、早泄、慢性睾丸炎、妇女宫寒不孕等。

> 3. 无花果蘑菇汤：无花果200g，蘑菇100g，调味品适量。将二者洗净，无花果切碎，蘑菇切条，同放锅中，加入调味品等，炖熟服食，每日1剂。可益气扶正，抗癌防癌。适用于肺癌、肠癌、乳腺癌及白血病的食疗。

【宜食与忌食】

〖宜食〗

一般人群均可选用，尤其适合免疫力低下、癌症、高血压、老年人、糖尿病患者选用。

〖忌食〗

大便溏薄者不宜选用。

【选购常识】

以颜色稍带黄色，或深黄色，气味淡香，手感粗糙，菌盖褐色或带斑点，菌盖稍闭者为佳。

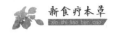

小贴士

毒蘑菇含有毒肽、毒伞肽、毒蝇碱、光盖伞素、鹿花毒素等毒素，可引起食物中毒。预防蘑菇中毒关键是不吃有毒蘑菇。专家建议：野菇鉴别不易，野菇不宜采食。如出现不良反应应该及时到医院检查、治疗。

香菇：素有"植物皇后"之誉

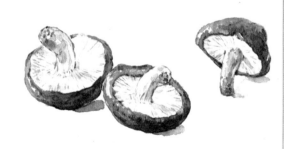

香菇，为侧耳科植物香蕈的子实体，产于长江以南地区，一般为人工培养，也有野生。因其含有一种特有的香味物质——香菇精，形成独特的菇香，故称"香菇"。香菇营养丰富，香气沁脾，味道鲜美，素有"菇中之王""蘑菇皇后""蔬菜之冠"之美称，因其营养价值高，故民间素有"植物皇后"之誉。香菇是世界第二大产量食用菌，也是我国特产之一。我国栽培香菇的历史悠久，人工栽培香菇即始于中国。元代《王桢农书》详细记载了香菇的栽培方法。按品质论，香菇可分为花菇、厚菇、薄菇三种。

【本草纲要】

〖异名〗花菇、香蕈、香信、香菌、冬菇等。

〖性味归经〗甘、平，归脾、胃经。

〖功效主治〗补脾益气，防癌抗癌，托毒透疹。主治脾胃虚弱，食欲减退，少气，胃癌，子宫颈癌，小儿麻疹透发不畅等。

【营养成分】

据报道，一位医务工作者，六年前不幸患了胃癌，当外科医生打开他的腹腔准备行胃大部切除术时，发现癌症已广泛转移，于是悄悄地缝合伤口，采用内科保守治疗。院方估计，病人的生命最多能够维持6个月……6个月后、6年后，这位医务工作者仍健在，而且看上去比一般老者要健壮得多。是什么神奇的药物使他奇迹般地获得新生呢？原来，这位医务工作者从手术台上下来后，并未悲观，而是运用所学的食物药用知识，服用了具有抗癌作用的香菇。

香菇的抗癌作用，归功于香菇多糖，药理研究表明，香菇多糖可以通过增强机体免疫能力或作为干扰素诱导剂发挥抗肿瘤作用。香菇多糖的抗肿瘤作用具有强烈的缩主介导性，它不仅能使脾细胞增长和分化，而且可以作为免疫辅助T细胞的特异恢复剂和刺激剂，对胸腺有明显的抑制作用而起免疫调节作用。此外，还能增强网状内皮系统，提高识别抗原的能力，从而提高机体的辨异能力。各种癌症患者手术后每天食10g干香菇，能提高免疫力，防止癌细胞扩散。香菇含有的干扰素诱生因子，

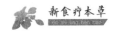

可诱导人体产生干扰素，具有防治流感样作用；香菇含有的核酸类物质，可降低血液中的胆固醇，防止血管硬化，降低血压，治疗血胆固醇浓度增高引起的动脉硬化、高血压、冠心病、糖尿病等。

【食用方法】

炖汤、煨鸡、蒸食、炒食、配膳等。

【食疗作用】

《日用本草》：益气，不饥，治风破血。《本草求真》：味甘性平，大能益胃助食，及理小便不禁。《医林纂要》：可托痘毒。

【本草偏方】

>1. 香菇粥：鲜香菇30g，大米100g，调味品适量。将鲜香菇择洗干净，撕碎备用。大米淘净，放入锅中，加清水适量煮粥，待熟时调入香菇、食盐等，煮至粥熟服食，或将香菇研为细末，待粥熟时调入粥中，再煮一二沸即成，每日1剂。可健脾益气，托痘抗癌。适用于脾胃虚弱，食欲减退，肢软乏力，小儿麻疹透发不畅，以及胃癌、子宫颈癌等。

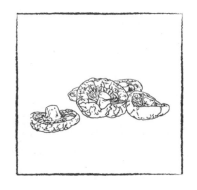

>2. 芦笋香菇粥：鲜芦笋、鲜香菇各100g，大米50g。将芦笋、香菇择净，切细备用。大米淘净，放入锅中，加清水适量煮粥，待熟时调入芦笋、香菇，再煮一二沸即成，每日1剂。可清热解毒，消肿止痛。适用于热毒疮痛，小便不畅，淋沥涩痛及癌症病人放、化疗后口干口渴，食欲不振等。

【宜食与忌食】

〖宜食〗

香菇味美清香，可口宜人，可增进食欲，促进消化，无论是病人，还是正常人，均为食用佳品。能降低血脂，对高血脂患者尤宜；可作为小儿软骨病的良好食品以辅助治疗。

〖忌食〗

对香菇过敏者、顽固性皮肤瘙痒症者不宜选用。

【选购常识】

以菇味香浓、菇肉厚实、菇面平滑、大小均匀、色泽黄褐或黑褐、菇面稍带白霜、菇褶紧实细白、菇柄短而粗壮、干燥、不霉、不碎者为佳。

小贴士

香菇含有维生素D原、麦角甾醇等，经日光或紫外线照射均可转变成维生素D，有助于儿童骨骼和牙齿的生长。儿童常食香菇可有效防治佝偻病。

松蘑：味道鲜美，菇中珍品

松蘑，为伞菌科松蘑的子实体。除需蘑菇生长条件外，常与松树根共生，故称松蘑，为菇中珍品，其味道鲜美，有"野生蘑菇之王"之美誉。

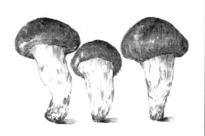

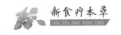
【本草纲要】

〖异名〗松菇、松蕈、鸡丝菌。

〖性味归经〗甘、温，归脾、胃、肺经。

〖功效主治〗健脾益胃，理气止痛，化痰止咳。主治腰腿疼痛，手足麻木，筋络不舒，咳嗽痰多，气短而促，大便干燥等。

【营养成分】

营养分析表明，松蘑含丰富的蛋白质、脂肪、人体必需氨基酸，还含有丰富的硫胺素、维生素 B_2、维生素 C 和维生素 PP。松蘑热水提取物对小白鼠肉瘤 180 的抑制率为 91.8%，对艾氏癌的抑制率为 70%。松蘑中含有的多元醇、多糖类物质，有降糖、抗肉瘤、抗衰老、抗辐射作用，因此，它在健胃、防病、抗癌、治疗糖尿病、防衰老、抗核辐射、美容养颜方面有明显疗效。

【食用方法】

炒食、炖食、配膳等。

【食疗作用】

《全国中草药汇编》：益肠胃，理气止痛，化痰。

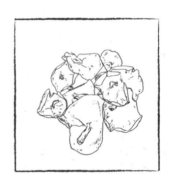

【本草偏方】

>1. 松蘑粥：鲜松蘑、大米各100g，调味品适量。将鲜松蘑择洗干净，撕碎备用。大米淘净，放入锅中，加清水适

量煮粥，待熟时调入松蘑、食盐等调味品，煮至粥熟服食，每日1剂。可健脾益气。适用于老年人、小孩、病人纳差食少，肢软乏力等。

>2. 松蘑肉片：松蘑、五花猪肉、调味品各适量。将松蘑、猪肉洗净，猪肉切片。锅中放菜油烧热后，下葱和姜爆香，而后下猪肉片翻炒片刻，再下松蘑及调味品等，炒至熟后服食，每日1剂。可益气补虚。适用于各种癌症术后、放化疗后气血亏虚，食欲不振，纳差食少等。

【宜食与忌食】

〖宜食〗

一般人群均可选用，尤其适用于老年人、小孩、产后体虚、病后体弱、癌症、糖尿病患者选用。

〖忌食〗

对蕈类过敏者、湿热体质者不宜选用。

【选购常识】

以菌肉白色、质细嫩、菌香浓郁，口感滑嫩者为佳。

小贴士

松蘑与松茸的区别：

出身不同：松茸为口蘑科植物，松蘑为伞菌科植物。

部位不同：松茸为全草入食，松蘑为子实体入食。

生长不同：松茸是野生的真菌蘑菇，目前尚无人工种植。松蘑虽为野生，但可人工种植，市场比较常见。

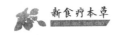

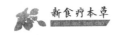

草菇：栽培广泛的食用菌

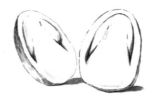

草菇，为光柄菇科真菌草菇的子实体，是世界上第三大栽培食用菌，我国草菇产量居世界之首。

【本草纲要】

〖异名〗稻草菇、兰花菇、秆菇、麻菇、家生菇、南华菇。

〖性味归经〗甘、寒，归肺、肝经。

〖功效主治〗清热解暑，补益气血。主治暑热烦渴，体质虚弱，头晕乏力等。

【营养成分】

营养分析表明，鲜草菇含蛋白质、脂肪、碳水化合物、维生素C、烟酸、钙、磷、钾、钠、镁、铁、锌等。

草菇蛋白质含18种氨基酸，其中必需氨基酸占40.47%～44.47%。草菇所含的多糖类化合物可降低血压，护肝健胃，增强人体免疫力。

草菇含有天然的植物性胶质物质，能够滋养身体，可滋润皮肤，美容养颜，防止维生素C缺乏病，促进创伤愈合。

【食用方法】

炒、熘、烩、烧、酿、蒸、炖汤、配膳等。

【食疗作用】

《中华本草》：补益气血。

【本草偏方】

>1. 草菇粥：草菇、大米、生姜、葱白、调味品各适量。将草菇洗净，切碎；大米淘净，加清水适量煮为稀粥，待沸时调入草菇、生姜、葱白、调味品等，煮至粥熟服食，每日1剂。可清热利湿，适用于暑湿困脾、肢体沉重等。

>2. 草菇胡萝卜鸡肝粥：草菇30g，鸡肝50g，胡萝卜、大米各100g，调味品适量。将草菇、胡萝卜切丝，鸡肝切片，放热油锅中翻炒片刻，再加大米、清水适量煮粥，待熟时加调味品，再煮一二沸即成，每日1剂。可养肝明目，健脾养胃。适用于老年人、病后、癌症患者食欲不振，体倦乏力，肝虚

目暗等。

>3. 草菇猪蹄汤：草菇100g，猪蹄汤、调味品各适量。将草菇洗净，撕片。猪蹄如常法烹调至熟，加草菇、调味品等，再煮一二沸即成，每日1剂。可美容养颜。适用于皮肤粗糙，面色暗晦，肌肤不荣，斑症等。

【宜食与忌食】

〖宜食〗

一般人群均可选用，尤其适用于糖尿病、慢性胃炎、胃及十二指肠溃疡者、营养不良、神经衰弱、癌症、心血管疾病、暑热口渴者选用。

〖忌食〗

脾胃虚寒、大便溏薄者不宜选用。

【选购常识】

以颜色灰褐或白、新鲜幼嫩、呈螺旋形、硬质完整、无开伞、无松身、无霉烂、无破裂、无机械伤、无异味者为佳。

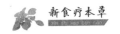

小贴士

　　草菇有通乳作用，故产后乳汁分泌不足，或产后缺乳者，服食可使乳汁充足。

平菇：餐桌上的家常菜

　　平菇，为担子菌伞菌目侧耳科平菇的子实体。

　　平菇是日常食用菌中最普通的一种，质地肥厚，嫩滑可口，食用以鲜品为主，无论是素食还是制成荤菜，都鲜嫩诱人，有类似牡蛎的香味，加之价钱便宜，是老百姓餐桌上的家常菜。

【本草纲要】

〖异名〗侧耳、糙皮侧耳、蚝菇、黑牡丹菇。

〖性味归经〗甘、温，归脾、肝经。

〖功效主治〗疏风散寒，舒筋通络。主治风寒湿痹，腰腿疼痛，手足麻木，肢体不温等。

【营养成分】

营养分析表明，平菇含蛋白质、脂肪、碳水化合物、维生素 A、B 族维生素、钙、铁、磷、钾、钠、铜、镁、锌、硒等。

平菇中的蛋白多糖体对癌细胞有很强的抑制作用，能增强机体免疫功能。

平菇含有的硒元素、多糖体等对肿瘤细胞有很强的抑制作用。所含的多种维生素及矿物质有改善人体新陈代谢、增强体质、调节自主神经功能等作用，对降低血胆固醇和防治尿道结石也有一定作用，对妇女更年期综合征也可起调理作用。

平菇所含的平菇素有抗菌、抗病毒活性，能减少流感、肝炎等病毒性疾病的感染。

【食用方法】

炒、熘、烩、烧、酿、蒸、炖汤、配膳等。

【食疗作用】

《药膳食疗研究》：健脾养胃。

【本草偏方】

>1. 平菇粥：平菇、大米、生姜、葱白、调味品各适量。将平菇洗净，切碎；大米淘净，加清水适量煮为稀粥，待沸时调入平菇、生姜、葱白、调味品等，煮至粥熟服食，每日 1 剂。可疏风散寒，适用于外感风寒，头身疼痛等。

>2. 平菇汤：平菇、鸡汤、调味品各适量。将平菇洗净，撕碎备用。锅中放鸡汤（其他肉汤也可）煮沸，再下平菇、调味品等，煮熟即成，每日 1 剂。可补益气血，舒筋活络。适用于骨质疏松，筋骨肌肉疼痛等。

>3. 凉拌平菇：平菇、调味品各适量。将平菇洗净，撕条，用沸水汆片刻，候凉，如此反复 3 次，待凉后放入盘中，放入葱姜末、白糖、食盐、醋、

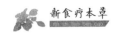
蒜泥、香油各适量拌匀即可，每日1剂。可健脾开胃。适用于产后、病后脾胃亏虚，纳差食少等。

>4. 平菇炒肉：平菇、五花猪肉、调味品各适量。将平菇洗净，撕条。五花肉洗净，切片，起油锅，小火煸炒五花肉至金黄，取出肉片。再下葱姜爆香，下平菇翻炒，再下肉片、青椒、调味品等，炒熟即成，每日1剂。可健脾益气。适用于病后、癌症病人术后、放化疗后纳差食少，肢软乏力等。

【宜食与忌食】

〖宜食〗

一般人群均可选用，尤其适合体质虚弱、更年期妇女、消化系统疾病、心血管疾病、肾病、癌症患者选用。

〖忌食〗

湿热体质者不宜选用。

【选购常识】

以质地鲜嫩、菌盖边缘向内弯曲、菌柄短、菌体完整者为佳。

小贴士

平菇的蛋白质含量为鸡蛋的2.6倍，为猪肉或面粉的4倍，为木耳的7.2倍，为菠菜和油菜的15倍。平菇中的蛋白质含有18种氨基酸，其中8种为必需氨基酸，所含的异亮氨酸、亮氨酸和赖氨酸的平均值分别为4.45%、6.8%、7.7%，而在牛肉、牛奶、大豆中所含的这三种氨基酸的平均值分别为4.1%、0.10%、3.29%，是肾病患者的理想食品。

竹荪：珍贵的野生食用菌

　　竹荪，为鬼笔科竹荪属真菌竹荪、短裙竹荪的子实体。竹荪是寄生在枯竹根部的一种隐花菌类，形状略似网状干白蛇皮，它有深绿色的菌帽，雪白色的圆柱状的菌柄，粉红色的蛋形菌托，被人们称为"雪裙仙子""山珍之花""真菌之花""菌中皇后"，是珍贵的野生食用菌。

【本草纲要】

〖异名〗竹参，竹荪。

〖性味归经〗甘、微苦、凉，归脾、肝、肺经。

〖功效主治〗补气养阴，润肺止咳，清热利湿。主治脾胃亏虚，纳差食少，肢软乏力，肺虚热咳，痢疾，带下病等。

【营养成分】

　　营养分析表明，竹荪干品含蛋白质、粗脂肪、碳水化合物，还含有 16 种氨基酸，其中谷氨酸含量高达 1.76%，比任何一种食用菌都高，这是竹荪味道鲜美的主要原因。竹荪还含有多种矿物质和维生素，这些物质都是人体所必需的。

　　竹荪所含多糖组分为半乳糖、葡萄糖、甘露糖和木糖，具有增强机体对肿瘤细胞固有的抵抗能力，有抗癌防癌作用，它对肉瘤的抑制作用为 60%，对艾氏癌的抑制率为 70%。竹荪属于生理碱性食品，能调整中老年人的血酸和脂肪酸，长期服用有降低血压的作用。另外，

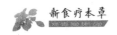

竹荪还有降低胆固醇、减少腹壁脂肪储积的作用。

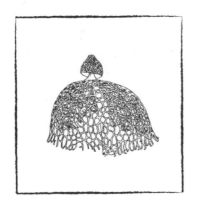

【食用方法】

炒食，炖食，炖汤，配膳，制作食品如酒、饮料、罐头、面条、味精等。

【食疗作用】

《高血压良方妙法》：治高血压。

《保健医苑》：补气养阴。

【本草偏方】

> 1. 芦笋酿竹荪：野生竹荪、白芦笋各20条，调味品适量。将竹荪洗净，泡水至软，沥干备用。芦笋洗净，削去底部老皮，沥干备用。将芦笋放入竹荪中，以小火烧热平底锅，加入牛油及姜片起锅，加入竹荪卷煎至金黄，调味，文火煮片刻即成，每日1剂。可降脂减肥，适用于高血压、高脂血症、肥胖症等。

> 2. 竹荪炖火腿：火腿150g，竹荪10g，调味品适量。将火腿洗净，切片。竹荪洗净，切丝，同放锅中，加清水适量，黄酒少许，文火炖至火腿熟后，调味服食，每日1剂。可降脂减肥，适用于高血压，高脂血症，肥胖症等。

> 3. 竹荪粥：竹荪、大米、调味品各适量。将竹荪洗净，切碎；大米淘净，加清水适量煮为稀粥，待沸时调入竹荪及调味品等，煮至粥熟服食，每日1剂。可健脾益胃，适用于慢性胃炎，消化性溃疡等。

> 4. 竹荪木耳肉汤：竹荪50g，木耳15g，猪排骨500g，

调味品适量。将竹荪、木耳发开，洗净。猪排骨洗净，剁块，放入锅中，加清水适量，文火煮沸后，下竹荪、木耳等煮至排骨熟后，加调味品，再煮一二沸即成，2日1剂。可降脂减肥，适用于高血压、高脂血症、肥胖症等。

> 5. 竹荪炒茄子：竹荪、茄子、调味品各适量。将竹荪、茄子洗净、切丝，放入热油锅内翻炒至快熟时，调入葱、姜、淀粉等，翻炒片刻，滴些麻油即可，每日1剂。可润肠通便，适用于肠燥便秘、老年人习惯性便秘。

> 6. 竹荪炒瘦肉：竹荪、猪瘦肉、调味品各适量。将竹荪、瘦肉洗净，切丝。锅中放菜油烧热后，下葱姜爆香，而后下肉丝翻炒片刻，再下竹荪及调味品等，炒至熟后服食，每日1剂。可和胃行气，适用于脾胃气滞、食欲不振、大便秘结等。

【宜食与忌食】

〖宜食〗

一般人群均可选用，尤其适用于肥胖、脑力劳动者、失眠、高血压、高血脂、高胆固醇患者、免疫力低下、肿瘤患者。

〖忌食〗

脾胃虚寒、大便溏薄者不宜选用。

【选购常识】

以菌柄厚实粗壮、体大、颜色微微泛黄（雪白者为人工硫黄熏制过）、无虫蛀者为佳。

小贴士

医学研究证明，竹荪多糖有抑制肿瘤的作用。云南苗族人患癌率较低，这可能与他们经常食用竹荪有一定关系。

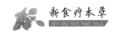
金针菇: 降低胆固醇, 保护心脑血管

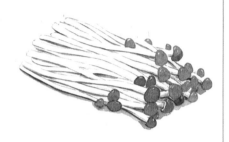

金针菇, 为伞菌目白蘑科金针菇的子实体。因其菌柄细长, 似金针菜, 故称"金针菇"。金针菇不仅味道鲜美, 而且营养丰富, 是拌凉菜和火锅食品的原料之一。

【本草纲要】

〖异名〗毛柄小火菇、构菌、朴菇、冬菇、朴菰、冻菌、金菇、智力菇。

〖性味归经〗甘、咸、寒。归肝、脾经。

〖功效主治〗补肝肾, 健脾胃, 主治胁肋胀痛, 胃脘疼痛, 纳差食少等。

【营养成分】

营养分析表明, 金针菇含蛋白质、脂肪、碳水化合物、维生素A、胡萝卜素、硫胺素、核黄素、烟酸、维生素C、维生素E、磷、钠、镁、铁、锌、硒、铜、锰、钾、维生素D等。

金针菇含有多种人体必需氨基酸, 其中赖氨酸和精氨酸含量丰富, 且富含锌, 对儿童身高和智力发育有良好的作用，故有"增智菇"之称。

因精氨酸含锌量高，可增加精子数目，增强精子活力。

金针菇中含有一种叫"朴菇素"的物质，有抗癌、抗肿瘤、降脂作用，可预防癌症，且可降低血脂，预防心脑血管病、肝脏疾病、消化道溃疡。

【食用方法】

拌、炒、炝、熘、烧、炖、煮、蒸、配膳均可。

【食疗作用】

《药膳食疗研究》：聪脑益智。

【本草偏方】

>1. 金针菇粥：金针菇、大米各100g，调味品适量。将金针菇择洗干净，撕碎备用。大米淘净，放入锅中，加清水适量煮粥，待熟时调入金针菇、食盐等，煮至粥熟服食，每日1剂。可疏肝理气。适用于肝郁气滞，胃脘疼痛，纳差食少等。

>2. 凉拌金针菇：金针菇、调味品各适量。将金针菇择洗干净、撕碎，放入沸水中余片刻，取出候凉，放入盘中，加食盐、蒜泥、米醋、香油等调味服食，每日1剂。可健脾开胃。适用于酒后、病后、手术后食欲不振，纳差食少等。

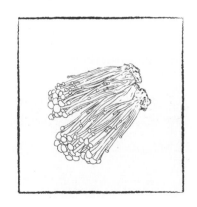

【宜食与忌食】

〖宜食〗

一般人群均可选用，尤其适用于气血不足、营养不良的

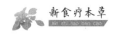
老人、儿童，以及癌症、肝脏病、消化道溃疡、心脑血管疾病患者。

〖忌食〗

脾胃虚寒、大便溏薄者不宜选用。

【选购常识】

以未开伞、鲜嫩、菌柄长15cm左右、均匀整齐、无褐根、根部少粘连者为佳。

小贴士

还有一种色泽白嫩的，叫银针菇，其功用与金针菇同。

猴头菇：增强机体免疫力

猴头菇，为齿菌科植物猴头菌的子实体。因采集干燥后变为黄褐色，形状酷似猴子脑袋，故称为"猴头菇"，又像刺猬，故又有"刺猬菌"之称。

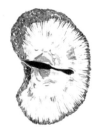
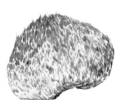

【本草纲要】

〖异名〗猴头、猴菇、猴头菌、猴头蘑、猬菌、刺猬菌等。

〖性味归经〗甘、平，入肺、胃、肾经。

〖功效主治〗健脾养胃，补益肾精。适用于脾胃亏虚，纳差食少，大便溏薄，失眠，眩晕，腰膝酸软，阳痿遗精等。

【营养成分】

营养分析表明，干猴头菇含蛋白质、脂肪、碳水化合物、钙、磷、铁、硫胺素、胡萝卜素、核黄素，是一种高蛋白、低脂肪、富含矿物质和维生素的优良食品。

药理研究表明，猴头菇多糖有提高免疫力、抗肿瘤、抗衰老、降血脂等多种生理功能。含有的不饱和脂肪酸，能降低血胆固醇和三酰甘油含量。含有的多糖体、多肽类物质，能抑癌抗癌，可有效防治消化道癌症和其他恶性肿瘤。含有的多种氨基酸和丰富的多糖体，能助消化，保护肝脏，对消化系统疾病有明显疗效，可促进溃疡愈合，并可提高机体抵抗力和免疫力，延缓衰老。

【食用方法】

炒食、炖食、炖汤、配膳、煮粥等。

【食疗作用】

《中华人民共和国卫生部药品标准》：益气养血，扶正培本。

《中国药典》：养胃和中。

【本草偏方】

>1. 猴头鸡汁汤：猴头菌150g，鸡汤、调味品各适量。将猴头洗净，切片，放入鸡汤

（其他肉汤也可）中煮熟，调味服食，每日1剂。可养血益气。适用于神经衰弱，老年人、病后、癌症放、化疗及术后头昏心悸，失眠，体倦乏力等。

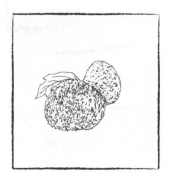

> 2. 猴头菌粥：鲜猴头菌、大米各100g，调味品适量。将猴头菌择洗干净，撕碎备用。大米淘净，放入锅中，加清水适量煮粥，待熟时调入猴头菌、食盐等，煮至粥熟服食，每日1剂。可补肾益气。适用于脾肾亏虚，头晕心悸，腰膝酸软等。

【宜食与忌食】

〖宜食〗

一般人群均可选用，尤其适用于老年人、病后体虚、慢性消化系统疾病、慢性肝病、癌症患者选用。

〖忌食〗

猴头菌补虚健胃，诸无所忌。

【选购常识】

以菇体完整、状如猴头、个头均匀，色泽艳黄、质嫩肉厚、茸毛齐全、干燥无虫蛀、无杂质者为佳。

小贴士

猴头与猩掌、海参、鱼翅同列为"四大名菜"，并与燕窝齐名，有"山珍猴头、海味鱼翅"之称，故民间谚语有"多食猴头，返老还童"之说。

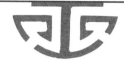

第十五章

食疗本草之野菜篇

苋菜：营养丰富，补血壮骨

苋菜，为苋科植物苋的茎叶。苋菜原本是一种野菜，开白绿色小花，茎为绿色或暗紫色，俗称"人青草"。我国劳动人民自古栽培苋菜，汉代《尔雅》一书中称其为"蒉""赤苋"。苋菜有白苋菜和红苋菜之分，是春季主要蔬菜之一。

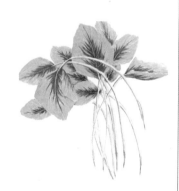

【本草纲要】

〖异名〗苋、青香苋、雁来红、三色苋、汉菜。

〖性味归经〗甘、凉，归脾、胃、大肠经。

〖功效主治〗补气清热，明目利肠。本品既可清热解毒，治疗湿热泄泻，赤白痢疾，又可通利大便，治疗大便秘结。

【营养成分】

营养分析表明，苋菜含蛋白质、脂肪、碳水化合物、胡萝卜素、维生素、维生素、烟酸、维生素C、钙、磷、铁、钾、钠、镁、氯等。

苋菜富含钙质，对牙齿和骨骼的生长可起到促进作用，并能维持正常的心肌活动，防止肌肉痉挛。同时含有丰富的铁、钙和维生素K，可以促进凝血。富含膳食纤维，可以减肥轻身，促进排毒，防止便秘。苋菜铁、钙的含量高于菠菜，为鲜蔬菜中的佼佼者，能促进儿童生长发育，贫血患者、妇女和老年人食用尤宜。苋菜叶里含有高浓度赖氨酸，可补充谷物氨基酸组成的缺陷，很适宜婴幼儿和青少年食用，对促进生长发育具有良好的作用，尤其对用牛奶、奶粉等代乳品哺喂的婴儿有益，既能增加丰富的维生素、矿物质，又能帮助消化。

【食用方法】

炒食、煮食、炖汤、煮粥。

【食疗作用】

《随息居饮食谱》：补气清热，明目滑胎，利大小肠。

《本草纲目》：治大小便不通，化虫去寒热，能通血脉，逐瘀血。

《本草图经》：紫苋，主气痢；赤苋，主血痢。

【本草偏方】

>1. 苋菜粥：苋菜、大米各100g，食盐适量。苋菜择净，切细备用。先取大米淘净，放入锅中，加清水适量煮粥，粥熟时调入苋菜、食盐，煮至粥熟即成，每日1剂。可清热解毒，利湿通便。适用于湿热泄泻，赤白痢疾，小便不利，或虚人、老年人大便涩滞，肠燥便秘。

>2. 清炒苋菜：苋菜、调味品各适量。将苋菜洗净，切段，锅中放素油适量烧热后，下葱和姜爆香，而后下苋菜，

炒至熟后，放食盐、味精、蒜泥等调味即成，每日1～2剂。可通利大便。适用于老年人习惯性便秘。

>3. 苋菜西红柿汤：苋菜、西红柿、调味品各适量。将苋菜、西红柿洗净，锅中放清水适量煮沸后，下苋菜、西红柿、食盐、油等调味品，煮至汤熟即成。可清热解暑。适用于中暑烦渴，小便不利。

>4. 苋菜汤：苋菜适量。将苋菜洗净，切细，放入锅中，加入清水适量煮沸，取汁，放入茶壶中，趁热熏蒸眼部及头痛处，每日2次，每次30分钟。可疏肝清热，明目止痛。适用于头痛，视物模糊，青盲等。

>5. 苋菜汁饮：苋菜适量。将苋菜洗净，切细，榨汁饮服，不拘时。药渣外敷患处，每日换1次。可清热解毒，消肿止痛。适用于虫咬皮炎，蛇、蜈蚣、蜂螫伤等。

【宜食与忌食】

〖宜食〗

一般人群均可选用，尤其适用于脾胃积热，大便溏薄，或秘结，痢疾患者选用。

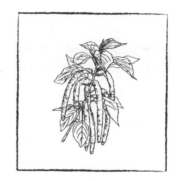

〖忌食〗

对苋菜过敏、脾胃虚寒、孕妇、有出血倾向者不宜选用。

【选购常识】

苋菜有绿、红、暗紫等色，以色红者较好，称为红苋。以叶片大而完整、细嫩者为佳。

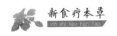

苋菜、灰灰菜、荠菜等蔬菜具有感光性，部分人食用后皮肤有发紫、发痒、灼热以及弥漫性肿胀等"植物性日光性皮炎"表现。因此，对苋菜过敏的人食用苋菜后应避免阳光照射。

芥菜：缓解疲劳，增强食欲

芥菜，为十字花科植物芥菜的嫩茎叶，经腌制而成。种子磨粉称"芥末"，榨出的油称"芥子油"，为调味品。以芥菜、香菇、虾米熬煮的"大菜羹"美味可口，为潮汕名菜；福建南部的糟菜、浙江的雪菜皆为知名的芥菜制品。

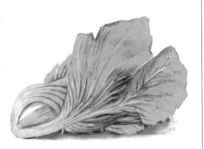

【本草纲要】

〖异名〗雪里蕻、大芥、皱叶芥、黄芥、白芥。

〖性味归经〗辛、温，归肺、胃经。

〖功效主治〗宣肺豁痰，温中健胃，散寒解表。主治风寒咳嗽，胸膈满闷，胃寒食少，恶心呃逆，风寒感冒等。

【营养成分】

营养分析表明，芥菜含蛋白质、脂肪、碳水化合物、胡萝卜素、钾、钙、维生素A、磷、维生素C、钠、镁、铁、维生素E、硒、锌、烟酸、锰、铜等。

药理研究表明，芥菜有抗炎作用，能抑制细菌毒素的毒性，促进伤口愈合。

芥菜腌制后可产生一种特殊鲜味和香味，能振奋精神，缓解疲劳，促进胃肠消化，增进食欲。芥菜含有胡萝卜素和大量食用纤维素，故有明目通便作用，尤其适用于眼

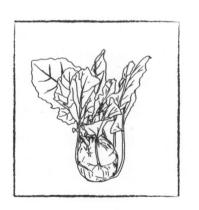

科患者、老年人、习惯性便秘者选用。

芥菜有一变种，其粗壮根茎供食用，即榨菜。叶柄基部有瘤状突起，成为膨大的肉质茎，即嫩茎经盐、辣椒、香料腌后，榨出汁液，呈微干状态后再供食用，故名，为我国特产，以四川涪陵榨菜闻名各地，有开胃健脾、增进食欲作用。

【食用方法】

凉拌、炒食、腌渍、配膳、制作食品等。

【食疗作用】

《名医别录》：主除肾邪气，利九窍，明耳目，安中，久服温中。

《食疗本草》：主咳逆，下气，明目，去头面风。

《本草纲目》：通肺豁痰，利膈开胃。

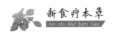

【本草偏方】

> 1. 白芥子粥：白芥子10g，大米100g。将芥菜子择净，放入锅中，加清水适量，浸泡5～10分钟后，水煎取汁，加大米煮粥，服食，每日1剂。可温肺祛痰，通络止痛。适用于咳嗽气喘，胸膈满闷，肢体关节疼痛，麻木等。

> 2. 芥菜粥：芥菜叶、大米各100g。将芥菜叶洗净，切细备用。大米淘净，放入锅中，加清水适量煮粥，待煮至粥熟时，调入芥菜叶等，再煮一二沸服食，每日1剂。可宣肺豁痰，温中健胃，散寒解表。适用于外感风寒，咳嗽痰稀，头身疼痛，胸膈满闷，胃脘冷痛，恶心呕吐，呃逆阵作等。

> 3. 清炒芥菜：芥菜、调味品各适量。将芥菜洗净，切细，锅中放素油适量烧热后，下葱和姜爆香，而后下芥菜，炒至熟后，放食盐、味精、姜、葱、大蒜等调味即成，每日1～2剂。可宣肺豁痰。适用于风寒感冒，咳嗽痰多，胸膈满闷等。

> 4. 榨菜肉丝汤：榨菜、西红柿、猪瘦肉、调味品各适量。将榨菜、西红柿洗净，切细；猪瘦肉洗净，切丝，勾芡；锅中放清水适量烧沸后，下榨菜、瘦肉、西红柿、葱和姜等调味品，煮熟即成，每日1～2剂。可开胃健脾。适用于脾胃亏虚，食欲不振，纳食不香及暑湿困脾，肢软乏力，肢体沉重等。

【宜食与忌食】

〖宜食〗

一般人群均可选用，尤其适用于便秘、咳嗽气促、消化不良者。

〖忌食〗

痰热咳嗽、疮疖目疾、痔疮、便血、高血压、动脉硬化者不宜选用。

【选购常识】

以叶片完整，无枯黄及开花现象者为佳。包心芥菜，以叶柄肥厚者为佳。

小贴士

芥子，又名白芥子、黄芥子、炒芥子，为十字花科植物芥菜的种子。中医认为，芥子性味辛、温，入肺经。有温肺祛痰，通络止痛之功，本品辛散温通，气锐走散，能通经络而利气机，豁寒痰而散结肿，对治疗痰壅咳喘，肢体麻木，阴疽流注等卓有效验。芥子油有刺激作用，用于皮肤则有温暖的感觉，并使之发红，甚至产生水疱、脓疱。芥子粉用作调味剂，可促进唾液分泌，使淀粉酶活性增强，少量可刺激胃黏膜，增加胃液、胰液分泌，大量则引起呕吐。

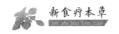
马齿苋：降低胆固醇，改善血管弹性

马齿苋，为马齿苋科草本植物马齿苋的茎叶，我国大部分地区均有分布，夏秋采收，入食多鲜用，入药鲜、陈均可。马齿苋有黄花种和白花种两种类型。黄花种的茎带紫红色，炒食带酸味，口感不佳；白花种茎叶呈绿色，食用品质较好。

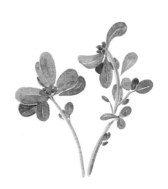

【本草纲要】

《异名》长寿菜、马踏菜。

《性味归经》酸、寒，归大肠、肝、脾经。

《功效主治》清热解毒，消痈利尿。主治湿热或热毒所致的痢疾，痈肿和淋证等。马齿苋性寒滑利，最常解血分及大肠热毒，为中医临床治痢常用品。

【营养成分】

营养分析表明，马齿苋含蛋白质、脂肪、碳水化合物、钙、铁、磷等。药理研究表明，马齿苋有抗菌作用，对志贺氏、宋内氏、斯氏及费氏痢疾杆菌有抑制作用，对伤寒杆菌、大肠杆菌及金黄色葡萄球菌也有一定的抑制作用。

马齿苋对糖尿病也有明显疗效。美国科学家研究发现，马齿苋中含有高浓度的去甲肾上腺素和二羟基苯乙胺（去甲肾上腺素的前体），动物实验证实，其能够延长糖尿病鼠、兔的寿命。研究证实，马齿苋中的去甲肾上腺素能促进胰腺分泌胰岛素，调整体内糖代谢过程，从而达到降低血糖浓度的效果。

马齿苋对心血管也有保护作用。流行病学调查发现，地中海地区的居民由于经常食用马齿苋，心脏病和癌症的发病率明显低于其他地区，经常用马齿苋调和在色拉油中食用的法国人，心脏病的发病率也很低。

英国科学家研究发现，马齿苋含有的脂肪酸成分能抑制人体对胆固酸的吸收，降低血液胆固醇浓度，改善血管壁弹性，可使血管内细胞合成的抗炎物——前列腺素增多，血栓素 A_2 增加。经常食用马齿苋，能降低血脂，改善血管弹性，保护心血管。

【食用方法】

凉拌、清炒、炖食、腌渍、煮粥、配膳等。

【食疗作用】

《本草纲目》：散血消肿，利肠滑胎，解毒通淋，治产后虚汗。

《滇南本草》：益气，清暑热，宽中下气，润肠，消积滞，杀虫，疗疮红肿疼痛。

《生草药性备要》：治红痢症，清热毒。

【本草偏方】

>1. 马齿苋粥：马齿苋30g（鲜者加倍），大米100g，白糖适量。将马齿苋择净，放入锅中，加清水适量，浸泡5～10分钟后，水煎取汁，加大米煮粥，或将鲜马齿苋择洗干净，切细，待粥熟时调入粥中，纳入白糖，再煮一二沸即成，每日1剂，连续5天。可清热解毒，消痈利尿。适用

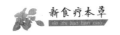
于湿热或热毒痢疾，泄泻，疗疮疖肿，热淋等。

> 2. 马齿扁豆粥：马齿苋100g，白扁豆花10朵，大米50g，食盐适量。将马齿苋、豆花洗净、切细，先取大米煮粥，待熟时调入马齿苋、豆花、食盐，再煮一二沸即成，每日1剂，经期服用，连续3~5天。可清热养阴止血。适用于血热经来量多、口干欲饮，便秘尿黄等。

> 3. 黄花菜马齿苋粥：黄花菜、马齿苋各30g，薏仁20g。将黄花菜发开，洗净；马齿苋洗净。薏仁择净，加清水适量煮粥，待熟时调入黄花菜、马齿苋，煮至粥成即可，每日1剂。可清肝泄热。适用于肝经郁热所致的不射精症。

> 4. 马齿苋鸡蛋：马齿苋30g，白扁豆花2朵，鸡蛋2个，调味品适量。将马齿苋、豆花洗净、切细，与鸡蛋、食盐调匀，置热油锅中煎熟服食，每日1剂，连服3~5天。可清热养阴。适用于产后腹痛，恶露不净等。

> 5. 枸杞马齿鱼肚：枸杞30g，马齿苋60g，鱼肚200g，调味品适量。将马齿苋洗净，锅中放素油适量烧热后，放入马齿苋及味精、精盐、料酒、鸡汤少许翻炒后，放在盘子四周。鱼肚发开，洗净，放入鸡汤中，加入味精、料酒、食盐等，中火煨至七成熟时，放入发好的枸杞，待熟，加入湿淀粉勾芡，倒在盘子中间，余汁浇在马齿苋上即成。可滋补肝肾。适用于肝肾亏虚之头目眩晕，腰膝酸软，眼目干涩等。

【宜食与忌食】

〖宜食〗

一般人群均可选用，尤其适合脾胃积热、疗疮疖肿、痢疾、糖尿病、高血压、心脑血管病、动脉硬化患者选用。

〔忌食〕

脾胃虚寒、孕妇不宜选用。

【选购常识】

以株小、质嫩、叶多、味酸、青绿色者为佳。

小贴士

马齿苋有"痢疾克星"之称，夏季常吃马齿苋，可防治痢疾。

落葵：清热解毒，润肠通便

落葵，为落葵科植物落葵的叶或全草，我国各地均有栽培。落葵为蔓性草本植物，紫红色茎叶，淡红色花朵和紫黑色果实，颇为可爱，可用于庭院、窗台、阳台和小型篱栅装饰美化。

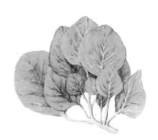

【本草纲要】

〖异名〗天葵、汤菜、承露、胭脂菜、木耳菜、紫角叶。

〖性味归经〗甘、酸、寒，归心、肝、脾、大肠、小肠经。

〖功效主治〗清热滑肠润燥，凉血解毒生肌。主治大便秘结，小便短涩，痢疾便血，疔疮痈肿，斑疹等。

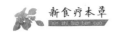

【营养成分】

药理研究表明，落葵鲜品榨取的汁液有明显解热作用，并有抗炎作用。水提物对病毒有抑制作用。

【食用方法】

炒食、烫食、凉拌、配膳等。

【食疗作用】

《名医别录》：主滑中，散热。《本草纲目》：利大小肠。《陆川本草》：凉血，解毒，消炎，生肌，治热毒、火疮。

【本草偏方】

> 1. 落葵粥：落葵、大米、调味品各适量。将落葵洗净，切细；大米淘净，加清水适量煮粥，待熟时调入落葵、葱、姜、大蒜等调味品，煮至粥熟服食，每日1剂。可清热解毒。适用于疔疮痈疖，肿胀疼痛，湿热痢疾等。

> 2. 落葵饮：落葵适量。将落葵洗净、切细，加清水适量煮沸后，去渣取汁代茶饮，每日数次，频频饮服，每日1剂。可清热解暑。适用于中暑烦渴，胸闷不舒等。

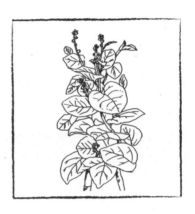

【宜食与忌食】

〖宜食〗

一般人群均可选用，尤其适合高血压、大便秘结、热淋、疔疮痈肿者选用。

〖忌食〗

脾胃虚寒、孕妇不宜选用。

【选购常识】

以幼苗叶片宽大肥厚，光滑油亮，鲜嫩者为佳。

竹笋：美味营养，膳食纤维含量高

竹笋，为禾本科植物毛竹的苗，长江流域及南方各省普遍栽培，冬季生长采挖者名冬笋，春季生长采挖者名春笋，嫩小者加工为笋片。冬笋比春笋更味美诱人，有"笋中皇后"之称。竹笋，以来源分，有苦竹笋、淡竹笋、毛笋等。以采取时节分，有冬笋、春笋、鞭笋等。

【本草纲要】

〖异名〗毛笋、竹芽、竹萌。

〖性味归经〗甘、寒，归肺、胃经。

〖功效主治〗清热化痰，解毒透疹，和中润肠。主治热毒痰火内盛，胃热嘈杂，口干便秘，咳嗽痰多，食积不化，疹发不畅，脘腹胀满等。

【营养成分】

营养分析表明，竹笋含蛋白质、糖类、脂肪、钙、磷、铁等，此外，还含有多种维生素和氨基酸。特别是冬笋含有一种"亚斯颇拉金"的白色含氮物，使它与各种肉类烹调后显示出特别鲜的味道。竹笋含有丰富的纤维素，能促进胃肠蠕动，有助消化，又可消除便秘，预防结、直肠癌的发生。竹笋是一种高蛋白、低脂肪、低淀粉食物，因而对于肥胖病、高脂血症、高血压、冠心病、

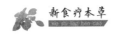

糖尿病和动脉硬化等有一定的预防作用。竹笋含有的多糖类物质，还有一定的抗癌作用。

【食用方法】

烧、炒、煮、炖、煨、配膳、制作食品等。

【食疗作用】

《名医别录》：主消渴，利水道，益气可久食。

《本草纲目拾遗》：利九窍，通血脉，化痰涎，消食胀。

《本草求原》：甘而微寒，清热除痰，同肉多煮，益阴血。痘疹血热毒盛，不起发者，笋尖煮汤及入药，俱佳。

《随息居饮食谱》：甘凉。舒郁，降浊升清，开膈消痰。

【本草偏方】

>1. 竹笋粥：竹笋、大米、调味品各适量。将竹笋洗净，切碎；大米淘净，加清水适量煮为稀粥，待沸时调入竹笋及调味品等，煮至粥熟服食，每日1剂。可清热化痰。适用于

痰热内蕴，咳嗽痰多，口干喜饮，大便秘结，小便短黄等。

>2. 枸杞青笋鸡丁：枸杞10g，青笋50g，鸡脯肉250g，调味品适量。将鸡肉、青笋切丁，鸡丁勾芡。锅中放菜油烧熟后，下枸杞，鸡丁翻炒划散，调味，下青笋炒匀，而后炒至熟后，下葱花，加入味精、食盐炒匀，装盘即成。可健脾利湿。适用于肝炎脘腹胀满，肢体重困，纳呆恶心，大便不爽等。

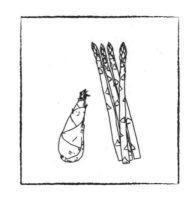

>3. 竹笋炒瘦肉：竹笋、猪瘦肉、调味品各适量。将竹笋、瘦肉洗净，切丝。锅中放菜油烧热后，下葱和姜爆香，而后下肉丝翻炒片刻，再下竹

笋及调味品等，炒至熟后服食，每日1剂。可和胃行气。适用于脾胃气滞，食欲不振，大便秘结等。

【宜食与忌食】

〖宜食〗

一般人群均可选用，尤其适用于肥胖症、高血压、高脂血症、习惯性便秘者选用。

〖忌食〗

活动性溃疡病、肾炎、肝硬化、肠炎、尿路结石、低钙、骨质疏松、佝偻病者不宜选用。

【选购常识】

春笋以质地鲜嫩，黄色或白色为佳；毛笋以整齐色白，细嫩为佳；行边笋以质嫩、色嫩者为佳；冬笋以黄中略显白者为佳。

小贴士

《笋谱》言"笋虽甘美，而滑利大肠，无益于脾"，故竹笋降脂减肥，通利大便，不是补益食物。

慈姑：清除湿热，利尿通淋

慈姑，为泽泻科植物慈姑的球茎，生沼泽中，我国各地均有分布。尤以江浙等地出产者为良。一般春夏间栽植，冬季或翌年早春采收，除去枯茎败叶及外皮，洗净鲜用。

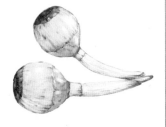

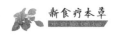

【本草纲要】

〖异名〗次菇、白地栗、剪刀草、燕尾草、蔬卵。

〖性味归经〗甘、平，归脾、肝经。

〖功效主治〗行血通淋。主治产后血闷，胞衣不下，淋病，咳嗽痰中带血等。

【营养成分】

营养分析表明，本品含蛋白质、糖类、无机盐、B族维生素、维生素C及胰蛋白酶等多种营养成分。慈姑含有的秋水仙碱等多种生物碱，有防癌抗癌、解毒消痈作用，可防治肿瘤，治疗各种无名肿毒、毒蛇咬伤。慈姑含有的多种微量元素，具有一定的强心作用。

【食用方法】

凉拌、煮食、炒食、配膳、制粉等。

【食疗作用】

《随息居饮食谱》：破血、通淋、滑胎、利窍。

《千金方》：下石淋。

《新修本草》：主百毒，产后血闷，攻心欲死，产难衣不出。

《滇南本草》：厚肠胃，止咳嗽，痰中带血或咳血。

【本草偏方】

>1. 慈姑粥：慈姑150g，大米50g。将慈姑洗净，切细备用。大米淘净，放入锅中，加清水适量煮粥，待熟时调入慈姑，再煮一二沸服食，

每日1剂。可活血行气。适用于月经不调，痛经，产后腹痛，恶露不净等。

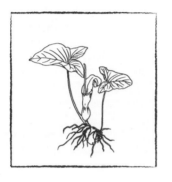

>2. 薏仁慈姑粥：薏苡仁、慈姑各50g，白糖适量。将慈姑、薏仁择净，同入锅中，加清水适量煮至粥成，白糖调味服食，每日1剂。可清热解毒，散结消肿。适用于癌肿病人邪毒炽盛而正气不虚者的食疗。

>3. 蒸慈姑：慈姑、蜂蜜各适量。将慈姑洗净，去皮捣烂，与蜂蜜拌匀，置饭上蒸熟服食，每日1剂。可清热凉血。适用于肺虚咳嗽，痰中带血等。

>4. 慈姑饮：慈姑适量。将慈姑洗净，去皮捣烂，取汁300～500mL，顿服，连服2～3次。可行血通经。适用于产后血瘀，胎衣不下等。

【宜食与忌食】

〖宜食〗

一般人群均可选用，尤其适合尿石症、咳嗽痰中带血、产后胞衣不下、肿瘤患者选用。

〖忌食〗

孕妇不宜选用。

【选购常识】

以个大、质坚、色灰黄、粉性足者为佳。

小贴士　慈姑叶形奇特，适应能力强，可做河岸边的绿化材料，也可当盆景观赏。

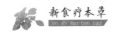

香椿：燥湿清热，抗菌消炎

香椿，为楝科植物香椿的嫩叶，全国各地均有栽培，可鲜用，也可晒干应用。香椿作为食物有增强机体免疫力的功效，并有润滑肌肤的作用，是保健和美容佳品。

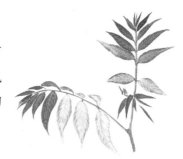

【本草纲要】

〖异名〗椿芽、椿叶、春尖叶。

〖性味归经〗苦、涩、平，归脾、胃经。

〖功效主治〗清热解毒，美容养颜，涩肠止血，健胃理气，杀虫固精。主治痢疾，疔疮，漆疮，疥疮，斑秃等。

【营养成分】

营养分析表明，香椿芽含蛋白质、维生素C、钙，均名列群蔬之首。此外，还含有磷、胡萝卜素等。药理研究表明，香椿芽煎剂对金黄色葡萄球菌、痢疾杆菌、伤寒杆菌等都有明显抑菌和杀菌作用，因而临床上常用来治疗肠炎、痢疾、子宫内膜炎、子宫颈炎、尿道炎、疮痈肿毒等疾病。民间常用香椿芽捣烂取汁抹面，以滋润肌肤，治疗面疾，美容养颜。用香椿芽与大蒜、食盐适量捣烂外敷，治疗疮痈肿毒颇具效验；香椿皮可清热燥湿，凉血止血，治疗泄泻、遗精、肛裂、痔疮下血、肠蛔虫病等；香椿籽炖肉服食，可治疗风湿性关节炎。

【食用方法】

凉拌、炒食、配膳、腌渍、制成干菜等。

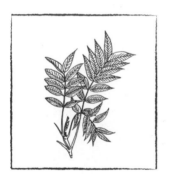

【食疗作用】

《随息居饮食谱》：祛风，解毒。《本草纲目》：煮水，洗疮疥风疽。《新修本草》：主洗疥疮，风疽。《陆川本草》：健胃，止血，消炎，杀虫，治疗子宫炎、肠炎、痢疾、尿道炎。

【本草偏方】

>1. 椿叶粥：鲜香椿叶30g，大米100g，调味品适量。将鲜香椿叶洗净，放沸水中汆片刻，而后取出切细备用。大米淘净，放入锅中，加清水适量煮粥，待熟时调入香椿末、食盐等调味品，再煮一二沸即成，或将鲜香椿晒干，用食盐、香麻油、大蒜等腌渍，每取适量，调入粥中，再煮一二沸服食，每日1剂。可解毒杀虫。适用于痢疾，疔疮，漆疮，疥疮，斑秃等。

>2. 凉拌椿芽：香椿芽100g，生姜3片，大蒜3瓣，葱白3茎，调味品适量。将香椿芽择洗干净，切段；生姜洗净，切丝；大蒜洗净，切粒；葱白洗净，切粒。将椿芽放入盘中，纳入姜丝、蒜粒、香油、食醋、酱油、鸡精适量拌匀即成，每日1剂。可清热解毒，健胃理气。适用于子宫炎，肠炎，痢疾，尿道炎等。

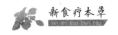

> 3. 香椿豆腐：鲜香椿、豆腐、调味品各适量。把豆腐切成2～3cm的方丁，把香椿加适量食盐，放入盆内，倒入开水盖严，浸泡5分钟后取出，切成碎末拌入豆腐丁，然后加香油、味精、食盐拌匀即成，每日1剂。可清热解毒。适用于湿热泄泻，痢疾等。

> 4. 香椿鸡蛋：香椿、鸡蛋、调味品各适量。香椿洗净、切碎，打进几个鸡蛋，加适量食盐和作料拌匀，放锅内加油炒熟即成，每日1剂。可健脾开胃。适用于脾胃亏虚，食欲不振等。

> 5. 香椿椒泥：香椿、辣椒、调味品各适量。将香椿洗净后，放上食盐，爱吃辣椒者也可适量放点辣椒，然后捣烂如泥状，吃时再放点香油调拌即成。可温中散寒。适用于胃寒疼痛，大便溏薄等。

【宜食与忌食】

〖宜食〗

一般人群均可选用，尤其适合大便溏薄、小便不利者选用。

〖忌食〗

中医认为，香椿为"发物"，故患有过敏性疾患、慢性痼疾者不宜选用。

【选购常识】

以梗短而粗、叶芽鲜嫩、枝叶色红、香味浓郁者为佳。

小贴士

香椿的初生嫩叶味鲜，叶老后则不堪食用。《本草纲目》言"香者名椿，臭者名樗"，椿叶为香椿嫩叶，色赤而香，供食用；另有一种樗叶，其色白而臭，不入食，专供药用。二者形相似，食用时应予注意。

榆钱：安神健脾，治疗神经衰弱

榆钱，为榆科植物榆树的花。榆钱是榆树的种子，因其外形圆薄如钱币，故名榆钱。

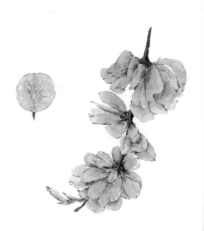

每到春天，榆树上一簇簇、一串串的榆钱花有的像小鸟，有的像谷穗，形态各异，随风摆动，古人有诗云"风吹榆钱落如雨，轻如蝶翅，小于钱样"，故称榆钱。又由于它是"余钱"的谐音，因而就有吃了榆钱可有"余钱"的说法。

【本草纲要】

〖异名〗榆钱花、榆花。

〖性味归经〗甘、微辛、平，归肺、脾、心经。

〖功效主治〗健脾安神，清热泄火，止咳化痰，利湿消肿。主治失眠，痰热咳嗽，食欲不振，带下，小便不利，水肿，小儿消瘦，烫烧伤，疮癣等。

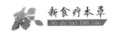

【营养成分】

营养分析表明，榆钱具有较高的营养价值，榆钱果实含蛋白质、钙、磷、铁、胡萝卜素、硫胺素、核黄素、烟酸、维生素 C 等。榆钱的含铁量是菠菜的 11 倍、西红柿的 50 倍。

【食用方法】

凉拌、蒸食、炒食、煮粥、作馅、配膳等。

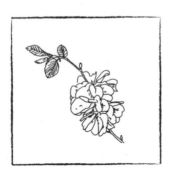

【食疗作用】

《名医别录》：主小儿痫，小便不利，伤热。

《山西中草药》：安神，止带，助消化。

《全国中草药汇编》：安神健脾。治疗神经衰弱。

【本草偏方】

>1. 蒸榆钱：榆树叶、榆钱花、玉米粉、调味品各适量。将榆树嫩叶、榆钱洗净，切细，放入大盘中，加玉米粉、精盐、葱、姜末拌匀，置于蒸锅中，蒸熟即成。可健脾益气。适用于脾胃亏虚，食欲不振，带下，小便不利，水肿等。

>2. 榆钱粥：鲜榆钱 50g，大米 100g，调味品适量。将鲜榆钱洗净，切细备用。大米淘净，放入锅中，加清水适量煮粥，待熟时调入榆钱、食盐等调味品，再煮一二沸即成，每日 1 剂。可健脾益气。适用于脾胃亏虚，食欲不振，带下，小便不利，水肿等。

>3. 榆实牛肉汤：榆实 30g，牛肉 250g，调味品适量。将榆实择净；牛肉洗净，切块，二者同放锅中，加清水适量煮

沸后，文火炖至牛肉烂熟，加调味品等，再煮一二沸即成。可清热利湿，适用于泌尿系统感染、带下病等。

【宜食与忌食】

〖宜食〗

一般人群均可选用，尤其适用于痰热咳嗽、水肿、小便不利、神经衰弱者选用。

〖忌食〗

脾胃虚寒、溃疡病者不宜选用。

【选购常识】

以枝叶鲜嫩、翅果近圆形、顶端有凹缺者为佳。

小贴士

榆树叶，为榆科植物榆树的叶。《医林纂要》言其"甘，寒"。《食疗本草》言其"利小便，主石淋"。《本草纲目拾遗》言其"嫩叶作羹食之，消水肿"。

牛蒡：清除体内垃圾和毒素

牛蒡，为菊科二年生草本植物，其叶、花、根、实皆可入药入食，为药食两用食物，有"蔬菜之王"之称。

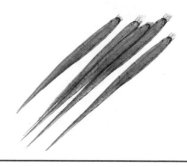

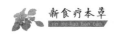
【本草纲要】

〖异名〗大力子、鼠粘子、牛蒡根、东洋参、东洋牛鞭菜等。

〖性味归经〗苦、寒，归脾、肺经。

〖功效主治〗疏散风热，解毒消肿。主治风热感冒，咳嗽，咽喉肿痛，大便秘结，头目眩晕，耳鸣耳聋，痈疽疮疥等。

【营养成分】

营养分析表明，牛蒡含蛋白质、脂肪、碳水化合物、钙、磷、铁、胡萝卜素、硫胺素、核黄素、烟酸、维生素 C。蛋白质含人体必需的 17 种氨基酸等。

药理研究表明，牛蒡水煎液对肺炎球菌有显著抑制作用，对多种真菌有不同程度的抑制作用。有泻下、利尿作用，能有效清除体内垃圾和毒素。有降糖作用，可治疗糖尿病。牛蒡苦素能抑制癌细胞中磷酸果糖基酶的活性，牛蒡苷元有抗癌活性，可抑制癌细胞增殖，使肿瘤细胞向正常细胞接近，并能抑制癌细胞的滋生与扩散，并有抗老年性痴呆作用。

【食用方法】

凉拌、炒食、炖食、煮粥、配膳、酿酒、制作食品、入药等。

【食疗作用】

《本草经疏》：为散风除热解毒之要药。辛能散结，苦能泄热，热结散则脏气清明，故明目而补中。《名医别录》：根、茎疗伤寒寒热，汗出中风、面肿，消渴，热中，逐水。《唐本草》：主牙齿疼痛，劳疟，脚缓弱，风毒，痈疽，咳嗽伤肺，肺壅；疝瘕，积血。主诸风，症瘕，冷气。《本草纲目》：煎苗洗淘为蔬，取根煮曝为脯。

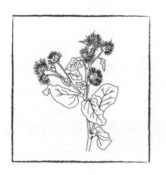

【本草偏方】

>1. 牛蒡炒肉丝：牛蒡子10g，猪瘦肉150g，胡萝卜丝100g，调味品适量。将牛蒡子水煎取汁备用。猪肉洗净切丝，用牛蒡子煎液加淀粉等调味。锅中放素油烧热后，下肉丝爆炒，而后下胡萝卜及调味品等，炒熟即成。可清热利咽。适用于风热感冒，咽喉疼痛等。

>2. 凉拌牛蒡：鲜牛蒡叶300g，胡萝卜丝100g，调味品适量。将牛蒡洗净，切丝，放入沸水锅中汆后捞出，与胡萝卜丝、葱、姜、香菜、食醋、香麻油等拌匀即成。可疏风散热，明目止痛。适用于风热感冒，头身疼痛，视物模糊，大便干结等。

>3. 牛蒡子粥：牛蒡子10g，大米50g。将牛蒡子水煎取汁，加大米煮为稀粥服食，每日1～2剂。可清热解毒，清利咽喉。适用于外感风热，咽喉肿痛，疹出不畅等。

【宜食与忌食】

〖宜食〗

一般人群均可选用，尤其适用于三高、癌症、风热感冒、痈疽疮疖者选用。

〖忌食〗

风寒感冒、脾胃虚寒、大便溏薄者不宜选用。

【选购常识】

以表面光滑、粗细一致、形态顺直、色泽淡黄、没有杈根、没有虫痕者为佳。

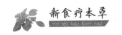

《珍稀名优蔬菜》《蔬菜栽培学》等介绍：经常食用牛蒡有促进血液循环、清除肠胃垃圾、防止人体过早衰老、润泽肌肤、防止中风和高血压、清肠排毒、降低胆固醇和血糖作用。

苦菜：清热解毒，凉血止痢

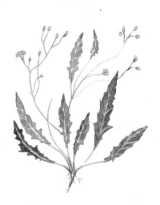

苦菜，为菊科植物苦苣菜、山苦荬、抱茎苦荬菜的嫩叶。食用部分为幼苗或嫩茎叶，也可整株采挖，洗净后食用。其口味苦中带涩，涩中带甜。苦菜不仅营养丰富，而且有较高的药用价值，因此民谚赞道："苦菜花香，常吃身体硬邦邦，苦菜叶苦，常吃好比人参补。"

【本草纲要】

〖异名〗苦荬、苦马菜。

〖性味归经〗苦，寒，归肺、脾、大肠经。

〖功效主治〗清热凉血，解毒消肿。主治痢疾，黄疸，血淋，痔瘘，疔肿，虫蛇咬伤等。

【营养成分】

营养分析表明，苦菜含蛋白质、脂肪、碳水化合物，以及矿物质钾、钙、铁、锌、磷，还有胡萝卜素、B 族维生素、维生素 C、维生素 PP、维生素 E 等，同时含有 17 种氨基酸，其中精氨酸、组氨酸、谷氨酸含量最高，占氨基酸总量的 43%。此外，另含有蒲公英甾醇、甘露醇、蜡醇、胆碱、酒石酸等多种成分。

苦菜中含有丰富的胡萝卜素、维生素 C 以及钾盐、钙盐等，对预防和治疗贫血病，维持人体正常的生理活动，促进生长发育和消暑保健有较好的作用。苦菜中含有蒲公英甾醇、胆碱等成分，对金黄色葡萄球菌耐药菌株、溶血性链球菌有较强的杀菌作用，对肺炎双球菌、脑膜炎球菌、白喉杆菌、绿脓杆菌、痢疾杆菌等也有一定的杀伤作用，故对黄疸型肝炎、咽喉炎、细菌性痢疾、感冒发热及慢性气管炎、扁桃体炎等均有一定的疗效。苦菜水煎剂对急性淋巴型白血病、急慢性粒细胞白血病患者的血细胞脱氧酶有明显的抑制作用，还可用于防治宫颈癌、直肠癌、肛门癌症等。

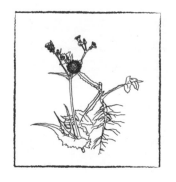

【食用方法】

凉拌、炒食、煮食、配膳等。

【食疗作用】

《随息居饮食谱》：清热，明目，补心，凉血，除黄，杀虫，解暑，疗淋痔，愈疔痈。

《神农本草经》：主五脏邪气，厌谷胃痹。

《新修本草》：叶似苦

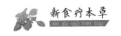
苣而细，花黄似菊。

《名医别录》：疗肠澼，渴，热中疾，恶疮。耐饥寒。

《滇南本草》：凉血热，寒胃，发肚腹中诸积，利小便。

【本草偏方】

>1. 苦菜粥：新鲜苦菜100g，大米100g，细盐适量。取新鲜苦菜洗净切细备用。先将大米淘净，加清水适量煮粥，待熟时，调入苦菜、细盐等，煮为稀粥服食，每日1剂。可清热解毒。适用于疔疮痈肿，虫蛇咬伤等。

>2. 清煮苦菜汤：连根苦菜适量。将苦菜洗净，切细，加清水适量煮沸后，代茶频频饮服，每日1剂。可清热利湿。适用于痢疾，热淋等。

>3. 炒苦菜：苦菜、调味品适量。将苦菜洗净，切段。锅中放素油适量烧热后，下葱、姜爆香，而后下苦菜，炒熟，调味服食，每日1剂。可清热利湿。适用于痢疾，热淋等。

>4. 苦菜酒水煎：苦菜1把，洗净，切细，加酒、水各半煎服，每日1剂。可清热凉血。适用于血淋、溺血。

【宜食与忌食】

〖宜食〗

一般人群均可选用，尤其适合上呼吸道感染、痢疾、肠炎、癌症病人选用。

〖忌食〗

脾胃虚寒、大便溏薄者不宜选用。

【选购常识】

以茎叶鲜嫩者为佳。

小贴士　苦菜为菊科植物苦苣菜的嫩叶。北方地区习惯将菊科植物苦荬菜的带根全草作为败酱草（北败酱）使用，应注意区别。

苜蓿：清热利湿，舒筋活络

苜蓿，为双子叶植物豆科植物紫苜蓿或南苜蓿的全草，我国大部分地区均有栽培。夏、秋季采收，洗净鲜用，或晒干用。有"牧草之王""食物之父"之称。

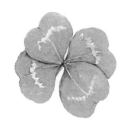

【本草纲要】

〖异名〗牧蓿、三叶草、光风草、连枝草、紫苜蓿、紫花苜蓿、蓿草、金菜花、母齐头。

〖性味归经〗甘、淡、微寒，归脾、肾经。

〖功效主治〗清热利湿，和胃消肿，舒筋活络。主治胃热烦闷，纳差食少、小便不利，石淋，湿热发黄，风湿痹痛等。

【营养成分】

营养分析表明，苜蓿嫩茎叶含蛋白质、脂肪、碳水化合物、胡萝卜素、核黄素、维生素C、钙、磷、铁等。

药理研究表明，苜蓿中含有的苜蓿素等物质，有止咳平喘作用，对支气管炎、哮喘有一定疗效。含有的铁元素、硫胺素等，可治疗贫血。所含的维生素 K，可治疗各种贫血。所含的粗纤维，可促进胃肠蠕动，排泄毒素，防治便秘和肠道癌肿。苜蓿所含的大豆黄酮、苜蓿酚具有雌激素的生物活性。所含的苜蓿皂苷可同胆固醇形成复合物，有助于降低血清胆固醇含量。

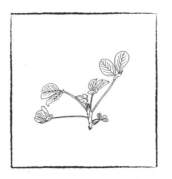

【食用方法】

凉拌、炒食、煮食。

【食疗作用】

《本草衍义》：利大小肠。

《现代实用中药》：治尿酸性膀胱结石。

《中药大辞典》：清脾胃，利大小肠，下膀胱结石。

【本草偏方】

>1. 凉拌苜蓿：苜蓿嫩茎叶、调味品各适量。将苜蓿嫩茎叶洗净，放开水中余片刻，取出，加葱、姜、醋、蒜、香麻油等调味品拌匀服食，每日 1～2 次。可清热利湿。适用于胃热口苦，小便不利等。

>2. 清炒苜蓿：苜蓿嫩茎叶、调味品各适量。将苜蓿嫩茎叶洗净备用。锅中放植物油适量烧热后，下葱、姜爆香，而后下苜蓿翻炒，待熟时加食盐适量炒熟即成，每日 1～2 次。可清热利湿。适用于胃热口苦，小便不利。

>3. 苜蓿豆花：苜蓿 250 克，豆腐 200 克，葱花、姜末各 10 克。苜蓿去杂质，洗净切段；豆腐切块；油锅烧热，放入葱花煸香，加入豆腐、精盐和少量水。烧至入味，再投入苜蓿，煮沸后加葱花、姜末，出锅即成。每日 1 剂。

可健补脾胃，滋阴养血。适用于脾胃虚弱之腹胀，呕吐，便秘等。

【宜食与忌食】

〖宜食〗

一般人群均可选用，尤其适合湿热口苦、小便不利、大便秘结、石淋、热淋、湿阻者选用。

〖忌食〗

对苜蓿过敏、脾胃虚寒、大便溏薄者不宜选用。

【选购常识】

以茎叶青嫩、花色淡紫者为佳。

小贴士

吃苜蓿后应避免日光照射，以免引起光敏性皮炎。

地肤：清湿热，利小便

地肤，为藜科一年生草本植物地肤的嫩茎叶，其成熟果实可入药，全草可当扫帚，老叶可做饲料，种子可榨油供食用及工业用。

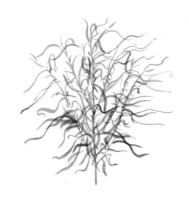

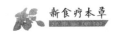

【本草纲要】

〖异名〗地麦、落帚、扫帚苗、扫帚菜、孔雀松。

〖性味归经〗苦、寒，归膀胱经。

〖功效主治〗清热利湿，祛风止痒。主治小便不利，淋沥涩痛，皮肤瘙痒，阴囊湿疹等。

【营养成分】

营养分析表明，地肤可食部分含蛋白质、脂肪、碳水化合物、胡萝卜素、维生素A、维生素C、维生素K、钙、铁等。药理研究表明，地肤水浸液有抑菌、抗过敏作用。

【食用方法】

凉拌、炒食、作馅等。

【食疗作用】

《本草求真》：治淋利水，清热。

《滇南本草》：利膀胱小便积热，洗皮肤之风，疗妇人诸经客热，清利胎热，湿热带下。

《本草备要》：益精强阴，除虚热，利小便而通淋。

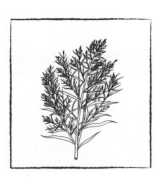

【本草偏方】

>1. 地肤子粥：地肤子10g，大米100g，白糖适量。

将地肤子择净，放入锅中，加清水适量，水煎取汁，加大米煮粥，待熟时调入白糖，再煮一二沸即成，每日1剂。可清热利湿，祛风止痒。适用于小便不利，淋沥涩痛，皮肤瘙痒等。

> 2. 凉拌地肤：地肤嫩茎叶、调味品各适量。将地肤嫩茎叶洗净，放开水中汆片刻，取出，加葱、姜、醋、蒜、香麻油等调味品拌匀服食，每日1～2次。可清热利湿。适用于暑湿重困，小便不利等。

> 3. 清炒地肤：地肤嫩茎叶、调味品各适量。将地肤嫩茎叶洗净备用。锅中放植物油适量烧热后，下葱、姜爆香，而后下地肤翻炒，待熟时加食盐适量炒熟即成，每日1～2次。可清热利湿。适用于暑湿重困，小便不利等。

【宜食与忌食】

〖宜食〗

一般人群均可选用，尤其适用于小便不利，暑湿困脾、湿疹、皮肤瘙痒者选用。

〖忌食〗

小便多者、孕妇不宜选用。

【选购常识】

以茎叶鲜嫩者为佳。

小贴士

地肤子，为地肤的成熟果实。中医认为，本品性味苦、寒，入膀胱经。有清热利湿，祛风止痒之功，适用于小便不利，淋沥涩痛，皮肤瘙痒等症。

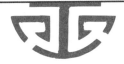

食疗本草之水产篇

青鱼：养肝明目，强身健体

青鱼，为鲤形目鲤科雅罗亚科青鱼的肉或全体，为我国最普通而特有的淡水养殖鱼类之一，分布于长江、珠江及其流域。青鱼、草鱼、鲢鱼、鳙鱼合称"四大家鱼"。

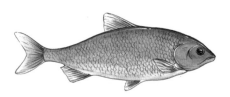

【本草纲要】

《异名》青鲩、乌青、螺蛳青、黑鲩、乌鲩、黑鲭、乌鲭。

《性味归经》甘、平，归脾、胃、肝经。

《功效主治》补气健脾，祛风利湿，养肝明目。主治脾胃虚弱，纳差食少，各类水肿，肝炎，肾炎，湿脚气，视物昏花，视力下降等。

【营养成分】

营养分析表明，青鱼肉含蛋白质、脂肪、钙、磷、铁、硫胺素、核黄素、烟酸，以及丰富的硒、碘等微量元素。

青鱼含有丰富的硒、碘、核酸等，故有防老、抗衰、抗癌、抑制肿瘤转移等作用。

青鱼体内富含有二十碳五烯酸（EPA）与二十二碳六烯酸（DHA）。

EPA 对冠心病、高血压和炎性疾病（如风湿性关节炎）等有效。DHA 可降压降脂，改善血液循环，防止动脉硬化，降低血黏稠度，营养大脑神经等。

【食用方法】

煎食、煮食、炖食、配膳、制作食品等。

【食疗作用】

《增补食疗本草》：治脚气脚弱，烦闷，益气力。

《随息居饮食谱》：甘平，补气，养胃，除烦满，化湿，祛风，治脚气、脚弱。

【本草偏方】

>1. 青鱼肉粥：青鱼肉150g，大米50g，调味品各适量。将青鱼去鳞和刺，洗净，切细。先取大米淘净，放入锅中，加清水适量煮粥，待煮至粥熟时，调入青鱼肉、花椒粉、姜末、调味品等，煮熟即成，每日1剂。可健脾利湿。适用于妊娠水肿，肾病水肿等。

>2. 青鱼薏仁粥：青鱼肉150g，薏苡仁50g，调味品各适量。将青鱼去鳞和刺，洗净，切细。先取大米淘净，放入锅中，加清水适量煮粥，待煮至粥熟时，调入青鱼肉、花椒粉、姜末、调味品等，煮熟即成，每日1剂。可健脾利湿。适用于妊娠水肿，肾病水肿，湿脚气等。

>3. 青鱼山杞汤：青鱼肉250g，山药150g，枸杞子30g，调味品各适量。将青鱼

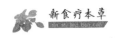
去鳞，洗净，切块，放入油锅中煎至两面金黄后，加清水适量煮沸，而后下诸药、调味品等，煮熟即成，每日1剂。可健脾补肾。适用于痹症，脚气等。

> 4. 仙人掌青鱼党参煲：青鱼500g，党参10g，仙人掌100g，草果1个，陈皮、桂皮、干姜各3g，胡椒5粒，调味品适量。将青鱼去鳃、鳞及内脏后洗净，背上剖两刀对切成两段，放入煲中，加党参、葱、酱、干姜、桂皮、陈皮、草果、胡椒粒、清水共煮，先用旺火烧沸后改用文火煲炖，八成熟时加入仙人掌丁、盐、味精再煮炖15分钟后即成。食用时吃肉喝汤。可补气健脾。适用于脾胃阳虚或气虚所致的食欲不振、脘腹不适等。

【宜食与忌食】

〖宜食〗

一般人群均可选用，尤其适用于脾虚食少、各类水肿、高脂血症、高黏血症、动脉硬化、视物昏花者选用。

〖忌食〗

脾胃湿热、皮肤瘙痒者不宜选用。

【选购常识】

以眼球饱满凸出、角膜透明清亮有弹性、鳃盖紧闭、鳃色和鳃片鲜红、鳃丝清晰、肌肉坚实有弹性，压陷处能立即复原，无异味者为佳。

小贴士

青鱼胆汁有毒，不宜服食，过量服食可发生中毒，轻者恶心、呕吐、腹痛、水样便，重者昏迷、尿少、无尿、视力模糊、巩膜黄染，继之骚动、抽搐、牙关紧闭、四肢强直、口吐白沫、呼吸深快等。治疗不及时，可引起死亡。

鲢鱼：温中益气，暖胃润肤

　　鲢鱼，为鲤形目、鲤科、鲢亚科鱼类鲢的肉或全体，为我国主要的淡水养殖鱼类，为"四大家鱼"之一。

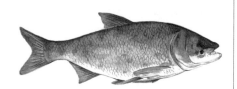

【本草纲要】

〖异名〗鲢子，白鲢。

〖性味归经〗甘、温，归脾、胃经。

〖功效主治〗健脾补气，温中暖胃。主治脾胃虚弱，食欲减退，瘦弱乏力，腹泻等。

【营养成分】

　　营养分析表明，鲢鱼含蛋白质、脂肪、碳水化合物、钙、磷、铁、硫胺素、核黄素、烟酸等。富含不饱和脂肪酸、卵磷脂等，有预防动脉硬化，降低血脂，促进血液循环，抑制血小板凝集，防止血栓形成等作用。

【食用方法】

　　煎食、煮食、炖食、配膳、制作食品等。

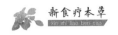
【食疗作用】

《本草纲目》：温中益气。

《随息居饮食谱》：暖胃，补气，泽肤。其腹最腴，烹鲜极美，肥大者佳，腌食亦佳。

【本草偏方】

>1. 砂锅鱼头豆腐汤：花鲢鱼头 500g，豆腐 300g，冬笋片 100g，香菇、花生各 10g，调味品适量。将鱼头洗净，剖开，用酱油浸 5 分钟，锅中放油烧热后，煎至鱼头两面呈黄色，调味，加入温水 500mL，煮沸，倾入砂锅中，下豆腐、笋片、香菇、大蒜等，煮至鱼头熟后，调入味精适量服食，每日 1 剂。可补肾益精。适用于肾精气亏损之精少不育症。

>2. 鱼头炖冬菇：鲢鱼头 1 个，冬菇、肥肉，调味品各适量。将鱼头切为两半，放入葱、姜、料酒腌 2 小时，把肥肉片、鱼头、冬菇同放

盆中，加清水、食盐适量，上笼蒸至 30 分钟左右，再放入黄瓜丝、葱花、香菜、味精、姜末、香油即成，每日 1 剂。可聪脑明目益智。适用于肾阴不足，髓海不充所致心悸，失眠，步态不稳，视物模糊，痴呆等。

>3. 干姜鲢鱼：鲢鱼 1 条，干姜 10g，食盐适量。将鲢鱼去鳞，洗净，切块，同放碗中，蒸熟服食，每日 1 剂。可温中健胃。适用于脾胃虚寒之呕吐泛酸、纳差食少、四肢不温等。

>4. 芡实莲子鱼头汤：芡实、莲子各 10g，鲢鱼头 1 个，豆腐 250g，调味品适量。将芡实、莲子、鲢鱼头同置锅中，加清水适量煮沸后，调入豆腐及葱、姜、椒、料酒、米醋、食盐等，煮熟服食，每日 1 剂。可安神健脑，益气养血。适用于产后贫血，头昏耳鸣，视物昏花，心悸失眠等。

【宜食与忌食】

〖宜食〗

　　一般人群均可选用，尤其适合脾胃虚寒，纳差食少，年老体弱、产后及病后者选用。

〖忌食〗

　　脾胃湿热、大便秘结、皮肤瘙痒者不宜选用。

【选购常识】

　　以眼球突出、角膜透明，鱼鳃色泽鲜红、鳃丝清晰、鳞片完整有光泽、鱼肉坚实有弹性、无异味者为佳。

小贴士

　　经常服食鲢鱼，可保护皮肤，免受紫外线的损害，并可增白防皱，润肤美容。

鳙鱼：温中健脾，壮筋骨

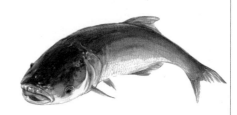

　　鳙鱼，为鲤科动物鳙鱼的肉或全体，有"水中清道夫"雅称，是中国"四大家鱼"之一。

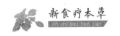
【本草纲要】

〖异名〗花鲢、胖头鱼、包头鱼、大头鱼、黑鲢、麻鲢、雄鱼。

〖性味归经〗甘、温，归肺、脾、胃经。

〖功效主治〗温中健脾，化痰止咳，强壮筋骨。主治脾胃虚寒，脘腹疼痛，老年多痰，咳嗽胸闷，腰膝酸软等。

【营养成分】

营养分析表明，鳙鱼含蛋白质、脂肪、碳水化合物，还含有核黄素、维生素C及矿物质钙、磷、铁等。鳙鱼富含不饱和脂肪酸，对心脑血管有保护作用。鳙鱼尤其是鱼头富含磷脂，可祛眩晕、益智力、助记忆、益睡眠、延缓衰老。鳙鱼富含胶原蛋白，能防老抗衰，润泽皮肤，除皱美容。

【食用方法】

煎食、清蒸、煮食、炖食、配膳。

【食疗作用】

《本草求原》：暖胃，去头眩，益脑髓，老人痰喘宜之。

《食物本草》：暖胃，益人。

【本草偏方】

＞1. 鳙鱼粥：鳙鱼1尾，大米50g，调味品适量。鳙鱼去鳞和刺，洗净，切块，水煎取汁备用。先取大米淘净，放入锅中，加清水适量煮粥，待煮至粥熟时，调入鳙鱼汁、调味品等，再煮一二沸即成，每日1剂。可暖胃补虚。适用于老年人肺虚咳嗽，纳差食少等。

>2. 鱼肚头汤：胖头鱼头1个，鱼肚150g，调味品适量。将胖头鱼头择净，鱼肚发开，同置锅中，加清水适量煮沸后，调入葱、姜、椒、料酒、米醋、食盐等，煮熟服食，每日1剂。可益气养血。适用于产后气血亏虚，心悸失眠等。

>3. 杞枣鱼头汤：胖头鱼头1个，枸杞子15g，大枣、桂圆肉各10g，调味品适量。将胖头鱼头择净，诸药择净，同置锅中，加清水适量煮沸后，调入葱、姜、椒、料酒、米醋、食盐等，煮熟服食，每日1剂。可补益脾肾。适用于眩晕时作。

>4. 鱼头黑豆饮：鳙鱼头煎黄，黑豆适量微炒，入水煮透，常服食，治老人痰喘。

>5. 鱼头炖核桃：鳙鱼头1只，核桃仁、葡萄干各25g，冰糖10g，隔水炖熟，经常服食，治神经衰弱，亦适用于记忆力减退。

>6. 鱼头米酒饮：鳙鱼头1只，入油锅煎黄，加米酒50mL，葱6根，入水共煮熟，连续服食数剂，治体虚感冒。

>7. 炖鲜鱼：鲜鳙鱼250g，油煎炖熟，加少许盐调味，经常服食，防治体虚眩晕或高血压头晕。

【宜食与忌食】

〔宜食〕

一般人群均可选用，尤其适合体质虚弱、脾胃虚寒、营养不良、咳嗽、水肿者选用。

〔忌食〕

《本草纲目》言"多食动风热，发疮"，故瘙痒性皮肤病、荨麻疹、癣病不宜选用。

【选购常识】

以眼球突出、角膜透明、鳃盖圆润饱满、鱼鳃色泽鲜红、鱼肉坚实有弹性、尾翼自然平滑不下垂者为佳。鱼胆有毒，不宜选用。

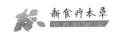

草鱼：平肝息风，温中和胃

草鱼，为鲤科动物草鱼的肉或全体，我国南北各平原地区的河流、湖泊均有分布，为"四大家鱼"之一。因草鱼以草为主要食物，故称"草鱼"。

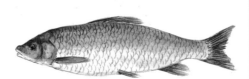

【本草纲要】

《异名》鲩鱼、油鲩、草鲩、白鲩、黑青鱼。

《性味归经》甘、温，归肝、脾、胃经。

《功效主治》暖胃和中，平降肝阳，祛风除痹。主治虚劳，脾胃虚弱，纳差食少，肝阳头痛，风寒湿痹等。

【营养成分】

营养分析表明，草鱼含蛋白质、脂肪、钙、磷、铁、硫胺素、核黄素、烟酸等。草鱼富含不饱和脂肪酸，有益于心血管。富含硒元素，有抗衰养颜、防治肿瘤作用。

【食用方法】

煎食、煮食、炖食、配膳。

【食疗作用】

《随息居饮食谱》：暖胃，和中。《医林纂要》：平肝，祛风，治痹，截疟。

【本草简方】

> 1. 草鱼肉粥：草鱼肉150g，大米50g，花椒、生姜、调味品各适量。将草鱼去鳞刺，洗净，切细。先取大米淘净，放入锅中，加清水适量煮粥，待煮至粥熟时，调入草鱼肉、花椒粉、姜末、调味品等，煮熟即成，每日1剂。可暖胃和中。适用于胃脘冷痛。

> 2. 山药藕鱼：山药50g，鲜藕150g，草鱼肉200g，熟肚片50g，调味品适量。将山药、藕去皮、洗净，切如黄豆大小备用，取草鱼肉洗净，切块，置热油锅中煎至两面金黄后下山药、藕、熟肚片及葱、姜、椒、料酒、酱油、米醋及清水适量，文火焖熟后，下淀粉及食盐、味精等，翻炒片刻即成，每日1剂。可健脾益气。适用于产后、病后脾胃虚弱，纳差食少等。

> 3. 猪爪鱼肚四片汤：猪爪2对，鱼肚10g，熟咸水鸭片、草鱼片各100g，熟猪肚片、熟猪肝片各50g，白菜及调味品适量。将鱼肚发开，切片；猪爪洗净、剁块，置锅中，加清水适量煮沸后，纳入葱、姜、椒、料酒等，煮至六成熟时，调入鱼肚及四片，煮熟，下小白菜，食盐、味精调味服食，每日1剂。可益气养血。适用于产后、病后脾胃虚弱，纳差食少等。

【宜食与忌食】

【宜食】

一般人群均可选用，尤其适用于体质虚弱、脾胃虚寒、高血压、头痛、关节炎患者选用。

【忌食】

瘙痒性皮肤病、荨麻疹、癣病不宜选用。

【选购常识】

以体形较大、鱼眼透亮、鱼鳃鲜红、鱼鳞完整，鱼肉坚实有弹性者为佳。鱼胆有毒，不宜选用。

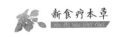

鲤鱼：利水下气，通乳安胎

鲤鱼，为鲤科动物鲤鱼的肉或全体。因其外观色黄而有金属之泽，故称赤鲤、黄鲤、金鲤，是淡水鱼类中品种最多、分布最广、养殖历史最久、产量最高者。

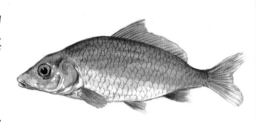

【本草纲要】

〖异名〗赤鲤、黄鲤、金鲤、鲤拐子。

〖性味归经〗甘、平，归脾、胃、肾经。

〖功效主治〗补益脾胃，利水消肿，养血通乳。主治脾胃虚弱，食欲不振，脾虚水肿，小便不利，咳嗽气促，妊娠水肿，胎动不安，产后气血亏虚，乳汁分泌不足等。

【营养成分】

营养分析表明，鲤鱼肉中含有大量的氨基乙磺酸，具有增强人体免疫力的作用，同时又是促进婴幼儿视力、大脑发育不可缺少的成分，此外，其还能维持人体正常血压，防止动脉硬化，增强肝功能，防止视力减退及增强暗视野的能力。

【食用方法】

煎食、煮食、炖食、配膳。

【食疗作用】

《随息居饮食谱》：下气，功专行水，通乳，利小便，涤饮，止咳嗽。《本草纲目》：鲤鱼乃阴中之阳物，其功长于利小便，故有消肿胀，黄疸，脚气，喘嗽，湿热之疾，能发其风寒，平肺通乳，解肠胃及肿毒之邪。

【本草偏方】

>1. 鲤鱼大米粥：鲤鱼1尾，大米50g，调味品适量。将鲤鱼去鳞，洗净，切块，水煎取汁备用。先取大米淘净，放入锅中，加清水适量煮粥，待煮至粥熟时，调入鲤鱼汁、调味品等，再煮一二沸即成，每日1剂。可益气养血，安胎通乳。适用于孕妇腰膝酸软，胎动不安，胎漏下血，产后缺乳，乳汁分泌不足等。

>2. 二豆鲤鱼汤：赤小豆、绿豆各50g，鲤鱼1条，白糖适量。将鲤鱼去鳞，加赤豆、绿豆同炖至烂熟后，白糖调服，每日1剂。可健脾利湿。适用于肝硬化腹水。

>3. 鲤鱼木瓜汤：鲤鱼200g，木瓜250g，加水适量，煎汤服。用于产后乳汁不足。

>4. 茶叶炖鲤鱼：鲤鱼1条约500g，刮洗干净，茶叶100g，醋50g，加水炖熟，空腹日服1次，治慢性肾炎。

>5. 黄芪鲤鱼：鲤鱼1条，生黄芪60g填入纱布袋内，共煮熟，吃鱼喝汤，治前列腺肥大。

【宜食与忌食】

〖宜食〗

一般人群均可选用，尤其适合各种水肿、妊娠浮肿、胎动不安、产后缺乳、咳嗽气促者选用。

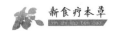

〖忌食〗

　　瘙痒性皮肤病、哮喘、皮肤湿疹等不宜选用。

【选购常识】

　　以活力强大、体态均匀、鱼鳞完整、鱼身无损伤畸形、鳃丝鲜红、黏液透明、眼球饱满凸出、角膜透明清亮、肉质坚实有弹性、鱼体扁平紧实者为佳。鲤鱼为发物，鲤鱼两侧各有一条如同细线的筋，剖洗时应抽出去掉。

鲫鱼：补脾胃，益气血，强筋骨

　　鲫鱼，为鲤科动物鲫鱼的肉或全体，我国除西北高原外，各地江河湖泊均有分布。

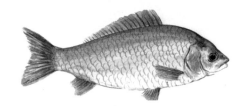

【本草纲要】

〖异名〗鲋鱼、喜头鱼、童子鲫。

〖性味归经〗甘、平，归脾、胃、大肠经。

〖功效主治〗补脾开胃，养血通乳，除湿利水。主治脾胃虚弱，少食乏力，产后缺乳，乳汁分泌不足，肢体水肿，小便不利，筋骨疼痛，肢体重困等。

【营养成分】

营养分析表明，鲫鱼含蛋白质、脂肪、碳水化合物、钙、磷、铁，以及硫胺素、核黄素、维生素PP等，对产后缺乳、乳汁分泌不足有明显效果。

【食用方法】

煮食、炖食、清蒸、制作食品。

【食疗作用】

《随息居饮食谱》：开胃，调气，生津，运食，和营，息风，清热，杀虫解毒，散肿愈疮，止痢，止疼，消疳，消痔。

《本草经疏》：治胃弱不下食。

《医林纂要》：能行水而不燥，能补脾而不濡，所以可贵耳。

《滇南本草》：和五脏，通血脉，消积。

【本草偏方】

> 1. 鲫鱼汁粥：鲫鱼2尾，大米50g，调味品适量。将鲫鱼去鳞，洗净，切块，水煎取汁备用。先取大米淘净，放入锅中，加清水适量煮粥，待煮至粥熟时，调入鲫鱼汁、调味品等，再煮一二沸即成，每日1剂。可益气养血，安胎通乳。适用于孕妇腰膝酸软，胎动不安，胎漏下血，产后缺乳，乳汁分泌不足等。

> 2. 杞烧活鱼：枸杞15g，活鲫鱼2条（约500g），香菜、调味品各适量。将鱼去鳞，洗净，在鱼身上斜切成十字花样，锅中放猪油滑锅后，下葱、姜略炒，而后加清水、食盐、料酒、米醋等煮沸，而后下鱼及枸杞，煮沸后，文火慢炖至鱼熟，下香菜和味精调味即成，每日1剂。可健脾利湿。适用于脾胃虚弱，不思饮食，精神倦怠，肢软乏力等。

> 3. 鲫鱼羹：鲫鱼1条，调味品适量。将鲫鱼去鳞，置锅内，油煎至两面黄后，加调

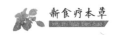
味品，炖后服食，每日1剂。可清热止血。适用于痔血。

【宜食与忌食】

〖宜食〗

一般人群均可选用，尤其适合慢性肾炎水肿、肝硬化腹水、营养不良性水肿、病后、产后乳汁缺少、脾胃虚弱、饮食不香、小儿麻疹初期或麻疹透发不畅、痔疮出血、久痢者选用。

〖忌食〗

感冒发热、脾胃湿热者不宜选用。

【选购常识】

以眼睛微凸、眼球黑白分明、体形适中、身体扁平、色泽偏白、肉质细嫩者为佳。

小贴士　金鱼为鲫鱼经过人工养殖和选育而产生的新品种，可供观赏。

鳜鱼：肉质鲜美，刺最少

鳜鱼，为脂科鱼类鳜鱼的肉，它与黄河鲤鱼、松江四鳃鲈鱼、兴凯湖大白鱼齐名，同被誉为我国"四大淡水名鱼"。

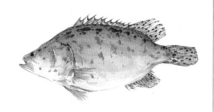

【本草纲要】

〖异名〗鳜花鱼、桂花鱼、鳌鱼、脊花鱼、胖鳜、花鲫鱼。

〖性味归经〗甘、平，归脾、胃经。

〖功效主治〗补气益脾。主治气血亏虚，体质衰弱，虚劳赢瘦，脾胃气虚，纳食不香，营养不良等。

【营养成分】

营养分析表明，鳜鱼营养丰富，鳜鱼肉中含蛋白质、脂肪、钙、铁、磷、硫胺素、核黄素、烟酸等。

鳜鱼肉质细嫩，刺少，极易消化，对儿童、老人及体弱、脾胃消化功能不佳的人来说，吃鳜鱼既能补虚，又不必担心消化困难。

【食用方法】

清蒸、煮食、炖食、红烧、酱汁、配膳。

【食疗作用】

《随息居饮食谱》：益脾胃，养血，补虚劳，远饮食，肥健人。

《本草纲目》：去腹内恶血、腹内小虫，益气力，令人肥健，补虚劳，益脾胃，治肠风泻血。

《开宝本草》：益气力，令人肥健。

【本草偏方】

>1. 鳜鱼粥：鳜鱼1条、大米100g，调味品适量。将鳜鱼去鳞，洗净，切块，放入碗中，用淀粉、酱油、料酒、花椒粉等勾芡后煎取浓汁备用。取大米淘净，加清水适量煮粥，待沸后调入鳜鱼汁等，煮至粥熟，

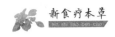
加入食盐、味精等调味,再煮一二沸即成,每日1剂。可补气益脾。适用于气血亏虚,体质衰弱,虚劳羸瘦,脾胃气虚,纳食不香,营养不良等。

>2. 茄汁鳜鱼:鲜鳜鱼1尾,番茄酱100g,调味品适量。将鳜鱼洗净后片成长条剞花刀,加葱段、姜汁、料酒腌30分钟,用干淀粉拍匀,下八成熟热油中炸至金黄,鱼肉呈葡萄粒状时装盘。青菜叶焯水后,切成葡萄叶、梗衬在鱼肉两旁。番茄汁、白糖下热油锅推匀,浇在鱼上即成,每日1剂。可降脂降糖,疏肝清热。适用于高血压、高血脂、糖尿病的食养。

>3. 麒麟鳜鱼:鲜鳜鱼1尾,香菇片、金针菇、冬笋、调味品各适量。将鳜鱼去头杂,制净,批下鱼肉及骨备用。香菇片、金针菇洗净,用高汤入味。冬笋丝加盐、料酒、味精、白糖入味。将鱼肉及骨放入碗中,纳入诸料填入碗中,然后扣入

盘中,上笼蒸熟。将鱼汁滗入锅中,用水生粉勾芡,加麻油、胡椒粉搅匀,煮沸,浇在鱼面上即成,每日1剂。可降脂降糖、疏肝清热。适用于高血压、高血脂、糖尿病的食养。

>4. 鳜鱼豆腐汤:鳜鱼、豆腐共煮食,或单用鳜鱼炖汤服食,治虚劳羸瘦或肠风便血。

>5. 鳜鱼粥:鳜鱼、糯米、猪肉各适量,煮粥调味食用,益脾健胃,增添气力,亦杀腹内诸虫。

【宜食与忌食】

〖宜食〗

一般人群均可选用,尤其适用于脾胃亏虚、年老体弱、产后病后、气血不足者选用。

〖忌食〗

脾胃湿热、大便秘结者不宜。

【选购常识】

以眼球突出、角膜透明、鱼鳃鲜红、鳃丝清晰、鳞片完整、鱼肉坚实、有弹性者为佳。

小贴士

鳜鱼四时皆有，尤以三月最肥，张志和"桃花流水鳜鱼肥"，吴雯"万点桃花半尺鱼"，是古今文人对鳜鱼的赞许。但鳜鱼脊背上的鳍和臀鳍有尖刺，上有毒腺组织，人被刺伤后有肿痛、发热、畏寒等症状，加工时要特别注意，制作菜肴前要刹掉。制馔时，无须剖腹，先在腹后近尾部处有小眼儿的地方，用刀切一下，使腹内鱼肠与鱼身分离，再从嘴中插入两根筷子至腹内，旋转两圈后，将内脏连带鱼鳃一同拉出即可。

鲈鱼：益脾胃，补肝肾

鲈鱼，为脂科鱼类鲈鱼的肉。分布于太平洋西部，我国沿海均产，黄海、渤海较多，常年均可捕捞。

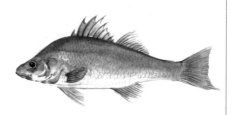

捕后，除去鳞片及内脏，洗净，鲜用或晒干。鲈鱼秋后始肥，肉白如雪，故有"西风斜日鲈鱼香"之说。

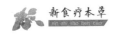
【本草纲要】

〖异名〗四鳃鱼、花鲈、鲈板。

〖性味归经〗甘、平，归脾、肺、肾经。

〖功效主治〗健脾补气，益肾安胎。主治头目眩晕，腰膝酸软，妇女妊娠水肿，胎动不安等。

【营养成分】

营养分析表明，鲈鱼含蛋白质、脂肪，以及维生素A、硫胺素、核黄素、烟酸、维生素E、钙、磷、钾、钠、镁、铁、锌、硒、铜、锰等。鲈鱼血中含有较多的铜元素，铜能维持正常造血功能，参与铁的代谢和红细胞生成，维护中枢神经系统的健康，促进正常黑色素形成及维护毛发正常结构，调节胆固醇及血糖代谢，可降脂降糖。铜元素缺乏的人可食用鲈鱼来补充。鲈鱼肉中含有丰富的DHA（二十二碳六烯酸），可聪脑益智。

【食用方法】

清蒸、红烧、炖食、煮食、配膳。

【食疗作用】

《随息居饮食谱》：开胃，安胎，补肾，舒肝。

《食疗本草》：安胎、补中。

《嘉祐本草》：鲈鱼，多食宜人。

【本草偏方】

>1. 鲈鱼肉粥：鲈鱼肉150g，大米50g，调味品适量。将鲈鱼去鳞刺，洗净，切细。先取大米淘净，放入锅中，加

清水适量煮粥，待煮至粥熟时，调入鲈鱼肉、花椒粉、姜末、调味品等，煮熟即成，每日1剂。可补气健脾。适用于妊娠水肿，胎动不安等。

> 2. 生姜苏叶鲈鱼：鲈鱼500g，生姜、苏叶、调味品各适量。将鲈鱼去鳞，洗净，切块，放入砂锅内，加姜、葱、醋、盐、黄酒、清水适量，武火烧沸后，转文火煮至肉熟，下苏叶，再煮一二沸，食鱼饮汤，每日1剂。可和胃止吐。适用于妊娠呕吐，妊娠水肿，胎动不安，术后伤口难以愈合等。

> 3. 莼菜鲈鱼汤：鲈鱼1条，莼菜、木耳、调味品各适量。将莼菜、木耳发开，择净备用。鲈鱼去鳞，洗净，切块，放入热油锅中煎至香，加入清汤适量煮沸，而后下莼菜、木耳、调味品等，煮熟即成，每日1剂。可健脾利湿。适用于大便溏泄，小儿疳积等。

> 4. 桃花鲈鱼：鲜桃花10g（约15朵），活鲈鱼1条，调味品适量。将鲜桃花洗净、沥干；鲈鱼去鳞，洗净。将奶油放入净锅中烧热熔化，放入姜片煸香，加入鲜汤，再放入鲈鱼、酒等煮沸，文火煮至鱼熟汤浓白时，加入调味品，煮沸，撒入桃花即成，2日1剂。可益气养血。适用于各种贫血，血虚痛经，月经不调等。

【宜食与忌食】

〖宜食〗

一般人群均可选用，尤其适用于气血亏虚、产妇孕妇、年老体弱、病后体虚者。

〖忌食〗

脾胃湿热、大便秘结者不宜选用。

【选购常识】

以鱼形正常、鱼眼饱满、角膜透明、鳃丝鲜红、黏液透明、鳞片光泽紧密、鱼肉坚实有弹性、无异味、鱼腹不膨胀者为佳。

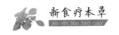
小贴士

上海松江鲈鱼，其味鲜美，其肉细嫩，再加上特殊的烹饪技艺，历来被视为上乘珍馐。据说清代乾隆皇帝下江南，品尝松江鲈鱼之后，封其为"江南第一名鱼"，从此松江府年年向朝廷进贡。1972年2月，美国总统尼克松如期访华，公报签署后，周恩来总理在上海锦江饭店宴请尼克松总统及其一行，并品尝了松江鲈鱼，受到尼克松的高度赞誉。尼克松访华回国后，曾发表文章大赞中国鲈鱼之美。1986年英国女王伊丽莎白来到上海，点名要品尝松江四鳃鲈，一时之间忘了鱼的名字，就说要吃尼克松鱼。市政府派遣专人到松江调拨四鳃鲈，用来招待英国贵宾。

带鱼：补脾解妻，益气血

带鱼，为鱼纲鲈形目带鱼科带鱼的肉。带鱼的体形正如其名，侧扁如带，故名带鱼。带鱼形似刀，故名刀鲚、刀鱼。带鱼分布比较广，以西太平洋和印度洋最多，我国沿海各省均可见到，其中又以东海产量最高。常年均可捕捞，捕后除去内脏，洗净，鲜用。

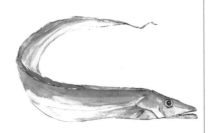

【本草纲要】

〖异名〗鲞鱼、刀鲚、刀鱼、牙带鱼。

〖性味归经〗甘、咸、温，归肝、脾经。

〖功效主治〗益气养血，暖胃养肝，泽肤美容。主治久病体虚，血虚头晕，气短乏力，食少消瘦，胃脘冷痛，消化不良，营养不良，产后乳汁不足，疮疖痈肿，外伤出血等。

【营养成分】

营养分析表明，带鱼含蛋白质、脂肪、糖类、硫胺素、核黄素、维生素A、维生素E、烟酸、钾、钙、铁、锌、钠、镁、铜、锰、磷、硒等。带鱼的脂肪含量高于一般鱼类，且多为不饱和脂肪酸，有降低胆固醇的作用。带鱼鱼鳞和银白色油脂层中还含有一种抗癌成分6-硫代鸟嘌呤，可辅助治疗白血病、胃癌、淋巴肿瘤等。带鱼含有丰富的镁元素，对心血管系统有很好的保护作用，可预防高血压、心肌梗死等心血管疾病。带鱼的DHA和EPA含量高于淡水鱼，可营养大脑，提高记忆力，增强智力。

【食用方法】

蒸食、煮食、炖食、红烧、配膳、制作食品。

【食疗作用】

《随息居饮食谱》：甘温。暖胃，补虚，泽肤。

《食物中药与便方》：滋阴、养肝、止血。急慢性肠炎蒸食，能改善症状。

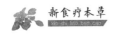
【本草偏方】

>1. 带鱼姜汁饭：带鱼100g，大米、姜汁各适量。将带鱼洗净，剁为肉糜，加姜汁、酱油、葱花、胡椒、芥末及植物油适量拌匀待用。大米淘净，加清水适量放入笼中武火蒸约40分钟后，将姜汁鱼肉倒在饭面上，铺平，续蒸20分钟即可，每日1剂。可益气养血。适用于消化不良，营养不良，产后乳汁不足等。

>2. 清蒸带鱼：带鱼、调味品各适量。将带鱼去鳞，洗净，放入盘中，加姜汁、酱油、葱花、胡椒、芥末等拌匀，放入笼中，蒸熟即成，每日1剂。可补虚益气。适用于慢性胃炎，慢性肝炎，营养不良，毛发枯黄等。

>3. 家常焖带鱼：带鱼、调味品各适量。将带鱼去鳞，洗净，切块，撒上精盐、醋，腌渍片刻。锅中加入适量猪油，烧热，投入葱段、姜片、花椒、大料等炸香，随即放入面酱炒散，加食醋、带鱼、清水，旺火烧沸后改小火焖熟，加味精调味，撒入香菜段，淋入香油即成，每日1剂。可暖胃补虚，泽肤黑发。适用于脘腹隐痛，白发病，或毛发脱落等。

【宜食与忌食】

〖宜食〗

一般人群均可选用，尤其适用于气血亏虚、产后及病后体虚者选用。

〖忌食〗

《药性考》言"带鱼，多食发疥"。《随息居饮食谱》言"带鱼，发疥动风，病人忌食"。故疥疮、湿疹、皮肤过敏、癌症、红斑性狼疮病人、支气管哮喘者不宜选用。

【选购常识】

以体表光泽鳞全、眼球饱满、角膜透明、肌肉厚实、富有弹性者为佳。

带鱼与大黄花鱼、小黄花鱼、乌贼并称为中国"四大海产"鱼类，与河豚、鲥鱼并称为中国"长江三鲜"。

泥鳅：祛风利湿，补中益气

泥鳅，为鳅科动物泥鳅的肉或全体。我国南、北大部分湖、塘、沟渠、水田均有分布。泥鳅可入食、入药，有"水中人参"之称。

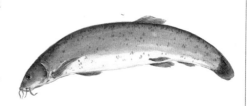

【本草纲要】

〖异名〗泥鳅鱼。

〖性味归经〗甘、平，归肝经。

〖功效主治〗祛风利湿，益肾助阳，健脾止泄。主治脾虚体弱，小便不利，黄疸，肾虚阳痿，脾虚泄泻，皮肤瘙痒等。

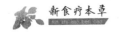

【营养成分】

有利胆作用，可治疗各种类型的肝炎，能明显促使黄疸消退，转氨酶下降。所含的亚精胺是精子的主要成分，能增加精子数量，增强精子活力，促进人体胚胎细胞数量和发育，延缓和逆转衰老，增加皮肤弹性。

【食用方法】

炖食、煮食、配膳等。

【食疗作用】

《随息居饮食谱》：暖胃，壮阳，杀虫，收痔。《本草纲目》：暖中益气，醒酒，解消渴。《四川中药志》：利小便。治皮肤瘙痒，疥疮发痒。

【本草偏方】

> 1. 泥鳅粥：泥鳅、大米各 100g，调味品适量。将泥鳅放清水中养 1 ~ 2 天，使其肠内容物排净。大米淘净，放入锅中，加清水适量，浸泡 5 ~ 10 分钟后，煮沸，再加泥鳅煮粥，待熟时，调入葱、姜、椒、盐等，煮至粥熟即成，每日 1 剂。可温肾助阳，健脾利湿。适用于肾虚阳痿，脾虚泄泻等。

> 2. 清炖泥鳅汤：泥鳅 200g，鲜虾 50g，海参 10g，调味品适量。将泥鳅洗净，取清水适量煮沸，下鳅及虾参，待沸后调味，煮熟服食，每日 1 剂。可温肾助阳。适用于肾虚阳痿。

【宜食与忌食】

〖宜食〗

一般人群均可选用，尤其适用于脾胃亏虚，肢体水肿，消化不良、黄疸、精子活力不足、精液量少者。

〖忌食〗

性功能亢进、阴虚阳亢者不宜选用。

【选购常识】

以体质健壮、活动力强、眼睛凸起、澄清光泽、鳃片鲜红、黏液透明、肌肉丰富、又壮又大者为佳。

小贴士

古代医学家对泥鳅的评价甚高：安于泥水，故调养脾肾；伏瘀不病，故邪毒难犯；善窜深泥，故通经活络；潜蛰若龟，故可长寿。

鳝鱼：病后体虚者的滋补佳品

鳝鱼，为鳝科动物黄鳝的肉或全体。我国除西北外，各地均有分布。黄鳝一年四季均产，但以小暑前后者最为肥美，故民间有"小暑黄鳝赛人参"的说法。目前已列入《世界自然保护联盟》（IUCN）2010年濒危物种红色名录。

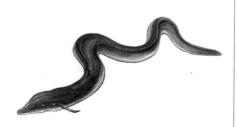

【本草纲要】

〖异名〗黄鳝、海蛇。

〖性味归经〗甘、温，归肝、脾、肾经。

〖功效主治〗益气养血，祛风除湿，强筋壮骨，止血。主治气血不足，虚弱消瘦，体倦乏力，产后恶露不尽，小儿泻痢，风湿痹痛等。

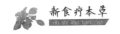

【营养成分】

营养分析表明，本品含蛋白质、脂肪及钙、磷、铁、维生素A、B族维生素和烟酸等，为老人、病后体虚者补益佳品。鳝鱼中含有丰富的DHA和卵磷脂，是脑细胞不可缺少的营养，可增强记忆，补脑健身。所含的特种物质"鳝鱼素"，能降低血糖和调节血糖，对痔疮、糖尿病有较好的治疗作用。鳝鱼脂肪含量少，因而是糖尿病患者的理想食品。鳝鱼血外用能治口眼歪斜，颜面神经麻痹。

【食用方法】

煎食、炒食、煮食、红烧、配膳。

【食疗作用】

《随息居饮食谱》：补虚助力，善祛风寒湿痹，通血脉，利筋骨。《本草拾遗》：主湿痹气，补虚损，妇人产后淋沥，血气不调。

【本草偏方】

> 1. 鳝鱼粥：鳝鱼、大米各100g，调味品适量。将鳝鱼去鳞，洗净，切细，放入碗中，用淀粉、酱油、料酒、花椒粉等勾芡备用。先取大米淘净，加清水适量煮粥，待沸后调入鳝鱼，煮至粥熟，加入食盐、味精等调味，再煮一二沸即成，每日1剂。可益气养血。适用于妇女血虚经闭，痛经，产后体虚不复及风湿痹痛等。

> 2. 姜汁黄鳝饭：黄鳝150g，大米、姜汁各适量。将黄鳝去头、骨、杂，切段与姜汁、葱花、酱油、食盐、香油拌匀备用。大米淘净，加清水适量放入笼中武火蒸约40分钟后，将黄鳝倒在饭面上，铺平，续蒸20分钟即可，每日1剂，作午餐食用。可补血健胃。适用于病后虚损，贫血，纳差，消瘦，肢软乏力等。

> 3. 鳝鱼蒸肉：鳝鱼肉、五花猪肉各100g，米粉及调

味品各适量。将二肉洗净，切片，与米粉拌匀，再加调味品等拌匀，淋上香油及清水适量，上笼蒸熟服食，每日1剂。聪脑益智，益气健脾。适用于老年性痴呆的食疗。

【宜食与忌食】

〖宜食〗

一般人群均可选用，尤其适用于高血压、糖尿病、年老体弱、产后及病后体虚者。

〖忌食〗

脾胃湿热、大便秘结者不宜选用。

【选购常识】

以个体肥壮硬朗、体色淡黄、肤无损伤、手感光滑、活力强者为佳。

小贴士

鳝鱼血有毒，误食可对人的口腔、消化道黏膜产生刺激作用，严重者会损害神经系统，出现四肢麻木、呼吸和循环功能衰竭等。但鳝鱼血清毒素不耐热，能被胃液、高温加热所破坏，一般熟食不会发生中毒。

鲍鱼：润肺益胃，滋肾补虚

鲍鱼，为鲍科动物九孔鲍或盘大鲍的肉，春、夏、秋三季均可捕捉，以春末夏初最为肥美，捕得后取肉鲜用，或制成鲍鱼干。

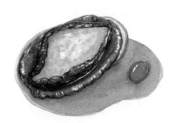

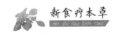

鲍鱼名为鱼，实则不是鱼，它是属于腹足纲、鲍科的单壳海生贝类，因其形如人耳，也称"海耳"。"鲍者包也，鱼者余也"，鲍鱼代表包余，以示包里有"用之不尽"的余钱。因此，鲍鱼不但是馈赠亲朋好友的上等吉利礼品，而且还是宴请、筵席及逢年过节餐桌上的必备"吉利菜"之一，故有"餐桌黄金，海珍之冠"的美誉。

【本草纲要】

《异名》鳆鱼、海耳。

《性味归经》甘、咸、平，归肺、肾、胃经。

《功效主治》润肺益胃，滋肾补虚。主治经血不调，便秘，腰膝酸软等症。

【营养成分】

营养分析表明，鲍鱼含蛋白质、碳水化合物、脂肪，还含有矿物质钙、磷、铁、B族维生素、维生素C等多种营养物质。鲍鱼的肉中还含有一种被称为"鲍素"的成分，能够破坏癌细胞必需的代谢物质。现代医学研究表明，用鲍鱼做菜煮食，不仅具有滋养强壮之功，而且对肺结核、淋巴结核也有很好的辅助医治疗效。

【食用方法】

煮食、炖食、配膳、煮粥、制作食品。

【食疗作用】

《日用本草》：补中益气。

《本经逢原》：开胃进食。

《随息居饮食谱》：补肝肾，益精明目，开胃养营，已带浊崩淋，愈骨蒸劳极。

【本草偏方】

> 1. 鲍鱼汤：鲍鱼、调味品各适量。将鲍鱼发开，洗净，切片，置锅中，加鸡清汤及清水适量煮沸后调入葱、姜、料酒及笋片适量，文火炖至烂熟后，加食盐、味精调服，每日1剂。可健脾养胃。适用于胃脘隐痛。

> 2. 鲍鱼海参汤：鲍鱼、海参、调味品各适量。将鲍鱼、海参发开，洗净，切片，同置锅中，加鸡清汤及清水适量煮沸后调入葱、姜、料酒及笋片适量，文火炖至烂熟后，加食盐、味精调服，每日1剂。可温肾健脾。适用于虚劳。

> 3. 石决明粥：石决明30g，大米100g。将石决明择净，放入锅中，加清水适量，浸泡

5～10分钟后，水煎取汁，加大米煮为稀粥即成，每日1剂。可平肝潜阳，清肝明目。适用于肝阳上亢所致的眩晕头痛，烦躁易怒，目赤肿痛，视物昏花等。

> 4. 鲍鱼肉100g，地黄10g，益母草20g，当归10g。先将鲍鱼肉洗净切片，再把另三味用纱布包好，扎紧，共水煎汤，食肉饮汤，每日1次。治月经不调。

【宜食与忌食】

〖宜食〗

一般人群均可选用，尤其适用于高血压、糖尿病、头痛、年老体弱、病后及产后气血亏虚、癌症、神经衰弱者选用。

〖忌食〗

高尿酸血症、痛风、感冒发热、咽喉疼痛、瘙痒性皮肤病、大便秘结者不宜选用。

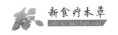

【选购常识】

鲜鲍鱼：以体呈米黄或浅棕、质地光鲜、呈椭圆形、鲍身完整，个头均匀、肉厚饱满者为佳。干鲍鱼：以鲍体紫亮、质地干燥、呈卵圆形、体形完整，无杂质，味淡者为佳。

小贴士

鲍鱼壳，又名石决明，为鲍科动物九孔鲍或盘大鲍的贝壳。中医认为，本品性味咸、寒，入肝经。有平肝潜阳、清肝明目之功，适用于肝阳上亢所致的眩晕头痛，烦躁易怒，目赤肿痛，视物昏花等。本品味咸质重，专入肝经，尤善平肝潜阳，且性寒，能清肝火而明眼目，为治肝火目赤要药，故有"决明"之称。

章鱼：气血虚弱者的补养良药

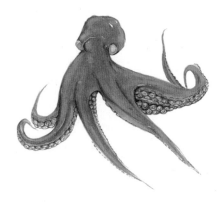

章鱼，为章鱼科动物真蛸、长蛸、短蛸等的肉或全体，我国沿海均有分布。章鱼，说是鱼却不是鱼，它是从头足纲软体动物中演化而来的，身体较小，八条触手又细又长，故有"八爪鱼"之称。

【本草纲要】

〖异名〗八爪鱼、石居鱼、章举。

〖性味归经〗甘、咸、寒，归肝、脾、肺经。

〖功效主治〗养血通乳，解毒生肌。主治血虚经行不畅，产后缺乳，痈疽疮疖，疮疡久溃不收等。

【营养成分】

营养分析表明，章鱼含蛋白质、脂肪、碳水化合物，以及硫胺素、核黄素、烟酸、维生素 E 和钙、磷、钾、钠、镁、铁、锌、硒、铜等，为气血虚弱者的补养良药。

章鱼富含天然牛磺酸，可促进婴幼儿脑力和智力发育，提高神经传导和视觉机能，提高记忆力。可降低血脂，改善血液黏稠度，抑制血小板凝集，防止动脉硬化，抗心律失常。可增加胆汁流量，解除胆汁阻塞，抑制结石形成等。可活化胰腺功能，改善机体内分泌状态，调节机体代谢，抗疲劳，降低血糖浓度。可调节晶体渗透压和抗氧化，抑制白内障的发生与发展。可维持正常生殖功能，防止生殖功能不良，预防死胎、流产和先天缺陷的发生。

【食用方法】

煮食、炒食、清炖、红烧。

【食疗作用】

《泉州本草》：治痈疽肿毒。

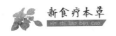
《中国药用海洋生物》：养血益气，收敛，生肌。用于催乳滋补。

《中国动物药》：通经下乳。治产后乳汁不足。

【本草偏方】

>1. 章鱼粥：章鱼、大米、调味品各适量。将章鱼发开，洗净，切细备用。大米淘净，放入锅中，加清水适量煮粥，待沸后下章鱼，煮至粥熟时，下葱、姜、食盐等调味品，再煮一二沸即成，每日1剂。可益气养血。适用于气血亏虚所致的月经不调，痛经，疮疡久不收口等。

>2. 章鱼炖鹧鸪：鹧鸪2只，干章鱼150g，玉竹10g，调味品适量。鹧鸪洗净，下沸水锅焯一下，再洗净。章鱼洗净，切条，同玉竹、鹧鸪、火腿片、调味品等同放蒸碗中，上笼蒸至肉熟烂即成，每日1剂。可养血益气，健脾开胃，适于气血虚弱及脾胃功能低下之人食用。

>3. 猪蹄章鱼汤：猪蹄1对，章鱼1条，食盐适量。将猪蹄去毛杂，剁块；章鱼去鳞，切块，同置锅中，加清水适量，炖至烂熟后，略放食盐调味服食，2日1剂。可益气养血，下气通乳。适用于产后气血亏虚，乳汁缺乏。

【宜食与忌食】

〖宜食〗

一般人群均可选用，尤其适合体质虚弱、气血不足、营养不良、产妇乳汁分泌不足者选用。

〖忌食〗

荨麻疹、瘙痒性皮肤病、脾胃虚寒者不宜选用。

【选购常识】

以体形完整、色泽鲜明、肥大爪粗、体色柿红带粉白、香味浓郁者为佳。

章鱼肉质没有乌贼脆，是所有这类软体动物中肉质最紧实的。就口感来说，望潮（小型章鱼）和乌贼最好，鱿鱼次之（近海鱿鱼，非远洋鱿鱼），章鱼最差。

鲳鱼：益气养血，柔筋利骨

鲳鱼，为鲳科鱼类银鲳的肉，分布于东海、南海等。中医认为，鲳鱼益气养血，柔筋利骨，主要用于治疗血虚贫血、消化不良、神疲乏力、四肢麻木、紧固酸痛等病症。

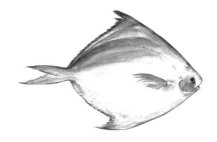

【**本草纲要**】

〖**异名**〗镜鱼、鲳鳊、叉片鱼。

〖**性味归经**〗甘、平，归脾、胃经。

〖**功效主治**〗益气养血，舒筋利骨。主治消化不良，贫血，筋骨酸痛，四肢麻木等。

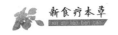

【营养成分】

营养分析表明，鱼肉含蛋白质、脂肪、碳水化合物、矿物质钙、磷、铁等。鲳鱼含有丰富的不饱和脂肪酸，有降低胆固醇之功。含有丰富的硒和镁，可防止动脉硬化，延缓机体衰老，防止癌症。

【食用方法】

清蒸、红烧、煎炸、配膳。

【食疗作用】

《医林纂要》：补脾益气。

《药膳研究》：益气养血。

【本草偏方】

>1. 鲳鱼肉粥：鲳鱼肉150g，大米50g，调味品各适量。将鲳鱼去鳞和刺，洗净，切细。先取大米淘净，放入锅中，加清水适量煮粥，待煮至粥熟时，调入鲳鱼肉、花椒粉、姜末、调味品等，煮熟即成，每日1剂。可健脾养血。适用于血虚痛经，月经不调等。

>2. 鲳鱼心肝汤：鲳鱼500g，熟猪心、熟猪肝片各100g，调味品各适量。将鲳鱼去鳞，洗净，切块，加清水适量煮熟，而后下猪心、猪肝、调味品等，煮熟服食，每日1剂。可宁心安神。适用于血虚心悸，失眠，多梦等。

>3. 鲳鱼萱草汤：鲳鱼500g，萱草、猪血、调味品各适量。将萱草发开，洗净备用。鲳鱼去鳞，洗净，切块，加清水适量煮熟，而后下萱草、猪血、调味品等，煮熟服食，每日1剂。可解郁安神。适用于肝郁失眠，多梦等。

【宜食与忌食】

〖宜食〗

一般人群均可选用，尤其适用于气血亏虚，消化不良，产后及病后体虚、年老体弱、风湿痹痛者。

〖忌食〗

　　瘙痒性皮肤病、尿酸升高者不宜选用。

【选购常识】

　　以身体扁平、鱼肉富有弹性、表面有银白色光泽、鳃色鲜红、鱼鳞完整者为佳。

小贴士

　　鲳鱼不宜用动物油烹调。鲳鱼子有毒，不宜选用，以免引起脘腹疼痛、泄泻。

武昌鱼：调胃气，利五脏，防贫血

　　武昌鱼，为鲤科鲂属团头鲂的肉或全体。武昌鱼是我国特有种类，仅自然分布于长江中下游附属湖泊，是我国主要淡水鱼类之一，分布范围窄，天然产量低，以湖北梁子湖所产最为闻名。

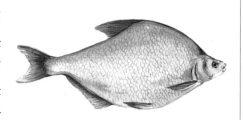

【本草纲要】

〖异名〗缩项鲂、团头鲂。

〖性味归经〗甘，平，归胃、脾、肺经。

〖功效主治〗补虚健脾，养血祛风。主治气血两虚，心悸怔忡，纳差食少，皮肤瘙痒等。

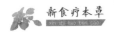
【营养成分】

营养分析表明，武昌鱼含蛋白质、脂肪、碳水化合物、矿物质钙、磷、铁及核黄素、烟酸等。经常食用武昌鱼，可以预防贫血症、低血糖、高血压和动脉硬化等疾病。

【食用方法】

清蒸、红烧、糖醋、油焖、炖食、配膳。

【食疗作用】

《随息居饮食谱》：补胃，养脾，祛风，运食。功用与鲫相似。

《食疗本草》：调胃气，利五脏。

【本草偏方】

>1. 武昌鱼粥：武昌鱼1尾，大米50g，调味品适量。将武昌鱼去鳞，洗净，切块，水煎取汁备用。先取大米淘净，放入锅中，加清水适量煮粥，待煮至粥熟时，调入武昌鱼汁、调味品等，再煮一二沸即成，每日1剂。可益气养血，安胎通乳。适用于胎动不安，产后缺乳，乳汁分泌不足等。

>2. 武昌鱼炖猪脚：武昌鱼1尾，猪脚2只，调味品适量。将武昌鱼去鳞，切块煎汤，取汁备用；猪脚择净毛，洗净，一剖两片，与武昌鱼汁同放锅中，加调味品如葱、姜、椒、盐、黄酒，用大火煮沸后，文火炖至烂熟，再加味精调匀即可服食，每日1剂。可益气养血，通络下乳。适用于产后虚弱，乳汁不通，或缺乳等。

>3. 陈皮鱼：陈皮10g，武昌鱼1尾，调味品适量。陈皮泡开，洗净，切丝；生姜切片；胡椒研细；葱切段；武昌鱼去鳞，洗净，加陈皮、生姜、胡椒、葱段等拌匀，放碗中，上面摆上姜片，再加入黄酒、食醋、食盐、味精及清水适量，隔水炖熟后服食，每日1剂。可健脾化痰。适用于痰湿咳嗽，

脘腹胀闷，纳差食少等。

> 4. 清蒸武昌鱼：武昌鱼1尾，调味品适量。武昌鱼去鳞，洗净，放盘中，加生姜、胡椒、葱段、姜片、黄酒、食醋、食盐、味精等调味品，隔水蒸熟后服食，每日1剂。可健脾益气。适用于脾胃亏虚，纳差食少等。

【宜食与忌食】

〖宜食〗

一般人群均可选用，尤其适用于贫血、脾胃亏虚、营养不良、不思饮食、慢性泻痢者选用。

〖忌食〗

脾胃湿热、大便秘结者不宜选用。

【选购常识】

以眼球饱满凸出、角膜透明清亮、富有弹性、鳃丝鲜红、黏液透明、鳞片有泽、贴附紧密、不易脱落、肌肉坚实有弹性者为佳。

小贴士

"武昌"不是指今天的湖北省武汉市武昌区，而是指古武昌，即今天的鄂州一带，如《三国演义》载："宁饮建业水，不食武昌鱼。"毛泽东《水调歌头·游泳》"才饮长江水，又食武昌鱼"的词句，使武昌鱼更为闻名遐迩，吸引了天下众多食客纷至沓来。

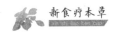

凤尾鱼：补气健脾，泻火解毒

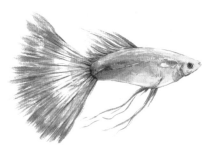

凤尾鱼，为鳀科鱼类凤鲚的肉，分布于渤海、黄海、东海和南海等。肺癌患者接受化疗时，经常以凤尾鱼佐餐，可提高对化疗的耐受力。

【本草纲要】

〖异名〗凤鲚、鲚鱼、黄鲚。

〖性味归经〗甘、咸、寒，归脾、胃、心经。

〖功效主治〗补气健脾，泻火解毒。主治脾气虚损，呃逆，脘腹胀满，恶心欲吐，大便溏滞，消化不良，疮疖，痈疽肿毒等。

【营养成分】

营养分析表明，凤尾鱼含蛋白质、脂肪、碳水化合物，以及铁、磷、钙、锌、硒等。凤尾鱼含铁、钙、锌丰富，宜于老人、儿童食用。临床观察发现，凤尾鱼能促进抗感染淋巴细胞的活力，增强抗菌效能，提高人体对化疗的耐受力。

【食用方法】

清蒸、红烧、炖食、制作食品。

【食疗作用】

《随息居饮食谱》：甘温。补气。肥大者佳。味美而腴。

《本草求原》：贴败疽痔漏。

【本草偏方】

>1. 鲚鱼肉粥：鲚鱼肉150g，大米50g，调味品各适量。将鲚鱼去鳞和刺，洗净，切细。先取大米淘净，放入锅中，加清水适量煮粥，待煮至粥熟时，调入鲚鱼肉、花椒粉、姜末、调味品等，煮熟即成，每日1剂。可补气健脾。适用于脾胃亏虚，纳差食少，肢软乏力等。

>2. 鲚鱼二丁汤：鲚鱼250g，黄花地丁、紫花地丁、调味品各适量。将二丁择净备用。鲚鱼去鳞，洗净，切块，加清水适量煮熟，而后下调味品煮沸，再下二丁，煮一二沸即成，每日2剂。可清热解毒。适用于疮疖，痈疽肿毒等。

>3. 鲚鱼莼菜汤：鲚鱼250g，莼菜、调味品各适量。将莼菜择净备用。鲚鱼去鳞，洗净，切块，加清水适量煮熟，而后下调味品煮沸，再下莼菜，煮一二沸即成，每日2剂。可清热解毒。适用于疮疖，痈疽肿毒等。

>4. 煮凤尾鱼：凤尾鱼加葱、姜共煮食用，治食少腹胀。

>5. 豆豉烧凤尾：凤尾鱼500g刮鳞，去内脏切段，将6g豆豉投入烧沸的水内，加生姜、胡椒粉少许，煮至鱼熟食用，治脾胃虚寒。

【宜食与忌食】

【宜食】

一般人群均可选用，尤其适合体弱气虚、营养不良、产后、病后者及儿童选用。

【忌食】

湿热内盛、疮疥瘙痒者不宜选用。

【选购常识】

以鱼体活泼、鱼鳃鲜红、肌肉弹性好、无外伤者为佳。

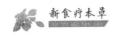

因其尾部分叉，形状像凤凰的尾巴，又体色绚烂多彩，体形优美，故名"凤尾鱼"，也是观赏鱼种。

黄花鱼：开胃消食，健脾益气，调中填精

黄花鱼，黄花鱼科鱼类大黄花鱼、小黄花鱼的肉。多活动于海水中下层，有洄游习性，分布以浙江舟山群岛最多。春季游回近海产卵，鳔能发声。鱼头有两颗石状枕骨，动物学上叫耳石，长在内耳中，游泳时起平衡作用。

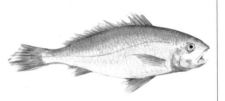

【本草纲要】

〖异名〗黄鱼、石头鱼。

〖性味归经〗甘、咸、平，归肾、胃经。

〖功效主治〗健脾益气，补益精血，和胃止血。主治脾胃亏虚，纳差食少，肾虚滑精，吐血、崩漏，腰膝酸软等。

【营养成分】

营养分析表明，黄花鱼含蛋白质、脂肪、钙、磷、碘、铁、B族维生素，烟酸等，并含有17种人体必需氨基酸，是癌症病人十分理想的蛋白质补充物，从鱼卵中提取的鱼精蛋白和脱氧核糖核酸可作为肿瘤病人的康复剂。

黄花鱼中的鱼鳔，又称鱼肚，为"海味八珍"之一，含有高黏性的胶体蛋白和黏多糖，有止血作用。每100g鱼肚含蛋白质84.4g，脂肪0.2g，钙30mg，磷29mg，铁26mg，为高蛋白滋补佳品，有"海洋人参"之美誉，可治疗消化性溃疡，肺结核，风湿性心脏病，再生障碍性贫血，脉管炎，神经衰弱及女子闭经，赤白带下，崩漏等。鱼鳔可促进精囊分泌果糖，为精子提供能量，能促进胃肠的消化吸收，提高食欲，有利于防治食欲不振、厌食、消化不良、腹胀、便秘；能增加肌肉组织的韧性和弹力，增强体力，消除疲劳；能滋润皮肤，使皮肤细腻光滑；能增强脑力和神经系统功能，促进生长发育，提高思维和智力，维持腺体正常分泌；并可防治智力减退、神经传导迟缓、反应迟钝、产后乳汁分泌不足、老年性痴呆、健忘、失眠等，能提高机体抵抗力和免疫力，抗疲劳，抑制肿瘤生长。

【食用方法】

清蒸、炖食、红烧、配膳、制作食品。

【食疗作用】

《本草纲目》：主治妇人难产……止呕血，散瘀血。

《食经》：主下利，明目，安心神。

《随息居饮食谱》：开胃，补气，填精。以大而色黄如金者佳……煮食开胃，醒脾，补虚，活血，为病人、产后食养之珍。

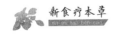

【本草偏方】

> 1. 鱼鳔粥：鱼鳔10g，大米100g，调味品适量。将鱼鳔发开，洗净，切细，用香油烹炒一下，而后与大米同放锅中，加清水适量，煮为稀粥，待熟时调入葱花、姜末、花椒、食盐、味精等，再煮一二沸即成，每日1剂。可益气养血，补益肾精。适用于贫血消瘦，营养不良，脾胃虚寒等一切气血不足之症。

> 2. 萱草鱼汤：黄花鱼500g，萱草（金针菜）、调味品各适量。将黄花鱼去鳞，洗净，切块备用。先取清水适量煮沸，而后下黄花鱼、萱草、调味品等，煮熟服食，每日1剂。可宁心安神。适用于心悸，失眠多梦。

> 3. 黄花鱼肚汤：黄花鱼500g，鱼肚30g，调味品各适量。将黄花鱼去鳞，洗净，切块；鱼肚发开，切块备用。先取清水适量煮沸，而后下黄花鱼、鱼肚、调味品等，煮熟服食，每日1剂。可补肾益精。适用于肾虚耳鸣，腰膝酸软等。

> 4. 枸杞黄花鱼汤：黄花鱼500g，枸杞子30g，调味品各适量。将黄花鱼去鳞，洗净，切块备用。先取清水适量煮沸，而后下黄花鱼、枸杞子、调味品等，煮熟服食，每日1剂。可补肾益精。适用于肾虚耳鸣，腰膝酸软等。

> 5. 鹌鹑蛋黄花鱼：鹌鹑蛋5枚，黄花鱼200g，调味品适量。将鹌鹑蛋煮熟，去壳备用。黄花鱼洗净，切片勾芡；锅中加清水适量煮沸后，下葱、姜、椒、盐、料酒、酱油及黄花鱼片，武火煮沸后，转文火煮至鱼熟后，下鹌鹑蛋及味精，再煮一二沸即成，每日1剂。可养阴补血。适用于肝肾阴虚，阴液不足所致的月经量少，手足心热，头晕目眩，耳鸣心悸，失眠多梦等。

【宜食与忌食】

〖宜食〗

一般人群均可选用，尤其适用于肾虚滑精，腰膝酸软，精液减少，活力不足、老年体弱，气血不足、癌症患者。

〖忌食〗

大便秘结、脾胃湿热者。

【选购常识】

以眼球饱满、角膜透明清亮、鳃盖紧密，鳃色鲜红、黏液透明者为佳。

小贴士

鱼鳔为鱼鳔干燥后制成，不是鱼肚，使用时应注意。大黄花鱼以端午节前后为主要汛期，小黄花鱼汛期在清明至谷雨；此时其生理发育达到顶点，鳞色金黄，鱼体健壮，肉质肥满，味道最为鲜美。

三文鱼：含有人体所需的各种氨基酸

三文鱼，为鲑科鱼类鲑鱼的肉，是一种生长在加拿大、挪威、日本和美国等高纬度地区的冷水鱼类，有"水中珍品"美誉。

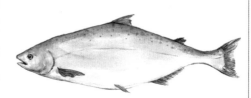

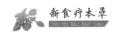
【本草纲要】

〖异名〗撒蒙鱼、萨门鱼、北鳟鱼、大马哈鱼、罗锅鱼。

〖性味归经〗甘、温，归脾、胃经。

〖功效主治〗补虚益气，健脾暖胃，和中消食。主治肢软乏力，纳差食少，消瘦，水肿，消化不良等。

【营养成分】

营养分析表明，三文鱼含蛋白质、脂肪、维生素 A、维生素 B_6、维生素 B_{12}、维生素 D 和铁、钾、钙、镁、锰、锌、磷、硒等。

蛋白质中含有氨基酸 16 种，可有效补充人体必需的各种氨基酸。鱼肉中含有丰富的不饱和脂肪酸，能有效降低血脂和血胆固醇，防治心血管疾病。含有的虾青素，是一种非常强力的抗氧化剂。所含的 $\Omega-3$ 脂肪酸能提升高密度脂蛋白胆固醇，增强血管弹性，有效降低血脂和血胆固醇，可防治心血管疾病、老年痴呆症，预防视力下降。

【食用方法】

生食、烤食、煮食、配膳、制作食品等。

【食疗作用】

《中国保健食品》：滋润肌肤。

《药膳食疗研究》：补虚劳，健脾胃，暖胃和中。

【本草偏方】

>1. 三文鱼粥：三文鱼 50g，大米 100g，调味品适量。将三文鱼洗净，切丝备用。大

米淘净，放入锅中，加清水适量煮粥，待沸后下三文鱼，煮至粥熟时，下调味品等，再煮一二沸即成，每日1剂。可健脾和胃。适用于脾胃亏虚所致的消化不良，纳差食少等。

> 2. 三文鱼羹：三文鱼、芥末、蒜蓉、调味品各适量。将芥末、蒜蓉、食醋、香油、调味品等拌匀，三文鱼洗净，切片，蘸调味品食用，每日1剂。可健脾开胃。适用于脘腹胀满，食欲不振等。

【宜食与忌食】

〖宜食〗

一般人群均可选用，尤其适合脾胃亏虚、消化不良、高脂血症、高血压、动脉硬化者选用。

〖忌食〗

血尿酸升高、脾胃湿热者、皮肤瘙痒者不宜选用。

【选购常识】

以鱼肉有光泽，富有弹性，颜色橘红鲜明者为佳。

小贴士

三文鱼是制作鱼肝油的原料之一，鱼肝油含有丰富的维生素D，可提高机体对钙、磷的吸收，有助于儿童生长发育。

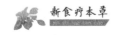新食疗本草

乌贼鱼：低热量的健康瘦身食品

乌贼鱼，又名墨鱼，名为鱼但
实非鱼类，为乌贼科动物金乌贼、
针乌贼和无针乌贼的肉，分布于我
国沿海地区。乌贼遇到强敌时会以
"喷墨"作为逃生的方法并伺机离
开，因而有乌贼、墨鱼之称。其皮
肤中有色素小囊，会随"情绪"的
变化而改变颜色和大小。又因其头
部有触腕似缆，遇到风浪时可黏石
上，故又名缆鱼。

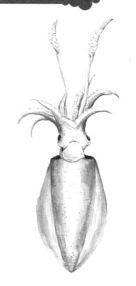

【本草纲要】

〖异名〗墨鱼、乌侧鱼、乌鲗、花枝、墨斗鱼。

〖性味归经〗咸、平，归肝、肾经。

〖功效主治〗养血通经催乳，补脾益肾滋阴。主治肝肾两虚，
阴血不足所致的经闭，崩漏或月经量少，产后乳汁分泌不足，
精血亏损，头晕耳鸣，遗精早泄及年老体弱等一切不足之症。

【营养成分】

营养分析表明，乌贼鱼含蛋白质、脂肪、碳水化合物，以及维生素、矿物质等。本品所含的多肽类物质有抗病毒、抗放射作用。所含的乌贼墨有抗肿瘤、抗炎症及防腐作用。所含的牛磺酸能促进大脑细胞中 DNA、RNA 及蛋白质的合成，可促进智力发育，维护视觉，并能促进胆固醇分解，有助于降低血脂水平。

乌贼鱼、虾类所含的葫芦巴碱及龙虾肌碱可抑制葡萄糖在肠道的吸收，减少体内脂肪的蓄积，有助于糖尿病、高脂血症、肥胖症的治疗。

【食用方法】

煮食、炖食、爆炒、煮粥、煮饭、制作食品等。

【食疗作用】

《本草纲目》：其名不雅，其功殊多，其味颇鲜，最益妇人，无论经、孕、产、乳各期皆可食用。

《本草求真》：其性属阴，故能入营补血，入肾滋水强志，而使月事以时下也。

《随息居饮食谱》：滋肝肾，补血脉，理奇经，利胎产，调经带，最益妇人。

《神农本草经》：主赤白漏下，经泻血闭，阴蚀肿痛。

【本草偏方】

> 1. 墨鱼粥：墨鱼 50g，大米 100g，调味品适量。将墨鱼发开，洗净，切丝备用。大米淘净，放入锅中，加清水适量煮粥，待沸后下墨鱼丝，煮至粥熟时，下调味品等，再煮一二沸即成，每日 1 剂。可益气养血。适用于气血亏虚所致的月经不调，痛经等。

> 2. 墨鱼骨粥：墨鱼骨（乌贼骨）10g，大米 100g，白糖适量。将鱼骨择净，放入锅中，加清水适量，浸泡 5 ~ 10

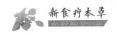
分钟后，水煎取汁，加大米煮粥，待熟时，下白糖等，再煮一二沸即成，每日1剂。可敛酸止痛。适用于消化性溃疡胃脘疼痛，吞酸呕逆，脘腹灼热。

> 3. 墨鱼猪肉：墨鱼50g，猪脊肉100g，调味品适量。将墨鱼去骨杂，洗净，切段；猪肉洗净，切片，同放锅中，加清水适量煮开后，加入调味品如葱、姜、椒、盐、酱油等，文火炖至鱼肉熟透服食，每日1剂。可补中益气，养血通乳。适用于产后缺乳或乳汁分泌不足。

> 4. 墨鱼山药猪肉汤：墨鱼100g，猪瘦肉150g，莲子10g，鲜山药100g，调味品适量。将墨鱼泡软，洗净、去骨、切片，瘦肉洗净切块，山药去皮，洗净，切块，同置砂锅中，加清水适量煮沸后，加入生姜、葱、椒等，煮至肉熟汤浓，加入食盐、味精调服，每日1剂。可滋

阴降火，通关开络。适用于阴虚火旺，性欲亢进，阴茎易举而射精不能等。

> 5. 桂圆墨鱼：桂圆15g，墨鱼30g，调味品适量。将墨鱼泡软，洗净，去骨，切片，两者同放锅中，加清水适量煮沸后，下调味品，文火煮至墨鱼熟后，去药包，味精调味服食。每日1剂。可调经养血。适用于月经不调，如月经量少、经期延长、经闭、痛经等。

> 6. 墨鱼鸡：墨鱼250g，乌骨鸡、山药各100g，枸杞子20g，调味品适量。将墨鱼、乌骨鸡洗净、切块，加水同炖至鱼、鸡熟后，调入食盐、味精适量服食，每周2剂。可养肝益肾。适用于肝肾阴虚所致的女子不孕症。

【宜食与忌食】

〖宜食〗

一般人群均可选用，尤其适用于气血不足、女子产后病

后、月经不调、血虚经闭、带下、崩漏者。

〖忌食〗

血尿酸升高、过敏性皮肤病者不宜选用。

【选购常识】

以鱼体背面全白或骨上皮稍有紫色、肌肉色白、有淡淡海腥味、肌肉柔软有弹性者为佳。

小贴士

墨鱼骨，为乌贼的内贝壳。中医认为，本品性味咸、涩，微温，归肝、肾经。有收敛止血、固精止带、制酸止痛、收湿敛疮之功，适用于崩漏下血，肺胃出血，创伤出血，遗精，带下，胃痛吐酸，湿疹疮疡等。药理研究表明，本品有促进胃肠蠕动，抑制胃酸，抗胃溃疡，调节肠道菌群，降低血清胆固醇等多种功能。

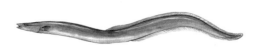

鳗鲡：冬季进补的最佳食品

鳗鲡，为鳗鲡科动物鳗鲡的肉或全体，分布于黄河、长江、闽江、韩江及珠江等流域，海南岛、台湾和东北等地也有分布。

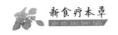

【本草纲要】

〖异名〗白鳝、白鳗、河鳗、鳗鱼、青鳝。

〖性味归经〗甘、平。归脾、肺经。

〖功效主治〗滋补强壮，去风杀虫，主治肺结核经久不愈，身体虚弱，发热，赤白带下，风湿骨痛等。

【营养成分】

营养分析表明，鳗鲡含蛋白质、脂肪、维生素A、硫胺素、核黄素、烟酸、矿物质钙、磷、铁、钠、钾等。鳗鲡能提供人类生长、维持生命所需的营养成分，有助于强健体魄，增进活力，滋补养颜，为秋冬进补的最好食品。鳗鲡所含的EPA（二十碳五烯酸）和DHA（二十二碳六烯酸）可降低血脂，抗动脉硬化，抗血栓，为大脑保持活力必要的营养素，并能促进儿童及青少年大脑发育，增强记忆力，也有助于老年人预防大脑功能衰退与老年痴呆症。

【食用方法】

清炖、清蒸、红烧、配膳、制作食品。

【食疗作用】

《随息居饮食谱》：补虚损，杀劳虫，疗疬疡、瘰疮，祛风湿。

《本草纲目》：杀虫去风。

《本朝食鉴》：补虚、暖肠、祛风、解毒、养颜、愈风，疗湿脚气、腰肾间湿风痹。

【本草偏方】

> 1. 鳗鲡粥：鳗鲡、大米各100g，调味品适量。将鳗鲡去鳞，洗净，切细，放入碗中，用淀粉、酱油、料酒、花椒粉等勾芡备用。先取大米淘净，加清水适量煮粥，待沸后调入鳗鲡，煮至粥熟，食盐、味精等调味，再煮一二沸即成，每日1剂。可益气养血。适用于妇女血虚经闭，痛经、产后体虚，赤白带下等。

> 2. 山药鳗鲡：山药150g，鳗鲡250g，火腿片100g，调味品适量。将鳗鲡去鳞，洗净，切段，锅内放清水和葱、姜、黄酒，煮沸后，将鳗鲡放入沸水锅中烫一下捞出，整齐地排列在小盆子上，而后放火腿片、山药片、葱、姜、黄酒、椒粉、食盐及鸡清汤，盖严，棉纸浸湿，封口，上笼蒸约1小时后取出，启封，去葱、姜，加味精即可，2日1剂。可滋补强壮，祛风杀虫。适用于肺结核经久不愈，身体虚弱等。

> 3. 鳗鲡猪肉：鳗鲡250g，猪肉100g，调味品适量。将鳗鲡去头杂，洗净，切段；猪肉洗净，切片，放入碗中，加入调味品如葱、姜、椒、盐、酱油等，文火蒸熟服食，每日1剂。可补益脾肺。适用于气虚血亏，头昏心悸，面色苍白，自汗盗汗等。

【宜食与忌食】

【宜食】

一般人群均可选用，尤其适用于年老体弱、产后体弱、病后体虚、肺结核、神经衰弱、风湿痹痛、骨质疏松者。

【忌食】

痛风、瘙痒性皮肤病者不宜选用。

【选购常识】

以体表微黄色或黄色，无霉斑，肌肉坚实，无异味者为佳。

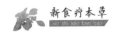

> **小贴士**
>
> 　　鳗鲡血有毒，接触后对人体黏膜有强烈刺激作用，可引起炎症、化脓、坏疽等。其毒素加热能被破坏，但生食鳗鲡鱼可引起中毒，其主要毒害神经系统、心脏、血液系统、肾脏等。

鰳鱼：健脾开胃，养心安神

　　鰳鱼，为鲱科动物鰳鱼的肉，我国从北到南沿海及台湾均有分布，四季均可捕捞，捕后去鳞片及内脏，洗净，鲜用或晒干。因其两侧及腹部为银白色或白色。因而有"白鳞鱼"之称。

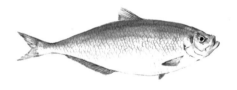

【本草纲要】

〖异名〗勒鱼、鲞鱼、白鳞鱼、克鰳鱼、火鳞鱼。

〖性味归经〗甘、平，归脾、胃经。

〖功效主治〗健脾开胃，养心安神。主治脾虚泄泻，消化不良，噤口不食，心悸怔忡等。

【营养成分】

营养分析表明，本品含蛋白质、脂肪、钙、磷、铁、核黄素、烟酸和硫胺素等。

【食用方法】

清蒸、炖食、红烧、配膳、制作食品。

【食疗作用】

《本草纲目》：开胃，暖中。《随息居饮食谱》：开胃，暖脏，补虚。

【本草偏方】

>1. 鲫鱼汤：鲫鱼、调味品各适量。将鲫鱼发开，洗净，切片，置锅中，加鸡清汤及清水适量煮沸后，调入葱、姜、料酒及笋片适量，文火炖至烂熟后，食盐、味精调服，每日1剂。可宁心安神。适用于心悸，失眠多梦。

>2. 萱草鲫鱼汤：鲫鱼500g，萱草（金针菜）、调味品各适量。将鲫鱼去鳞，洗净，切块备用。先取清水适量煮沸，而后下鲫鱼、萱草、调味品等，煮熟服食，每日1剂。可宁心安神。适用于心悸，失眠多梦。

>3. 鲫鱼肚片汤：鲫鱼500g，熟猪肚片100g，调味品各适量。将鲫鱼去鳞，洗净，切块，加清水适量煮沸，而后下肚片、调味品等，煮熟服食，每日1剂。可健脾益气。适用于胃脘隐痛，慢性结肠炎等。

【宜食与忌食】

【宜食】

一般人群均可选用，尤其适用于脾胃亏虚、消化不良、产后病后、心悸失眠者。

【忌食】

瘙痒性皮肤病、红斑狼疮、高尿酸血症、哮喘、痈疽疮疖者不宜选用。

【选购常识】

以鱼鳃鲜红、眼睛透亮、鱼肉有弹性、鱼体鳞片完整有光泽、无瘀血及外伤者为佳。

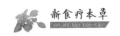

小贴士鲥鱼为贡鱼。清代姜长卿《崇川竹枝词》载："谷雨开洋遥网市，鲥鱼打得满船装。进鲜百尾须头信，未献君王那敢尝。"《红楼梦》中"鲥鲞蒸肉"、袁枚《随园食单》中"虾子鲥鲞"、《调鼎集》中"煨三鱼"等，均以鲥鱼为主料。

银鱼：被誉为"鱼参"的健康食品

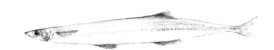

银鱼，为鲑形目胡瓜鱼亚目银鱼科动物银鱼的全体，分布于山东至浙江沿海地区。因其体长略圆，细嫩透明，色泽如银，故名"银鱼"。与松江鲈鱼、黄河鲤鱼、长江鲥鱼，并称中国"四大名鱼"。晒干后的银鱼名"燕干"，有"鱼中人参"之称。

【本草纲要】

〖异名〗炮仗鱼、帅鱼、面条鱼、冰鱼、玻璃鱼。

〖性味归经〗甘、平，归脾、肺经。

〖功效主治〗补益脾胃，润肺止咳。主治脾胃虚弱，消化不良，小儿疳积，营养不良，虚劳咳嗽，干咳无痰等。

【营养成分】

营养分析表明，本品含蛋白质、脂肪、B族维生素、烟酸、矿物质钙、磷、铁等。银鱼钙含量为群鱼之冠，有益于钙缺乏症的治疗。

【食用方法】

煎食、炒食、炸食、蒸食、煮食、炖食、制作食品。

【食疗作用】

《随息居饮食谱》：养胃阴，和经脉。

《日用本草》：宽中健胃，合生姜作羹佳。

《食物本草》：利水，润肺，止咳。

《医林纂要》：补肺清金，滋阴，补虚劳。

【本草偏方】

>1. 银鱼粥：银鱼50g，百合15g，燕窝5g，大米100g，白糖适量。将银鱼肉去鳞，洗净备用。百合、燕窝发开，择净，备用。取大米淘净，放入锅中，加清水适量煮沸后，下银鱼、百合、燕窝等，煮至粥熟时，加白糖，再煮一二沸即成，每日1剂。可补肺益气，止咳化痰。适用于肺虚咳嗽、肺痨咳嗽，干咳无痰等。

>2. 银鱼煎蛋：银鱼、鸡蛋、调味品各适量。将银鱼洗净，下热油锅中炒熟备用。鸡蛋磕入碗内，加葱末、姜末、黄酒、盐等调匀，再放入银鱼拌匀，徐徐倒入热油锅中炒熟即成，每日1剂。可健脾养胃。适用于脾胃亏虚，营养不良，产后血晕等。

>3. 银鱼豆芽汤：银鱼、黄豆芽、调味品各适量。将银鱼、豆芽洗净备用。热油锅中放葱姜爆香后，加清汤适量煮沸，再下银鱼、黄豆芽、调味品，煮熟即成，每日1剂。可醒脾养胃。适用于酒醉反胃，食欲不振等。

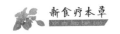
【宜食与忌食】

〖宜食〗

　　一般人群均可选用，尤其适合孕妇、产妇、哺乳期、营养不足、消化不良、肺虚咳嗽者选用。

〖忌食〗

　　过敏性疾病、瘙痒性皮肤病者不宜选用。

【选购常识】

　　鲜银鱼以洁白如银、通体透明、体长 2.5～4cm、鱼体软且下垂、略显挺拔、无黏液者为佳。

　　燕干以鱼体完整、色泽洁白有光、肉质细嫩、味鲜者为佳。

小贴士

　　银鱼是整体性食用食物（即内脏、头、翅均不去掉，整体食用），为高钙、高蛋白、低脂肪鱼类，基本没有大鱼刺，很适宜婴幼儿食用。

黑鱼：补脾益胃，利水消肿

　　黑鱼，为鳢科动物乌鳢的肉。全身灰黑且有斑块，其性凶猛，喜追捕其他鱼类，以鱼虾为主食。

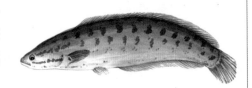

【本草纲要】

〖异名〗乌鳢、乌鱼、财鱼。

〖性味归经〗甘、平，归脾、肺、肾经。

〖功效主治〗催乳补血，通气消胀，祛风利湿。主治产妇乳少或分泌不足，产后贫血，浮肿，湿痹，小便不利，胸闷，脘腹胀满，肺结核久治不愈，肠痔下血，麻疹，口眼歪斜，抽搐麻木等。

【营养成分】

营养分析表明，黑鱼含蛋白质、脂肪、维生素A、硫胺素、核黄素、烟酸、维生素E、钙、磷、钾、钠、镁、铁、锌、硒、铜、锰、碘等，以及18种氨基酸。

【食用方法】

炖食、蒸食、红烧、配膳、制作食品。

【食疗作用】

《随息居饮食谱》：行水，化湿，祛风，稀痘，愈疮，下大腹水肿、脚气，通肠，疗痔。

《药膳食疗研究》：补益脾胃，利湿消肿。

【本草偏方】

>1. 黑鱼粥：黑鱼肉100g，大米50g，调味品适量。将黑鱼肉去鳞，洗净，切细备用。取大米淘净，放入锅中，加清水适量煮沸，调入黑鱼、花椒粉、姜末、调味品等，煮至粥熟即成，每日1剂。可养血通乳。适用于产后气血亏虚，乳汁分泌不足等。

>2. 黑鱼墨鱼汤：黑鱼、墨鱼、调味品各适量。将黑鱼、

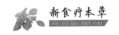

墨鱼去鳞，洗净，切块，放入锅中，加清水适量煮沸，而后下姜末、葱花、川椒粉等调味品，煮熟即成，每日1剂。可养血通乳。适用于产后气血亏虚，乳汁分泌不足等。

>3. 黑鱼薏仁粥：黑鱼肉100g，薏苡仁50g，调味品适量。将黑鱼肉去鳞，洗净备用。取薏仁淘净，放入锅中，加清水适量煮沸，调入黑鱼、花椒粉、姜末、调味品等，煮至粥熟即成，每日1剂。可祛风除湿。适用于暑湿侵袭，肢体重困，湿痹等。

>4. 黑鱼羹：黑鱼1条，调味品各适量。将黑鱼洗净，切块，放锅内煮熟后，加调味品，再煮一二沸服食，每日1剂。可行水化湿。适用于妊娠水肿，大腹水肿、脚气等。

>5. 黑鱼冬瓜羹：黑鱼1条，冬瓜250g，葱白、调味品各适量。将黑鱼、冬瓜洗净，切块，同放锅内煮熟后，

加葱白、调味品等，再煮一二沸服食，每日1剂。可通肠疗痔。适用于肠痔下血。

>6. 黑鱼冬瓜汤：取黑鱼1条，去肠杂留鳞，加等量冬瓜，入少许葱白、大蒜，煮熟后吃鱼喝汤，连服1周，治疗脚气浮肿、孕妇水肿、营养障碍性水肿、肾脏病及心脏病水肿。

【宜食与忌食】

〖宜食〗

一般人群均可选用，尤其适用于脾胃亏虚、纳差食少、病后产后、水肿者。

〖忌食〗

脾胃积热、皮肤瘙痒者不宜选用。

【选购常识】

以眼睛凸起、澄清有光泽、鳃盖紧闭、鳃片鲜红无黏液、肚皮上花纹略黄、脊背乌黑发亮者为佳。

> **小贴士**　　黑鱼出肉率高、肉厚色白、红肌较少，无肌间刺，味鲜，以冬季出产最佳，民间视为滋补佳品，常用以治疗产后贫血、乳汁分泌不足等。

鳕鱼：降低人体胆固醇的低脂食物

鳕鱼，为鳕科动物鳕鱼的肉，分为大西洋鳕鱼、格陵兰鳕鱼和太平洋鳕鱼，是全世界年捕捞量最大的鱼类之

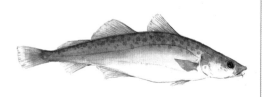

一，在我国主要分布于渤海、黄海和东海北部。其中大西洋鳕鱼已被列入《世界自然保护联盟》（IUCN）1996年濒危物种红色名录。

【本草纲要】

〖异名〗大头青、大口鱼、大头鱼、明太鱼、阔口鱼、大头腥、石肠鱼。

〖性味归经〗甘、凉，归脾、肺经。

〖功效主治〗养阴清热，止咳化痰。主治脾肺阴虚，纳差食少，干咳少痰等。

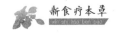

【营养成分】

营养分析表明，鳕鱼富含蛋白质、脂肪、维生素A、维生素D、维生素E、矿物质等。鳕鱼的蛋白质比三文鱼、鲳鱼、鲫鱼、带鱼高，而脂肪含量要比三文鱼低17倍，比带鱼低7倍，可有效降低人体胆固醇、三酰甘油。鳕鱼除含有DHA、EPA外，还含有人体所必需的维生素A、维生素D、维生素E和其他多种维生素。

鳕鱼中这些营养成分的比例，正是人体每日所需量的最佳比例，鳕鱼肝可提取鱼肝油，对结核杆菌有抑制作用，并可消灭传染性创伤中存在的细菌。鳕鱼胰腺含有大量的胰岛素，有较好的降血糖作用。鱼肉中含有丰富的镁元素，对心血管系统有很好的保护作用，有利于预防高血压、心肌梗死等心血管疾病。

【食用方法】

生食、清蒸、炖食、红烧、制作食品、提取鱼肝油。

【食疗作用】

《中国保健食品》：活血祛瘀，补血止血。

《药膳食疗研究》：养阴清热，止咳化痰。

【本草偏方】

>1. 鳕鱼松茸粥：鳕鱼、大米各50g，松茸3朵，调味品适量。将鳕鱼、松茸洗净，切细。大米淘净，加清水适量煮粥，待沸后，下鳕鱼、松茸、调味品等，煮至粥熟服食，每日1剂。可健脾养胃。适用于婴幼儿脾胃不健，纳差食少，体虚易感冒等。

>2. 鳕鱼草菇粥：鳕鱼、大米各100g，草菇50g，调味品适量。将鳕鱼、草菇洗净，切细。大米淘净，加清水适量煮粥，待沸后，下鳕鱼、草菇、

调味品等，煮至粥熟服食，每日1剂。可养阴清热。适用于年老体弱、病后体虚、癌症患者放化疗后纳差食少、口干不欲饮，大便秘结等。

【宜食与忌食】

〖宜食〗

一般人群均可选用，尤其适用于年老体弱、婴幼儿、产后病后、糖尿病、高血压、高脂血症者。

〖忌食〗

脾胃虚寒、大便溏薄者不宜选用。

【选购常识】

以体积较大，切片后呈椭圆形、鳞片紧密、鱼皮纹路清晰、肉质雪白细嫩、口感甜滑、入口即化、清香鲜美者为佳。

小贴士　虽然鳕鱼营养价值极高，有"餐桌上的营养师"之美誉，但鳕鱼等海鱼肉中常富集汞，服食时应予注意。

鲇鱼：滋阴开胃，催乳利尿

鲇鱼，为鲇形目鲇科鲇鱼的全体，生活在池塘或河川等淡水中。

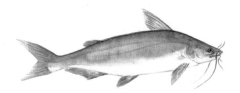

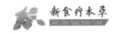
【本草纲要】

〖异名〗胡子鲢、黏鱼、鲶鱼、塘虱鱼、生仔鱼。

〖性味归经〗甘、温，归脾、胃、膀胱经。

〖功效主治〗补气滋阴，开胃催乳，利湿通淋。主治脾胃亏虚，纳差食少，产后缺乳，淋证等。

【营养成分】

营养分析表明，鱼肉中含水分、蛋白质，并含有多种矿物质和微量元素，特别适合体弱虚损，营养不良，产后乳汁分泌不足者选用。

【食用方法】

清蒸、炖食、煮食、红烧、配膳。

【食疗作用】

《随息居饮食谱》：利小便，疗水肿、痔血、肛痛。

《食经》：主虚损不足，令人皮肤肥美。

【本草偏方】

>1. 鲇鱼大米粥：鲇鱼250g，大米100g，调味品适量。将鲇鱼发开，洗净，切细备用。大米淘净，放入锅中，加清水适量煮粥，待沸后下鲇鱼肉，煮至粥熟时，下调味品等，再煮一二沸即成，每日1剂。可益气养血。适用于脾胃亏虚，纳差食少，产后缺乳等。

>2. 鲇鱼薏仁粥：鲇鱼250g，薏苡仁100g，调味品适量。将鲇鱼发开，洗净，切细备用。薏仁淘净，放入锅中，加清水适量煮粥，待沸后下鲇鱼肉，煮至粥熟时，

下调味品等，再煮一二沸即成，每日 1 剂。可利湿通淋。适用于暑湿侵袭，肢体重困，淋证等。

> 3. 鲇鱼萱草汤：鲇鱼250g，萱草、黄豆芽、调味品各适量。将萱草发开，黄豆芽择净备用。鲇鱼肉洗净，切块，放入锅中，加清水适量煮沸后，下萱草、黄豆芽、调味品等，煮熟即成，每日 1 剂。可养血通乳。适用于产后虚损，气血不足，缺乳或乳汁分泌不足等。

【宜食与忌食】

〖宜食〗

一般人群均可选用，尤其适用于病后及产后虚损，营养不良，乳汁不足，水肿者。

〖忌食〗

皮肤瘙痒、疮痈疔疖者不宜选用。

【选购常识】

以体表光滑无鳞、通体灰褐、活动力强者为佳。

小贴士

鲇鱼卵有毒，不能食用，中毒表现为呕吐、瘫痪等。普通的烹调方法无法破坏鲇鱼卵的毒素。

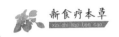
鳊鱼：健胃养脾，补虚益血，祛风

鳊鱼，为鲤科动物鲂鱼的肉。鳊鱼无鳞少刺，肉质细嫩，营养丰富，受到人们的喜欢。

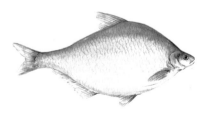

【本草纲要】

〖异名〗鲂鱼、鳊、长身鳊、鳊花、油鳊、槎头鳊，缩项鳊。

〖性味归经〗甘、平，归胃、脾、肺经。

〖功效主治〗补虚健脾，养血祛风。主治气血两虚，心悸怔忡，纳差食少，皮肤瘙痒等。

【营养成分】

营养分析表明，鳊鱼含蛋白质、脂肪、碳水化合物、钙、磷、铁、核黄素、烟酸等。经常食用鳊鱼，可以预防贫血症、低血糖、高血压和动脉硬化等疾病。

【食用方法】

清蒸、红烧、糖醋、油焖、炖食、配膳。

【食疗作用】

《随息居饮食谱》：补胃，养脾，祛风，运食。功用与鲫鱼相似。《食疗本草》：调胃气，利五脏。

【本草偏方】

>1. 鳊鱼粥：鳊鱼1尾，大米50g，调味品适量。将鳊鱼去鳞，洗净，切块，水煎取汁备用。先取大米淘净，放入锅中，加清水适量煮粥，待煮至粥熟时，调入鳊鱼汁、调味品等，再煮一二沸即成，每日1剂。可益气养血，安胎通乳。适用于胎动不安，产后缺乳，乳汁分泌不足等。

>2. 鳊鱼猪脚：鳊鱼2尾，猪脚2只，调味品适量。将鳊鱼去鳞，切块煎汤，取汁备用；猪脚择净毛，洗净，一剖两片，与鳊鱼汁同放锅中，加调味品如葱、姜、椒、盐、黄酒，用大火煮沸后，文火炖至烂熟，再加味精拌匀即可服食，每日1剂。可益气养血，通络下乳。适用于产后虚弱，乳汁不通，或缺乳等。

>3. 陈皮鳊鱼：陈皮10g，鳊鱼250g，调味品适量。陈皮泡开，洗净，切丝；生姜切片；胡椒研细；葱切段；鳊鱼去鳞，洗净，加陈皮、生姜、胡椒、葱段等拌匀，放碗中，上面摆上姜片，再加入黄酒、食醋、食盐、味精及清水适量，隔水炖熟后服食，每日1剂。可健脾化痰。适用于痰湿咳嗽，脘腹胀闷，纳差食少等。

【宜食与忌食】

〖宜食〗

一般人群均可选用，尤其适合贫血，脾胃亏虚，营养不良，不思饮食，慢性泻痢者选用。

〖忌食〗

脾胃湿热、大便秘结者不宜选用。

【选购常识】

以眼球饱满凸出、角膜透明清亮，富有弹性，鳃丝鲜红，黏液透明，鳞片有泽、贴附紧密、不易脱落，肌肉坚实有弹性者为佳。

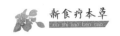
　　鳊鱼、武昌鱼同属鲤科动物鲂鱼的肉，两者的区别在于武昌鱼有13根半鱼刺，鳊鱼有13根鱼刺。

海鳗：滋补壮身，防治脂肪肝

　　海鳗，为海鳗科动物海鳗的全体，分布于我国沿海等地。海鳗属鱼纲海鳗科。头尖口大，体长近圆桶形，全身光滑无鳞。生活于海洋底层，昼伏于泥穴或岩石缝中，夜出觅食，其性凶猛。

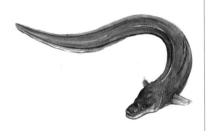

【本草纲要】

〖异名〗鳗、海鳗鲡、狗鱼、狗头鳗、狼牙鳝、尖嘴鳗、黄鳗、赤鳗、鳗鱼。

〖性味归经〗甘、温，归肺、肝、肾经。

〖功效主治〗补虚润肺，祛风通络。主治病后、产后体虚，遗精，骨节疼痛，疮疖，痔瘘等。

【营养成分】

营养分析表明，海鳗含蛋白质、脂肪、碳水化合物、维生素 A 等。海鳗体内含有西河洛克蛋白，有增精强性之效。含有丰富的维生素 A，是维生素 A 缺乏症患者的优良食品。

海鳗蛋白质含量高而脂肪含量低，有利于减肥降脂，治疗肥胖症、高脂血症、脂肪肝等。

【食用方法】

清蒸、红烧、炖食、制作食品。

【食疗作用】

《随息居饮食谱》：疮痔家宜食。

《青岛中草药手册》：治面神经麻痹。

《中国药用海洋生物》：治关节肿痛。

《海洋药物民间应用》：治外伤出血、夜盲。

【本草偏方】

>1. 海鳗粥：海鳗、大米各100g，调味品适量。将海鳗去鳞，洗净，切细，放入碗中，用淀粉、酱油、料酒、花椒粉等勾芡备用。先取大米淘净，加清水适量煮粥，待沸后调入海鳗，煮至粥熟，加入食盐、味精等调味，再煮一二沸即成，每日1剂。可益气养血。适用于妇女血虚经闭，痛经、产后体虚，赤白带下等。

>2. 胡萝卜炒海鳗：胡萝卜、海鳗肉、调味品各适量。将海鳗肉洗净，切丝，用葱、姜、椒、淀粉、料酒等浸渍备用。胡萝卜洗净，切丝。锅中放素油适量烧热后，下葱和姜爆香，而后下海鳗肉煸炒，再下胡萝卜、辣椒等，炒至熟时，下食盐、味精等调味即成，每周2～3剂。可补益肝肾。适用于维生素 A 缺乏症、夜盲症等。

>3. 参蒸海鳗：党参10g，海鳗500g，调味品适量。将海

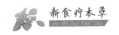
鳗洗净，切段，锅内放清水和葱、姜、黄酒，煮沸后，将海鳗段放入沸水锅中烫一下捞出，整齐地排列在小盆子上，而后放火腿片、党参、调味品等，盖严，棉纸浸湿，封口，上笼蒸约1小时后取出，启封，去葱、姜，加味精即可，每周2~3剂。可补虚损，祛风湿。适用于腰膝酸软，筋骨疼痛，风湿性关节炎等。

> 4. 清炖海鳗：海鳗去肠杂洗净，煎黄加糖、酒炖透。经常服食，治疗虚劳骨蒸，关节肿痛，脚气风疹。

> 5. 黄酒海鳗鳔：海鳗鳔焙黄研末，以黄酒冲服。治肾虚遗精，亦适用于疮疖和痈肿。

> 6. 冰糖炖鳗鳔：海鳗鳔干品，加冰糖炖服。治胃痛，亦适用于气管炎。

【宜食与忌食】

〖宜食〗

一般人群均可选用，尤其适合年老体弱、五脏虚损、小儿疳积、痔疮、直肠脱垂者选用。

〖忌食〗

过敏性皮肤病、大便溏薄者不宜选用。

【选购常识】

以体表微黄色或黄色，无霉斑，肌肉坚实，无异味者为佳。

小贴士　　海鳗干品"鳗鱼鲞"、干制"海鳗鳔"均为食用佳品。

海马：有"南方人参"美称的药用鱼类

海马，为鱼类海龙科克氏海马、枣海马、斑海马或日本海马除去内脏的干燥体，主产于广东、广西、福建、台湾等沿海地区。因头部弯曲，呈马头状而名"海马"。海马已列入《世界自然保护联盟》（IUCN）2012 年濒危物种红色名录。

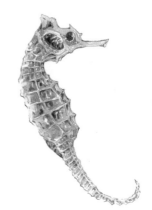

【本草纲要】

〖异名〗大海马、水马、马头鱼。

〖性味归经〗甘、咸、温，归肝、肾经。

〖功效主治〗补肾壮阳，活血散瘀。主治肾阳虚衰所致的腰膝酸软、阳痿、尿频等症及跌扑损伤、瘀肿积聚等。

【营养成分】

药理研究表明，其醇提物可延长正常雌小鼠的交尾期，并能使子宫及卵巢重量增加，显示出雄性激素样作用。可增强免疫能力，有提高应激能力、增强记忆、抗癌、抗疲劳、抗老防衰等作用，被誉为"南方人参"。

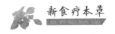
【食用方法】

煮粥、配膳、泡酒、入药。

【食疗作用】

《图经本草》：主难产及血气痛。

《本草纲目》：暖水脏，壮阳道，消瘕块，治疗疮肿毒……海马，雌雄成对，其性温暖，故难产及阳虚多用之。

【本草偏方】

> 1. 海马粥：海马 10g，大米 50g，白糖适量。将海马择净，放入锅中，加清水适量，浸泡 5 ～ 10 分钟后，水煎取汁，加大米煮粥，待熟时调入白砂糖，再煮一二沸服食，或将海马研末，每次用药末 1 ～ 2g，待粥熟时调入米粥中，再煮一二沸服食，每日 1 剂。可补肾壮阳，活血化瘀。适用于肾阳不足所致的阳痿，遗精及跌打损伤等。

> 2. 海马酒：海马 1 对，白酒 500g。将海马洗净，沥净水分，置入白酒中，封口浸泡 15 天即成，每日睡前饮用 1 小盅。可补肾助阳。适用于阳痿不举、腰膝酸软等。

> 3. 龙马乌鸡：龙虾 12g，海马 10g，乌鸡 1 只，调味品适量。将乌鸡去毛杂，洗净，装入搪瓷盆内；海马、虾仁用温水泡开，洗净，摆在鸡身上，加葱段、姜末、食盐、味精、黄酒、清水适量，上笼中武火蒸熟，将鸡取出，去葱、姜，原汤加食盐、黄酒、味精烧沸，下水生粉勾芡，浇在鸡身上即成。可益气补精。适用于女子月经过多，崩漏带下，闭经等。

> 4. 海马蛤蚧汤：海马 1 对，蛤蚧 1 对，调味品适量。锅中加清水适量煮沸后，下海马、蛤蚧，炖至熟透后，加葱花、姜末、胡椒、川椒、食盐、味精、猪脂等，再煮一二沸即成。可温阳益肾。适用于肾气亏虚、肾阳不足者的冬令调养，常服有益寿延年之功。

【宜食与忌食】

〖宜食〗

一般人群均可选用，尤其适合腰膝酸软、阳痿遗精者选用。

〖忌食〗

过敏性疾病、大便秘结、性功能亢进、阴虚火旺者不宜选用。

【选购常识】

以个大、色白、体全、头尾无碎者为佳。

小贴士

《本草新编》载：海马，专善兴阳，功不亚于海狗。海马沿海多生之，而最能兴阳者，山东第一，广东次之。盖山东尤得生气也。阳气之生，尤能种子耳。

河豚：肉味鲜美，有毒须慎食

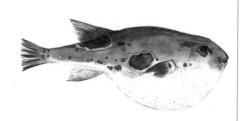

河豚，为鲀科动物弓斑东方鲀、虫蚊东方鲀、暗纹东方鲀及同属多种动物的肉。因捕获出水时发出类似猪叫的唧唧声而得名"河豚"。

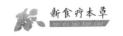
【本草纲要】

〖异名〗河豚鱼、河鲀、吹肚鱼、气泡鱼。

〖性味归经〗甘、温，有毒，归肝、肾经。

〖功效主治〗滋补肝肾，祛湿止痛。主治阳痿，遗尿，眩晕，腰膝酸软，风湿痹痛，皮肤瘙痒等。

【营养成分】

营养分析表明，河豚鱼富含蛋白质、17种氨基酸和牛磺酸、鱼精蛋白、胶原蛋白等。药理研究表明，河豚毒素的药用价值很高，从其肝脏、卵巢的毒素中，可提炼出河豚素、河豚酸、河豚巢素等名贵药材。河豚毒素有镇静、局麻、解痉等功效，能降血压、抗心律失常、缓解痉挛。作为镇痛药可取代吗啡、阿托品等；作为麻醉药品，其麻醉强度为普鲁卡因的3000多倍。

【食用方法】

河豚肉洁白如霜，肉味腴美，鲜嫩可口，故有"不吃河豚，不知鱼味"之说。《随息居饮食谱》言"其肝、子与血尤毒。或云去此三物，洗之极净，食之无害。然卫生者，何必涉险以试耶"。故食用时须在有经验的厨师指导下选用。

【食疗作用】

《随息居饮食谱》：补虚，祛湿，疗痔，杀虫。《开宝本草》：补虚，去湿气，理腰脚，去痔疾，杀虫。《本草蒙筌》：去疳积，消肿。

河豚毒素的含量从高到低依次为卵巢＞脾脏＞肝脏＞血液＞眼睛＞鳃耙＞皮肤＞精巢。一般肌肉中不含有河豚毒素，但河豚死后内脏中的毒素可渗入肌肉，此时鱼肉也含有少量毒素。河豚毒素的化学性质和热性质均很稳定，盐腌或日晒等一般烹调手段均不能将其破坏，只有在高温加热30分钟以上或在碱性条件下才能被分解。以220℃加热20~60分钟可使毒素全部被破坏。中毒潜伏期很短，短至10~30分钟，长至3~6小时发病。若抢救不及时，中毒后最快者10分钟内死亡，最迟4~6小时死亡。中毒后无有效的解救措施。

研究表明，河豚毒素为自然界毒性最强的毒物之一，毒性比氰化物高1250多倍，对人体的最低致死量为0.5mg，比砒霜还毒。中国《水产品卫生管理办法》明确规定："河豚鱼有剧毒，不得流入市场。""捕获的有毒鱼类，如河豚鱼，应拣出装箱，专门固定存放位置。"虽然河豚肉味鲜美，但有剧毒，"拼死吃河豚"不可取，还是不吃为好，以免中毒。

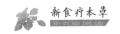
淡菜：营养价值高，有"海中鸡蛋"之称

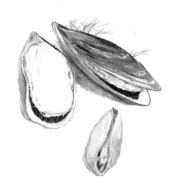

淡菜，为贻贝科类动物厚壳贻贝和其他贻贝类的贝肉，生活于浅海岩石间，分布于黄海、渤海及东海等区域。因味甘美而淡得名，故名淡菜。

【本草纲要】

〖异名〗青口、壳菜、红蛤、海红、贡干。

〖性味归经〗咸、温，归肝、肾经。

〖功效主治〗调补肝血，补肾益精。主治肝肾亏虚，头晕目眩，虚劳消瘦，月经过多，崩漏带下，肾虚阳痿，低热盗汗等。

【营养成分】

营养分析表明，淡菜含蛋白质、脂肪、碳水化合物、钙、磷、铁，以及核黄素、烟酸等，淡菜的含碘量也很丰富。因此，淡菜又有"海中鸡蛋"的美誉。淡菜含有8种人体必需氨基酸，其中尤以甘氨酸、精氨酸、丙氨酸含量为最，所含的肝糖能促进人体的新陈代谢。

淡菜还有防治风湿病的作用。英国科学家观察发现，波利尼西亚的渔民常年生活在气候十分潮湿的海岛上，但那里几乎无一人患风湿病。分析发现，这与那里的居民常年进食淡菜有关。因此，他们将淡菜提取物用于风湿性关节疼痛的治疗，结果有效率达70%以上。

【食用方法】

清蒸、炒食、煮食、配膳、制作食品。

【食疗作用】

《随息居饮食谱》：补肾，益血填精，治遗、带、崩、淋、阳痿、阴冷。

《日华子本草》：能补五脏，益阳事，理腰脚气，消宿食，除腹中冷气。

《医学入门》：主劳热骨蒸。

《本草汇言》：淡菜，补虚养肾之药也。

【本草偏方】

>1. 淡菜粥：淡菜10g，大米100g，调味品适量。将淡菜发开，洗净，切细；先取大米淘净，加清水适量煮粥，待沸后调入淡菜，煮至粥熟，加入食盐、味精等调味，再煮一二沸即成，每日1剂。可补肾益精。适用于妇女痛经，月经过多等。

>2. 韭菜淡菜蒸牛排：韭菜50g，淡菜60g，牛排骨100g，白酒及调味品适量。将韭菜洗净，切段，淡菜用白酒浸泡涨发，洗净，排骨洗净，剁块，三者同放碗中，加料酒、葱、姜、椒、盐、味精及米粉适量，拌匀，蒸熟服食，每日1剂。可养肝益肾。适用于肝肾亏虚所致的头晕、腰痛、口角炎、眼疾、贫血等。

>3. 淡菜豆芽汤：淡菜、海藻各50g，黄豆芽200g，调味品适量。把淡菜、海藻洗净，黄豆芽洗净去须根，姜切片，葱切段。炒锅置武火上烧热，加入素油，烧六成热

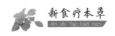

时，加入姜、葱爆香，加清水1000mL，武火烧沸，文火炖煮45分钟加盐即成，每日1次。可滋阴补肾，降低血压。适用于高血压。

>4. 淡菜韭菜虾仁汤：淡菜60g，韭菜100g，虾仁15g，调味品适量。将韭菜洗净，切段，置热锅中速炒几下，加入淡菜和清水适量，纳入虾仁，煮至淡菜、虾仁熟透，加入料酒、米醋、食盐、味精适量服食，每日1剂。可补肾益精，助阳止带。适用于脾肾阳虚，带下清冷量多，淋漓不断，腰膝酸软等。

>5. 淡菜雀肉粥：淡菜30g，麻雀1只，大米100g，调味品适量。将淡菜发开，洗净；麻雀去毛杂，洗净，切细。大米淘净，加清水适量煮粥，待沸后下淡菜、麻雀，煮至粥熟后，下调味品，再煮一二沸即成，每日1剂。可补肾益精。适用于肾虚阳痿。

>6. 淡菜羊石粥：淡菜30g，羊石子2只，大米100g，调味品适量。将淡菜发开，洗净；羊石子，洗净。大米淘净，加清水适量煮粥，待沸后下淡菜、羊石子，煮至粥熟后，下调味品，再煮一二沸即成，每日1剂。可补肾益精。适用于肾虚阳痿。

【宜食与忌食】

〖宜食〗

一般人群均可选用，尤其适用于体质虚弱、气血不足、营养不良、高血压病、动脉硬化、耳鸣眩晕、肾虚腰痛、阳痿、男子精子减少、盗汗、带下病、碘缺乏病者。

〖忌食〗

过敏性疾病、甲状腺机能亢进者不宜选用。

【选购常识】

以外形肥厚完整、匀称饱满、色泽红亮、无异味、无沙砾者为佳。

小贴士

　　淡菜可浓缩金属铬、铅等有害物质，所以被污染的淡菜不能食用。

牡蛎：富含锌元素的活力食品

　　牡蛎，为牡蛎科动物近江牡蛎、长牡蛎或大连湾牡蛎等的肉，生活于江河流入海处，我国沿海均有分布。牡蛎富含锌元素，能促进人体智力发育，故有"益智海味"之称。

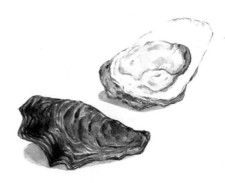

【本草纲要】

〖异名〗牡蛎肉、牡黄、海蛎子。

〖性味归经〗甘、咸、平，归心经。

〖功效主治〗滋阴养血，宁心安神。主治阴血不足，心悸怔忡，心血不足，烦热失眠，盗汗，心神不安等。

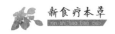
【营养成分】

营养分析表明，本品含蛋白质、脂肪、牛磺酸、10种必需氨基酸、谷胱甘酸、维生素类、岩藻糖及微量元素等。牡蛎所含的牛磺酸可促进胆固醇分解，有助于降低血脂水平，防止动脉硬化。

牡蛎为含锌量高的活力食品，可增精强性，维持性功能，有益儿童生长发育。可抑制链球菌、流感病毒、脊髓灰质炎病毒等，发挥抗炎、抗病毒作用。

牡蛎所含的卵磷脂能降低血脂，预防脂肪肝及心脑血管疾病，提高视力、大脑活力，防止脑功能减退。牡蛎富含钙、磷，有利于钙缺乏病的治疗。

【食用方法】

清蒸、煮食、红烧、配膳、提制蚝油、制作食品。

【食疗作用】

《随息居饮食谱》：补五脏，调中，解丹毒，止渴，活血，充肌。味极鲜腴。

《食经》：治夜不眠，志意不定。

《本草拾遗》：主虚烦，妇人血气，调中，解丹毒。

《医林纂要》：清肺补心，滋阴养血。

【本草偏方】

> 1. 牡蛎肉粥：牡蛎肉、大米各100g，调味品适量。将牡蛎去壳取肉，洗净备用。大米淘净，放入锅中，加清水适量，浸泡5～10分钟后，煮沸，再加牡蛎肉煮粥，待熟时，调入葱、姜、椒、盐等，煮至粥熟即成，每日1剂。可滋阴养血，宁心安神。适用于阴血不足、心悸怔忡、烦热失眠、盗汗、心神不安等。

> 2. 牡蛎瘦肉粥：牡蛎肉、猪瘦肉、大米各100g，调味品适量。将牡蛎去壳取肉，与猪瘦肉同洗净，切细备用。大米淘净，放入锅中，加清水适量，

浸泡 5 ~ 10 分钟后，煮沸，再加牡蛎肉、猪瘦肉煮粥，待熟时，调入葱、姜、椒、盐等，煮至粥熟即成，每日 1 剂。可养血补精。适用于精力不足，心神不安，疲乏无力等。

> 3. 牡蛎壳粥：牡蛎壳 30g，大米 100g，白糖适量。将牡蛎壳择净，打碎，放入锅中，加清水适量，浸泡 5 ~ 10 分钟后，水煎取汁，加大米煮粥，待熟时，调入白糖，再煮一二沸即成，每日 1 剂。可滋阴养血，宁心安神。适用于阴血不足、心悸怔忡、烦热失眠、盗汗、心神不安等。

> 4. 芡实牡蛎汤：芡实、牡蛎各 30g。将芡实炒黄研末，牡蛎煎汤送服，每日早、晚各 1 次。可补肾益精。适用于肾虚遗精。

【宜食与忌食】

〖宜食〗

一般人群均可选用，尤其适合心悸失眠、神经衰弱、性欲减退、锌钙缺乏病者。

〖忌食〗

过敏性皮肤病者不宜选用。

【选购常识】

以体大肥实、颜色淡黄、个体均匀、颜色褐红者为佳。

小贴士

牡蛎壳，为牡蛎的贝壳。中医认为，本品性味甘、咸、平，归心经。有滋阴养血、宁心安神之功，适用于阴血不足，心悸怔忡，心血不足，烦热失眠，盗汗，心神不安等。

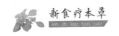
蛤蜊：天下第一鲜

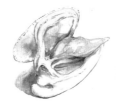

　　蛤蜊，为蛤蜊科动物四角蛤蜊或其他各种蛤蜊的肉，产于我国沿海一带。其肉质鲜美，有"天下第一鲜""百味之冠"的美誉。

【本草纲要】

《异名》蛤蜊肉、沙蛤、沙蜊、花甲、花蛤、文蛤、西施舌。

《性味归经》咸、寒，归脾、胃、肺经。

《功效主治》滋阴生津，利湿化痰，软坚散结。主治阴虚胃痛，消渴，食欲不振，小便黄赤短少，水肿，瘿瘤，痔疮，痰积，痰热咳嗽等。

【营养成分】

　　营养分析表明，蛤蜊富含蛋白质、脂肪、碳水化合物、硫胺素、核黄素、烟酸、牛磺酸、钙、磷、铁、锌、硒等。蛤蜊能抑制胆固醇合成，加速胆固醇排泄，可降低血胆固醇浓度。含有的蛤素，可抑制肿瘤生长，有防癌抗癌作用。

【食用方法】

　　清蒸、煮食、红烧、配膳、制作食品。蛤蜊等贝类海产品极富鲜味，烹制时千万不要再加味精，也不宜多放盐，以免鲜味丧失。

【食疗作用】

《随息居饮食谱》：清热，解酒，止消渴。

《日华子本草》：去暴热，明目，利小便，下热气、脚气湿毒，解酒毒目黄，主消渴。

【本草偏方】

>1. 蛤蜊肉粥：蛤蜊肉100g，大米100g，调味品适量。将蛤蜊肉洗净，切细备用；大米淘净，放入锅中，加清水适量煮粥，待沸时调入蛤蜊肉及调味品，煮至粥熟即成，每日1剂。可滋阴生津，利尿化痰。适用于阴虚胃痛、消渴、食欲不振、小便黄赤短少、水肿等。

>2. 蛤蜊壳粥：蛤蜊壳30g，大米100g。将蛤蜊壳择净，水煎取汁，加大米煮粥服食，每日1剂。可止酸止痛。适用于溃疡病胃脘灼热、嗳气吐酸、大便秘结等。

>3. 桃花蛤蜊汤：桃花15g，蛤蜊肉200g，红萝卜、土豆、调味品各适量。将蛤蜊去壳取肉；红萝卜洗净，切块；土豆去皮，洗净，切块，与蛤蜊肉等同放锅中，加清水适量煮至蛤蜊肉熟后，下桃花、调味品等，再煮一二沸即成，每日1剂。可活血软坚。适用于瘿瘤等。

>4. 蛤蜊海带汤：蛤蜊8个，海带150g，调味品适量。将海带洗净，切丝；生姜去皮，洗净切细丝备用。蛤蜊洗净，与海带同放入锅中，加清水适量，煮至沸腾，待海带熟后取出海带放入碗中，转为小火，捞除浮沫，续煮至蛤蜊壳打开后，取出蛤蜊肉放入海带碗中，加生姜丝、香麻油、盐、酒、醋等调味服食，每日1剂。可软坚散结。适用于瘿瘤瘰疬、痔疮、淋巴结炎等。

>5. 香菜拌蛤蜊：蛤蜊500g，香菜段100g，调味品适量。将蛤蜊洗净，放入80℃水中焯至微开口，至嫩熟，取出

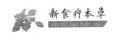
蛤肉，用凉开水透凉、洗净、控干水。香菜切段，焯水，用凉开水过凉，控干水。葱白、生姜切细丝。将蛤肉放入大碗中，加入香菜、葱丝、生姜丝、香麻油、盐、酒、醋等翻拌均匀，装盘即成，每日1剂。可开胃消食。适用于小儿厌食症、慢性胃炎、消化不良等。

> 6. 蛤蜊粉蒸猪腰：猪腰1对，蛤蜊壳10g，调味品适量。将蛤蜊壳炒黄，研为细末；猪腰洗净，去臊腺，纳入蛤蜊粉，扎紧，蒸熟后切片调味服食，每日1剂。可养阴补肾，明目益睛。适用于慢性肾炎、视疲劳、阳痿、遗精、性功能下降等。

【宜食与忌食】

〖宜食〗

一般人群均可选用，尤其适用于阴虚胃痛、干咳痰少、阴虚盗汗、瘿瘤瘰疬、癌症患者放疗与化疗后、糖尿病、尿路感染、醉酒者。

〖忌食〗

脾胃虚寒、腹泻便溏、高尿酸血症、痛风者不宜选用。

【选购常识】

以外壳光滑、体形较扁、触碰外壳马上紧闭、相互敲击声音坚实者为佳。

小贴士

蛤蜊壳，为蛤蜊等的贝壳，入炭火中烧煅后研成的细粉名蛤粉。中医认为，蛤蜊粉性味咸、寒而涩，归肺、肾经。有清肺化痰、软坚散结、敛酸利湿之功，适用于热痰咳喘，痰稠色黄，胸胁疼痛，咯吐痰血，痰饮喘咳，水气浮肿，胃痛呕逆，瘿瘤，烫伤等。

甲鱼：增强免疫力，补益阴阳

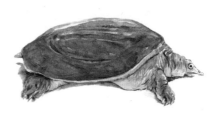

甲鱼，为鳖科软壳水生龟的统称，我国主要有中华鳖、山瑞鳖、斑鳖、鼋等，以中华鳖最为常见。甲鱼集鸡、鹿、牛、羊、猪5种肉之美味于一身，故有"美食五味肉"之称。鳖裙极富营养价值，鳖蹼热量最高，味也鲜，故五代著名高僧谦光禅师曾高度赞美道："但愿鹅生四掌，鳖留两裙。"言鳖裙、鳖蹼之美味。

【本草纲要】

〖异名〗鳖鱼、脚鱼、水鱼、团鱼。

〖性味归经〗甘、平。归肝、脾经。

〖功效主治〗滋阴凉血，补虚调中，主治阴血亏虚所致的骨蒸潮热，五心烦热，午后低热，遗精及身体虚弱所致的四肢乏力，腰膝酸软等。

【营养成分】

本品含蛋白质、脂肪、钙、磷、铁、维生素、烟酸等，能增加血浆蛋白，抑制结缔组织增生，增强免疫力。有较好的净血作用，可降低血脂、血压，防止高血压、心脏病的发生。龟甲富含骨胶原、蛋白质、脂

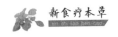
肪、肽类、多种酶以及人体必需的多种微量元素等。

【食用方法】

清蒸、红烧、炖食、配膳、制作食品。

【食疗作用】

《名医别录》：主伤中益气，补不足。《日用本草》：补劳伤，壮阳气，大补阴之不足。

【本草偏方】

>1. 鳖肉粥：鳖肉150g，大米100g，调味品适量。将鳖肉去甲壳，洗净，切细；大米淘净，放入锅中，加清水适量，浸泡5～10分钟后，文火煮粥，待沸后，调入鳖肉、调味品等，煮至粥熟即成，每日1剂。可滋阴凉血。适用于阴血亏虚所致的骨蒸潮热，五心烦热，午后低热，遗精及高血压所致的头目眩晕，耳聋耳鸣，手足心热等。

>2. 鳖甲粥：鳖甲30g，大米100g，白糖适量。将鳖甲择净，放入铁锅中，加食醋适量翻炒片刻，取出打碎，而后放回锅中，加清水适量浸泡5～10分钟后，水煎取汁，加大米煮粥，待熟时，调入白糖，再煮一二沸即成，每日1剂。可滋阴潜阳。适用于热病伤阴，虚风内动及高血压所致的头目眩晕，耳聋耳鸣，手足心热等。

>3. 鳖甲胶粥：鳖甲胶10g，大米100g，红砂糖适量。将鳖甲胶捣碎备用。先取大米淘净，放入锅中，加清水适量，煮为稀粥，待熟时，调入捣碎的鳖甲胶、红糖，煮为稀粥服食，每日1～2剂。可养阴补血。适用于肾虚阳痿，脾肾亏虚所致的妇女月经过多，漏下不止或崩中等。

>4. 鳖甲炖白鸽：鳖甲50g，白鸽1只，调味品适量。白鸽去毛杂，洗净；甲壳捶碎，

纳入白鸽腹中，置碗内，加葱、姜、食盐、黄酒及清水适量，隔水蒸熟服食，每日1剂。可滋阴益气，散结通经。适用于妇女体虚之闭经。

> 5. 团鱼羊肉汤：团鱼1000g，羊肉500g，草果5g，调味品适量。将团鱼放入沸水锅内烫死，去头、爪、甲壳及内脏，洗净，切丁；羊肉洗净、切块，同草果放碗中，加生姜及清水适量，武火烧沸后转文火炖至肉熟，加入食盐、葱花、味精、胡椒粉等调味服食，2日1剂。可滋阴和胃，利水除湿。适用于骨蒸劳热，脚气病等。

【宜食与忌食】

〖宜食〗

一般人群均可选用，尤其适合体质衰弱、骨蒸劳热、营养不良、肺结核、慢性肝炎、肝脾大、高血脂、动脉硬化、冠心病、高血压、低蛋白血症者选用。

〖忌食〗

孕妇、脾胃虚寒、大便溏薄者不宜选用。

【选购常识】

以背壳青绿、腹部白色、腹背光洁、肌肉及裙带肥厚、四腿粗壮、脚趾锐利细尖、动作敏捷者为佳。

小贴士

鳖甲，为鳖的背甲。中医认为，本品性味咸、寒，归肝、肾经。有滋阴潜阳、软坚散结之功，适用于热病伤阴，虚风内动，闭经，癥瘕积聚等。

鳖甲胶，为鳖甲经煎熬、浓缩制成的固体胶。中医认为，本品性味甘、咸、微寒，归肝、肾经。有补肾滋阴、破瘀散结之功，适用于肾阴不足，潮热盗汗，手足心热，肝脾肿大，肝硬化，闭经等。

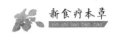

乌龟：重病初愈者的补虚佳品

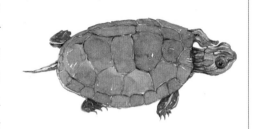

乌龟，为龟科动物乌龟的肉。我国各地均有分布，以长江中下游各省的产量较高。乌龟背甲各角板边缘外呈黄色，角板上的花纹形似金钱，故有"金钱龟"之称。

乌龟属濒危动物，已列入《华盛顿公约》（CITES）附录，中国国家林业局 2000 年 8 月 1 日发布的《国家保护的有益的或者有重要经济、科学研究价值的陆生野生动物名录》。

【本草纲要】

《异名》金龟、草龟、泥龟、山龟、金钱龟。

《性味归经》咸、平，归肺、肝经。

《功效主治》滋阴补血，止血。主治阴虚所致的骨蒸潮热、咳嗽、咯血、血痢、肠风痔血等。

【营养成分】

营养分析表明，乌龟肉富含蛋白质、脂肪、碳水化合物、矿物质等。所含的乌龟蛋白有一定的抗癌作用，能抑制肿瘤细胞，并可增强机体免疫功能。"龟身五花肉"是指龟肉集有牛、羊、猪、鸡、鱼等多种动物肉的营养和味道，为重病初愈者的补虚佳品。

【食用方法】

清蒸、炖食、煮食、配膳、制作食品。

【食疗作用】

《日用本草》：大补阴虚。

《医林纂要》：治骨蒸劳热，吐血，衄血，肠风血痔，阴虚血热之症。

【本草偏方】

>1. 龟肉粥：龟肉 150g，大米 100g，调味品适量。将龟肉去甲壳，洗净，切细；大米淘净，放入锅中，加清水适量，浸泡 5～10 分钟后，文火煮粥，待沸后，调入龟肉、调味品等，煮至粥熟即成，每日 1 剂。可滋阴补血。适用于阴虚所致的骨蒸潮热，咳嗽，咯血及高血压所致的头目眩晕，耳聋耳鸣，手足心热等。

>2. 龟板粥：龟板 30g，大米 100g，白糖适量。将龟板择净，放入铁锅中，加食醋适量翻炒片刻，取出打碎，而后放回锅中，加清水适量浸泡 5～10 分钟后，水煎取汁，加大米煮粥，待熟时，调入白糖，再煮一二沸即成，每日 1 剂。可滋阴潜阳。适用于阴虚阳亢，或热病伤阴，虚风内动及高血压所致的头目眩晕，耳聋耳鸣，手足心热等。

>3. 龟肉胎盘汤：金龟 1 只（约 250g），胎盘 1 个，调味品适量。将金龟去甲壳及内脏，洗净，切块，胎盘洗净，切块，同加清水适量煮至二肉熟后，加入食盐、味精、猪脂调味服食，每周 2 剂。可滋阴降火。适用于阴虚潮热，盗汗，手足心热，气短，乏力等。

>4. 龟胶粥：龟板胶 10g，大米 100g，白糖适量。大米淘净，加清水适量煮粥，待熟时，调入捣碎的龟胶、白糖，再煮一二沸即成，每日 1 剂。

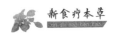
可滋阴养血。适用于月经不调，经来量少，手足心热，小腹隐痛等。

【宜食与忌食】

〖宜食〗

一般人群均可选用，尤其适用于气血不足、营养不良、肺结核久嗽咯血、妇女产后体虚不复、脱肛或子宫脱垂、癌症患者放疗或化疗后、小儿遗尿者。

〖忌食〗

感冒初起、湿热内盛、大便秘结者不宜选用。

【选购常识】

以外形匀称、身体肥壮、反应灵敏、眼睛有神、四肢有力、活泼好动、无烂甲断尾、皮肤无溃烂者为佳。

小贴士

1. 龟板，为乌龟的腹甲。中医认为，本品性味甘、咸、寒，归肝、肾、心经。有滋阴潜阳、益肾健骨之功，适用于阴虚阳亢或热病伤阴，虚风内动及肾虚所致的腰膝酸软，筋骨不健等。

2. 龟胶，又名龟板胶，为乌龟的腹甲熬制的胶块。中医认为，本品性味甘、咸、寒，归肝、肾、心经。有滋阴潜阳、益肾健骨之功，适用于阴虚阳亢或热病伤阴所致的月经不调、经来量少、手足心热、小腹隐痛等。

蟹：清热散瘀，消肿解毒，续筋接骨

蟹，为方蟹科动物中华绒螯蟹的肉或全体，分布于我国渤海、黄海和东海、长江流域等地区。其甲壳质可制成"体内可溶手术线"，优于传统羊肠线。

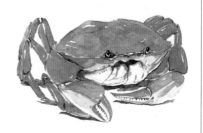

【本草纲要】

〖异名〗螃蟹、河蟹、毛蟹、横行介子、无肠公子。

〖性味归经〗咸、寒，归肝、胃经。

〖功效主治〗活血化瘀，清热利湿。主治跌打损伤，瘀血肿痛，妇人产后瘀血腹痛，难产，胎衣不下，湿热黄疸等。

【营养成分】

营养分析表明，本品含蛋白质、脂肪、维生素及矿物质钙、磷、铁及氨基酸等，虾、蟹肉中所含的虾青素是一种类胡萝卜素，有抑制肿瘤、清除自由基、增强免疫力及氧化作用。虾、蟹壳中所含的甲壳素（几丁质）占14%～25%，具有吸附有毒物质，促进胃肠蠕动，抑制胃酸，抗胃溃疡，调节肠道菌群，降低血清胆固醇，降脂减肥，祛腻轻身等多种功

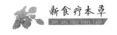
能。螃蟹有抗结核作用，食之有助于结核病的康复。

【食用方法】

清蒸、红烧、煮食、配膳、制作食品。

【食疗作用】

《随息居饮食谱》：补骨髓，滋肝阴，充胃液，养筋活血，治疽愈核。

《本经逢原》：蟹性专破血，故能续断绝筋骨。

《本草经疏》：跌打损伤，血热瘀滞者宜之。

【本草偏方】

> 1. 蟹壳粥：蟹壳30g，大米100g，白糖适量。将蟹壳择净，放入铁锅中，加食醋适量翻炒片刻，取出打碎，而后放回锅中，加清水适量浸泡5～10分钟后，水煎取汁，加大米煮粥，待熟时，调入白糖，再煮一二沸即成，每日1剂。可活血化瘀。适用于气滞血瘀

所致的脘腹疼痛，女子痛经，肢体麻木疼痛等。

> 2. 蟹黄芙蓉：熟蟹黄25g，鸡蛋清6个，调味品适量。将熟蟹黄拌匀、同鸡蛋清调匀。在文火油锅上倒入蟹黄，待浮起成形后盛入盆中，撒上火腿末。用温锅放高汤、水淀粉勾芡，再加入食油适量，浇在盆内蟹黄上即成，每日1剂。可益气养血。适用于各种贫血的食疗。

> 3. 炒虾蟹：蟹肉50g，虾仁100g，调味品适量。将虾仁洗净沥干装入碗内，加蛋清、细盐、黄酒、干淀粉搅拌待用；起油锅，待油至六七成热，倒入虾仁轻轻划散爆熟，倒入漏勺沥干油；原锅留适量油，下姜末、葱花煸出味，放入蟹肉煸炒几下，烹入黄酒，加适量水，放酱油、白糖炒匀烧沸，再加入虾仁炒匀，撒入味精，下湿淀粉勾芡，颠锅翻匀，起锅装盘，加入米

醋即成，2日1剂。可温阳补气。适用于小儿夜尿，产后遗尿及老年人夜尿频多等。

【宜食与忌食】

〖宜食〗

一般人群均可选用，尤其适用于血瘀体质、跌打损伤、痛经、产后腹痛者。

〖忌食〗

脾胃虚寒、孕妇、瘙痒性皮肤病、有出血倾向、高脂血症、高尿酸血症者不宜选用。

【选购常识】

以蟹壳背部黑绿光亮、腹部色白、肚脐凸出、螯足绒毛丛生、活力强者为佳。

一般农历八九月里挑雌蟹，九月过后选雄蟹，营养最为丰富。

蟹肚呈三角形者为雄蟹，呈圆形者为雌蟹。雌蟹两螯上有灰黑的一团绒毛，余腿光洁，公蟹无绒毛，但八条腿上有排列如刷的细毛。

小贴士

活蟹体内寄生有肺吸虫，吃生蟹或未煮熟的螃蟹易感染引起肺吸虫病。肺吸虫寄生在肺里，刺激或破坏肺组织，引起咳嗽，甚至咯血，侵入脑部，有可能引起瘫痪。

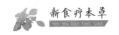
虾：补肾壮阳，通乳排毒，祛风痰

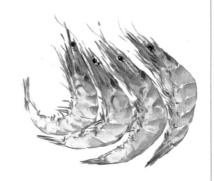

虾，是河虾与海虾类的统称。河虾分布于我国南北各地淡水湖沼、河流，亦称虾米。对虾分布于黄海、渤海及长江口以北海域，为我国特产。龙虾分布于浙江南部、福建和广东沿海。

【本草纲要】

〖异名〗虾肉、对虾、红虾、青虾。

〖性味归经〗甘、咸、温，归肝、肾经。

〖功效主治〗补肾壮阳，下乳通经。主治肾虚阳痿，遗精，遗尿或精液稀少及产后气血不足，乳汁缺乏，瘰疬痰核等。

【营养成分】

营养分析表明，本品含蛋白质、脂肪、维生素、多种氨基酸，以及矿物质钙、磷、铁等，能提升血浆中高能化合物 ATP 的浓度，增进胸导管淋巴液的流量，有补益强壮作用。虾、蟹肉中所含的虾青素是一种类胡萝卜素，有抑制肿瘤、清除自由基、增强免疫力及抗氧化作用。

虾、蟹壳中所含的甲壳素（几丁质）占 14% ~ 25%，具有吸附有毒物质、促进胃肠蠕动、抑制胃酸、抗胃溃疡、调节肠道菌群、降低血清胆固醇等多种功能。所含的葫芦巴碱及龙虾肌碱可抑制葡萄糖在肠道的吸收，减少体内脂肪的蓄积。

虾中含有丰富的镁，可调节心脏活动，保护心血管系统，防止动脉硬化。虾富含磷、钙，对小儿、孕妇尤益。

【食用方法】

生食、清蒸、煮食、红烧、配膳、制作食品。

【食疗作用】

《随息居饮食谱》：通督壮阳，吐风痰，下乳汁，补胃气，拓痘疮，消鳖瘕，敷丹毒。

《本草纲目》：托痘疮，下乳汁，壮阳道，吐风痰。

《本草纲目拾遗》：补肾兴阳。

【本草偏方】

>1. 虾米粥：虾米 20g，大米 100g，调味品适量。将虾米发开，洗净；大米淘净，放入锅中，加清水适量，浸泡 5 ~ 10 分钟后，文火煮粥，待沸后，调入虾米、调味品等，煮至粥熟即成，每日 1 剂。可补肾壮阳，下乳通经。适用于肾虚阳痿，遗精、遗尿或精液稀少，产后气血不足，乳汁缺乏等。

>2. 海参虾米粥：海参 30g，虾米 15g，大米 100g，调味品适量。将海参浸透，剖洗干净；葱姜切细；虾米发开，洗净。将海参加清水适量煮烂后，加大米、虾米煮为稀粥，待熟时，加入葱花、姜末、细盐等，稍煮即可，晨起空腹服食，每日 1 剂。可补肾、益精、养血。适用于精血亏损，体质虚弱，性机能减退，遗精，尿频及女子经来量少、闭经等。

>3. 虾蛋：虾米 3g，鸡蛋 2 个。将鸡蛋顶端钻一小孔，

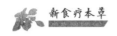
纳入虾米，拌匀，外用湿纸粘严，蒸熟服食；或将鸡蛋调入碗中，纳入虾米拌匀，置热油锅中煎炒至熟服食，每日1剂。可健脾益气，温阳补肾。用于夜尿频多，小儿疳积等。

>4. 海参虾肉汤：海参3条，虾仁10g，猪瘦肉250g，调味品适量。将海参发开，去脏杂，洗净，切段；虾米洗净，发开；猪瘦肉洗净，切块；三者同放锅中，加清水适量，煮沸后，加入调味品，转文火炖至猪肉熟后，味精调味服食，每日1剂。可补益肾精。适用于肾虚遗精，阳痿不举。

>5. 虾仁豆奶：虾仁、青豆、芝麻各10g，牛奶150mL，白糖适量。将虾仁、青豆炒熟研末，芝麻炒香，将牛奶煮沸，冲入虾仁、青豆、芝麻，调入白糖，煮沸饮服，每日1剂。可补益五脏，强身健体。适用于骨质疏松症。

>6. 猪蹄虾米汤：猪蹄1副，虾米250g，调味品适量。将猪蹄去毛杂，洗净，剁块；虾米发开，洗净；锅中放清水适量，下猪蹄煮沸后，调味，转文火炖至半熟，下虾米，煮至猪蹄熟后，味精调味服食，每日1剂。可温阳补肾，通络下乳。适用于阳气亏虚，脾胃不足所致的乳汁分泌不足。

【宜食与忌食】

〖宜食〗

一般人群均可选用，尤其适用于中老年人、孕妇、心血管病患者、肾虚阳痿、男子不育、产后缺乳等。

〖忌食〗

过敏性疾病、瘙痒性皮肤病、性功能亢进、甲状腺机能亢进者不宜选用。

【选购常识】

以虾头尾紧密相连、有一定的弯曲度、皮壳发亮、河虾呈青绿色、海虾呈青白色（雌虾）或蛋黄色（雄虾）、虾肉坚实细嫩有弹性、无异味者为佳。

小贴士　虾不宜与含有鞣酸的水果同吃。虾含有较丰富的蛋白质、钙等营养物质，若与含有鞣酸的水果，如山楂、柿子等同食，可使蛋白质吸收下降，且易形成不溶性物质刺激肠胃，引起人体不适，如呕吐、头晕、恶心、腹痛、腹泻等。若因食疗需要同食时，至少应间隔2小时。

蚌：清热滋阴，明目解毒

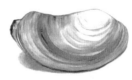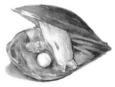

蚌，为蚌科动物背角无齿蚌或褶纹冠蚌、三角帆蚌等蚌类的肉。背角无齿蚌分布于长江流域及河北地区。褶纹冠蚌分布亦很广泛，全国大部分地区有产。三角帆蚌分布于长江流域及河北地区。全年均可捕捉。

【本草纲要】

〖异名〗蚌肉、河歪、河蛤蜊、河蛤蚧。

〖性味归经〗甘、咸、寒，归肝、肾经。

〖功效主治〗清热解毒，滋阴明目。主治烦热，消渴，血崩，带下，痔瘘，目赤，湿疹等。

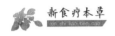
【营养成分】

营养分析表明，本品富含蛋白质、脂肪、维生素、矿物质碘、钙、磷等。其水提物有明显抗癌作用，可增强特异性T淋巴细胞的免疫活性，增强天然杀伤细胞对肿瘤细胞的杀伤能力，并可降低血胆固醇、三酰甘油浓度。含有丰富的钙、碘等，可用于钙缺乏病、碘缺乏病的治疗。

【食用方法】

凉拌、炒食、红烧、清炖、煮食、配膳、制作食品。

【食疗作用】

《随息居饮食谱》：清热，滋阴，养肝，凉血，息风，解酒，明目，定狂。

【本草偏方】

> 1. 枸杞河蚌汤：枸杞30g，蚌肉250g，调味品适量。将河蚌肉洗净，与枸杞一起放入锅内，加清汤适量，先用旺火煮沸，后改用文火慢慢炖煮，待蚌肉炖烂时，放入调味品等再煮一二沸即成，饮汤吃肉，每隔2～3天可食用1次。可补益肝肾。适用于肝肾不足，视物不清，视疲劳等。

> 2. 牡蛎蚌肉汤：牡蛎肉、河蚌肉、调味品各适量。将牡蛎、河蚌去壳飞水，同放锅中，文火炖至二肉熟后，食盐、味精等调味，再煮一二沸即成，每日1剂。可养阴熄风。适用于高血压、甲亢、震颤综合征等。

> 3. 蚌肉粥：蚌肉、大米各100g，调味品适量。将河蚌去壳取肉，洗净备用。大米淘净，放入锅中，加清水适量，浸泡5～10分钟后，煮沸，再加蚌肉煮粥，待熟时，调入葱、姜、椒、盐等，煮至粥熟即成，每日1剂。可健脾益气，宁心安神。适用于心烦，消渴口干，痔瘘等。

【宜食与忌食】

〖宜食〗

一般人群均可选用，尤其适合体质虚弱、气血不足、营养不良、高胆固醇、高脂血症、碘缺乏病、淋巴结炎者选用。

〖忌食〗

脾胃虚寒、甲状腺机能亢进者不宜选用。

【选购常识】

以蚌盖密闭、不易掰开、无异臭味、蚌内颜色光亮、肉白细嫩者为佳。

小贴士

珍珠蚌，能产珍珠，可供药用，为中药珍珠粉。其贝壳为中药珍珠母。

珍珠粉，为珍珠研细而成。中医认为，本品性味甘、寒，归肝、胆、心、脾经，有镇心安神、养阴熄风、清热坠痰、去翳明目、解毒生肌之功，适用于惊悸、怔忡、癫痫、惊风抽搐、烦热消渴、喉痹口疳、目生翳障、疮疡久不收口等。

珍珠母，为蚌类的珍珠层。中医认为，本品性味咸、寒，入肝、心经，有平肝潜阳、清肝明目之功，适用于肝阳上亢所致的眩晕头痛，烦躁易怒，目赤肿痛，视物昏花等。

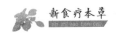

海参：补肾益精，养血润燥，止血

海参，为刺参科动物刺参、海参科动物黑乳参、瓜参科动物光参等多种参类的总称，是一种高蛋白的滋补佳品。海参种类繁多，约有800种，其中可供食用者有40多种。

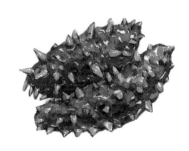

【本草纲要】

〖异名〗刺参、光海参、海鼠、海瓜皮。

〖性味归经〗甘、咸、温，归心、肾经。

〖功效主治〗补肾益精，养血润燥。主治肾虚不固，精血亏少引起的羸弱消瘦、梦遗阳痿、小便频数、腰膝酸软、遗精、遗尿，及血虚乏力，面色萎黄，血虚经闭，肠燥便秘等。

【营养成分】

营养分析表明，海参含蛋白质、脂肪、碳水化合物、钙、磷、铁、碘及维生素等。海参蛋白含量高达86.5%，含有8种人体自身不能合成的必需氨基酸，其中精氨酸含量高达11.9%，因而被称为"精氨酸大富翁"。精氨酸是构成男性精细胞的重要成分，又是合成人体胶原蛋白的原料，并可促进细胞的再生和机体损伤后的修复，还可提高淋巴细胞的免疫活性，增强人体免疫力，延年益寿。海参可调节机体代谢，降低血糖、血脂、胆固醇。海参中微量元素钒的含量居各种食物之首，有造血功能。海参含有丰富的锌、牛磺酸等，可促进婴幼儿生长发育，维持男性性功能。海参皂苷可抑制肿瘤细胞的生长与转移，有效防癌、抗癌。海参中丰富的矿物质可预防婴儿佝偻病、成人骨质疏松症，对骨骼异常、畸形，牙质及釉质发育不良都有治疗作用。

【食用方法】

凉拌、清蒸、炖食、红烧、配膳、制作食品。

【食疗作用】

《随息居饮食谱》：滋肾，补血，健阳，润燥，调经，养胎，利产。《五杂俎》：其性温补，足敌人参，故曰海参。《本草从新》：滋阴，补血，健阳，润燥，调经，养胎，利产。《食物宜忌》：补肾经，益精髓，消痰涎，摄小便。《现代实用中药》：为滋养品，治肺结核、神经衰弱，对血友病样的易出血患者，可用作止血剂。

【本草偏方】

>1. 海参粥：海参30g，大米100g，调味品适量。将海参浸透，剖洗干净；葱姜切细；将海参加清水适量煮烂后，加大米煮为稀粥，待熟时，加入葱花、姜末、细盐等，稍煮即可，每日1剂，晨起空腹服食。可补肾、益精、养血。适用于精血亏损，体质虚弱，性功能减退，遗精，尿频及女子经来量少，闭经等。

>2. 海参酒：海参50g，虫草10g，枸杞子、黄精各15g，白酒500mL。将海参泡软，洗净，同诸药共置酒中，密封浸泡1周后，每日睡前饮用一小盅。可补肾壮阳。适用于男子肾虚阳痿，举而不坚，坚而不久等。

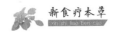

>3. 海参汤：海参、鸡清汤、香菜、调味品各适量。将海参泡软，洗净，切片，放入油锅中稍炒，而后下鸡清汤，待沸后，调入葱、姜、椒、盐等，煮至海参熟后，调入味精、香菜即成，每日1剂。可补肾益精，养血润燥。适用于眩晕、耳鸣、腰膝酸软、梦遗滑精、肺痨咳嗽、潮热咯血、便秘等。

>4. 海参猪肉饼：海参、精猪肉、冬菇、调味品各适量。将海参煮软、洗净，冬菇泡软、洗净。瘦猪肉洗净，剁为肉糜放入碗中，加适量生粉、白糖、食盐、蛋清拌匀后，蘸适量生粉做成肉饼，锅中放植物油适量，烧至九成热时，将肉饼下锅，用文火煎至肉饼两面呈金黄色时为止，取出，锅内留余油适量，下海参、冬菇翻炒，再加上肉饼同焖，待汤汁收浓时，淋上麻油、酱油、水生粉等，翻匀即成，每日1剂。可补肾养血，强身健体。适用于肾虚体弱，精亏体瘦，面色萎黄。

>5. 蚝油扒海参：海参200g，蚝油等适量。将海参润透，切片，下沸水锅中，调入蚝油、食盐、猪脂、葱花、姜末、椒面、味精等服食，每日1剂。可补益润肠。适用于阳虚便秘、畏寒肢冷、手足不温等。

【宜食与忌食】

〖宜食〗

一般人群均可选用，尤其适合气血亏虚、产后病后、年老体弱、肾虚不固、性功能下降、大便秘结、骨质疏松者选用。

〖忌食〗

脾胃积热、性功能亢进、瘙痒性皮肤病、甲状腺功能亢进者不宜选用。

【选购常识】

以参体黑褐鲜亮、半透明状、内外膨胀均匀呈圆形状、肌肉薄厚均匀、参头颤动有弹性、肉刺完整者为佳。

> **小贴士**
>
> 海参是海生的棘皮类动物，平时依靠吸食海中的浮游生物为食，为名贵的海产动物。我国出产的海参可食用者有20余种，干制品呈黑褐色，以产量较大的刺参优于光参。

海蜇：清热化痰，消积润肠

海蜇，为根口水母科（海蜇科）动物海蜇和黄斑海蜇的口腕部，分布于我国辽宁、河北、山东、江苏、浙江、福建、台湾沿海一带。

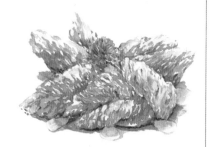

【本草纲要】

〖异名〗水母、樗蒲鱼、石镜、红蜇、面蜇、鲊鱼。

〖性味归经〗甘、咸、平，归肝、肾经。

〖功效主治〗清热化痰，消积化滞。主治痰热咳嗽，哮喘，大便秘结，消化不良，食欲不振等。

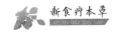

【营养成分】

营养分析表明，海蜇含蛋白质、脂肪、碳水化合物、钙、碘，以及多种维生素、丰富的胶原蛋白和其他活性物质，是一种营养价值极高的海鲜食品。动物实验表明，本品能降低心肌收缩力，降低血压，防治动脉粥样硬化。

【食用方法】

凉拌、蒸食、煮食、配膳、制作食品。

【食疗作用】

《随息居饮食谱》：清热消痰，行瘀化积，杀虫止痛，开胃润肠。

《医林纂要》：补心益肺，滋阴化痰，去结核，行邪湿，解酒醒渴，止嗽除烦。

《归砚录》：海蜇，妙药也。宣气化瘀，消痰行食而不伤正气。

【本草偏方】

> 1. 海蜇粥：海蜇 10g，大米 100g，调味品适量。将海蜇发开，洗净，切细；先取大米淘净，加清水适量煮粥，待沸后调入海蜇，煮至粥熟，加食盐、味精等调味，再煮一二沸即成，每日 1 剂，3～5 日为 1 个疗程。可清热化痰，消食化积。适用于痰热咳嗽，大便秘结，消化不良等。

> 2. 雪羹汤：海蜇 30g，荸荠 15g，蜂蜜适量。将海蜇用温水泡开、洗净、切碎；荸荠洗净、去皮，二者加水适量、武火煮沸后，改文火煮 1 小时，加蜂蜜适量饮服，每日 1 剂。可养阴清热。适用于高血压。本方治疗各期高血压，临床观察表明，疗效满意者 82.6%，长期服用无毒性及副作用，对早期高血压患者更为适宜。

>3. 凉拌海蜇：海蜇、调味品各适量。将海蜇发开，洗净，切丝，放沸水锅中煮熟后，取出，用葱、姜、椒、蒜、香麻油、食盐等拌匀服食，每日1剂。可清热化痰。适用于痰热咳嗽,胸闷胸痛,大便秘结等。

>4. 海蜇拌萝卜：海蜇、白萝卜、调味品各适量。将萝卜洗净，切丝；海蜇发开，洗净，切丝，放沸水锅中煮熟后取出，与萝卜、葱、姜、椒、蒜、香麻油、食盐等拌匀服食，每日1剂。可清热养阴，润肠通便。适用于酒醉烦渴，大便秘结等。

【宜食与忌食】

〖宜食〗

一般人群均可选用，尤其适合咳嗽痰喘、痰多黄稠、高血压病、大便秘结、碘缺乏病者选用。

〖忌食〗

皮肤瘙痒、甲状腺机能亢进者不宜选用。

【选购常识】

干者以陈年且质感脆嫩者为佳。鲜者以潮湿柔嫩、无结晶状盐粒或矾质、色泽鲜亮者为佳。

小贴士　鲜海蜇有毒，必须腌渍去毒后方可食用。海蜇等海产品容易受到诸如嗜盐菌等细菌的污染，生食海蜇等海产品时应防止食物中毒。

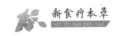

海带：补碘抗癌，排除毒素

海带，为海带科植物海带的全草，我国产量居世界第一。海带的含碘量在食品中独占鳌头。

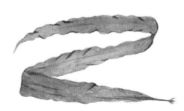

【本草纲要】

〖异名〗江白菜、纶布、海昆布、海马蔺、海带菜、海草。

〖性味归经〗咸、寒，归肺经。

〖功效主治〗化痰软坚，去湿止痒。主治瘿瘤瘰疬，睾丸肿痛，痰块结节及皮肤湿毒、瘙痒等。

【营养成分】

营养分析表明，海带含蛋白质、脂肪、碳水化合物，以及维生素、矿物质钙、磷、铁等。海带富含碘，有"碱性食物之冠"的美称，可治疗碘缺乏病，有助于美容养发。海带含有大量的不饱和脂肪酸及食物纤维，可降低胆固醇，促进胃肠蠕动，消除便秘及体内毒素，降低血压，防止动脉硬化。海带含有牛磺酸、谷氨酸，可健脑补脑，有助于儿童大脑发育和成长。海带多糖因抑制免疫细胞凋亡而有抗辐射、抗癌作用。海带中含有大量的甘露醇，有利尿消肿作用，有益于水肿的治疗。

【食用方法】

凉拌、红烧、炖食、煮食、配膳、制作食品。

【食疗作用】

《随息居饮食谱》：软坚散结，行水化湿。

《本草汇言》：海带，去瘿行水，下气化痰，功同海藻、昆布。妇人方中催生有验，稍有异耳。

《本草纲目》：治水病、瘿瘤，功同海藻。

【本草偏方】

> 1. 海带粥：海带 30g，大米 100g，调味品适量。将海带发开，择净，切细；大米淘净，放入锅中，加清水适量，浸泡 5～10 分钟后，文火煮粥，待沸后，下海带、调味品等，煮至粥熟即成，每日 1 剂。可软坚散结。适用于瘰疬痰核，淋巴结肿大。

> 2. 海带瘦肉粥：海带 10g，猪瘦肉 150g，大米 100g，调味品适量。将海带发开，择净，切细；猪肉洗净，切丝，勾芡；大米淘净，放入锅中，加清水适量，浸泡 5～10 分钟后，文火煮粥，待沸后，调入海带、猪肉丝、调味品等，煮至粥熟即成，每日 1 剂。可化痰软坚。适用于瘰疬痰核，瘿瘤等。

> 3. 海带黄瓜粥：鲜黄瓜 100g，海带 30g，大米 100g，调味品适量。将黄瓜择净，切细备用；海带发开，洗净，切细。大米淘净，放入锅中，加清水适量煮粥，待沸时调入黄瓜、海带，煮至粥熟时，加调味品，再煮一二沸服食，每日 1 剂。可降脂利湿。适用于肥胖症口干口渴，小便短少等。

> 4. 海带冬瓜粥：鲜冬瓜连皮 100g，海带 30g，大米 100g，调味品适量。将冬瓜连皮洗净，切块；海带发开，洗净，切细。先取大米淘净，放入锅中，加水适量煮沸后，下

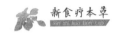
冬瓜、海带，煮至粥熟服食，每日 1 剂，连续 10～15 天。可降脂利湿。适用于肥胖症口干口渴，小便短少等。

【宜食与忌食】

〖宜食〗

一般人群均可选用，尤其适用于碘缺乏病、消化不良、大便秘结、毛发稀疏脱落、痰块结节、皮肤瘙痒者。

〖忌食〗

甲状腺机能亢进者不宜选用。

【选购常识】

以质厚实、形状宽长、身干燥、色浓而黑褐或深绿、边缘无碎裂或黄化者为佳。

小贴士

《食疗本草》言其"久服瘦人，病亦不生"。糖尿病、肥胖症、高脂血症、脂肪肝者服食尤宜。

紫菜：降低人体胆固醇

紫菜，为藻类植物红毛菜科坛紫菜、条斑紫菜、甘紫菜等多种野生紫菜的叶状体，生长于浅海潮间带的岩石上，我国沿海地区已有人工栽培，产量居世界第一。

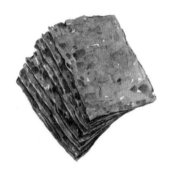

【本草纲要】

〖异名〗紫英、索菜。

〖性味归经〗甘、咸、寒，归肺经。

〖功效主治〗化痰软坚，清热利尿。主治痰热互结所致的瘿瘤，瘰疬，水肿，小便不利，脚气等。

【营养成分】

营养分析表明，干紫菜含蛋白质、脂肪、碳水化合物，以及矿物质钙、磷、铁，维生素、胡萝卜素、烟酸等，其蛋白质、铁、磷、钙、核黄素、胡萝卜素等含量居各种蔬菜之冠，故有"营养宝库"的美称。紫菜中含有二十碳五烯酸（EPA），有聪脑益智作用。含碘量很高，可用于碘缺乏病的治疗。紫菜多糖可增强细胞免疫和体液免疫功能，可促进淋巴细胞转化，提高机体免疫力，治疗肿瘤，并可降低血清胆固醇浓度。

【食用方法】

凉拌、炖汤、炒食，制馅、配膳、制作食品。

【食疗作用】

《随息居饮食谱》：和血养心，清烦涤热。《本草经集注》：治瘿瘤结气。《本草纲目》：病瘿瘤结气者宜食之。

【本草偏方】

>1. 紫菜粥：紫菜 10g，大米 100g，调味品适量。将紫菜发开，择净，切细；大米淘净，放入锅中，加清水适量，浸泡 5～10 分钟后，文火煮粥，待沸后，调入紫菜、调味品等，

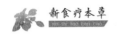
煮至粥熟即成，每日 1 剂。可化痰软坚。适用于瘰疬痰核，瘿瘤等。

> 2. 紫菜萝卜汤：萝卜250g，紫菜 50g，调味品适量。将紫菜用清水泡发洗净，萝卜切片；热锅放入猪油，葱花煸香，放入萝卜、盐同炒片刻，加入清水、味精、胡椒粉，煮沸，再放入紫菜煮沸即可，每日 1 剂。可软坚化痰，清热散瘀。适用于甲状腺机能亢进病人，食欲低下，消化不良等。

> 3. 紫菜虾皮海参汤：紫菜、虾皮各 15g，海参 30g，猪瘦肉、火腿肉各 50g，调味品适量。将紫菜、虾皮发开、洗净；海参发开、切片；猪肉洗净、切片；火腿切片。先将猪肉下油锅中炒变色后，下淀粉及清水适量煮沸，纳入葱、姜、椒、蒜及海参、紫菜、虾皮、火腿等，煮熟，加入食盐、味精调服。补阳滋阴，补充钙、磷、铁、碘等多种物质。

【宜食与忌食】

〔宜食〕

一般人群均可选用，尤其适合碘缺乏病、水肿、咳嗽、瘿瘤、各类肿块、增生患者选用。

〔忌食〕

消化不良、腹痛便溏、甲状腺机能亢进者不宜选用。

【选购常识】

以芳香浓郁、色紫褐或紫红、薄而均匀，干燥光泽、无沙砾者为佳。

小贴士　　《本草纲目拾遗》言紫菜"多食令人腹痛，发气，吐白沫，饮热醋少许即消"。故本品不宜多食。

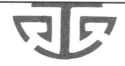

第七章 食疗本草之果品篇

苹果：居家必备的保健水果

苹果，为蔷薇科植物苹果的果实。被医学家称为"养心开郁佳果"，为"居家必备的保健水果"。汉代文学家司马相如患消渴病，辞官后家居茂陵，终日无所事事，饱食苹果，结果病愈。

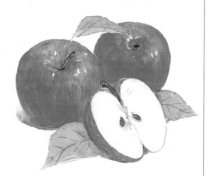

【本草纲要】

〖异名〗柰、频婆、天然子。

〖性味归经〗甘、酸、凉，归脾、胃、肺经。

〖功效主治〗生津润肺，除烦解暑，开胃醒酒，除湿止泻。主治热病津伤，咽干口渴，肺燥咳嗽，酒醉烦渴，热病心烦，食欲不振，胃纳不香等。

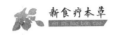

【营养成分】

营养分析表明，苹果含脂肪、碳水化合物、苹果酸、枸橼酸、鞣酸等，可解除忧郁，滋润皮肤，保护血管。苹果所含的果胶，能降低血液中胆固醇浓度，防止脂肪积聚，能与其他降胆固醇的物质如维生素C、果糖、镁等结合形成新的化合物，从而增加降脂效能，每天吃1~2个苹果，血液中的胆固醇含量可降低10%以上。苹果中的维生素C可以滋养皮肤，使其保持光润和弹性，并能增强人体的抵抗力，保护微血管，预防维生素C缺乏病，促进伤口愈合。苹果中所含的钾，能与体内过剩的钠结合，并使之排出体外，有防治高血压的作用。日本科学家研究发现，苹果能减少人体血液中中性脂肪的含量，增加血液中维生素C的含量，减少肠内的不良细菌繁殖，从而改善人体的消化功能。

【食用方法】

生食、煮食、蒸食、榨汁、配膳、制作食品等。

【食疗作用】

《本草纲目》：补中焦诸不足。《滇南本草》：炖膏食之生津。《随息居饮食谱》：润肺悦心，生津开胃，醒酒。

《千金食治》：益心气。《医林纂要》：止渴，除烦，解暑，祛瘀。

【本草偏方】

>1. 苹果粥：苹果、大米各100g，白糖适量。将苹果去皮，洗净，切块；大米淘净，放入锅中，加清水适量煮沸后，纳入苹果，煮至粥熟时下白糖，再煮一二沸即成；或将苹果洗净，榨汁，待粥熟时调入药粥中服食，每日1剂。可生津润肺，开胃消食。适用于津伤口渴，肺燥咳嗽，酒醉烦渴，食欲不振等。

>2. 苹果汁饮：苹果、蜂蜜各适量。将苹果洗净，去皮，榨汁；将苹果汁与蜂蜜混合均匀饮服，每日1～2次。可生津润肺，除烦解暑，开胃醒酒。适用于热病津伤，咽干口渴或肺燥干咳，热病心烦，暑热外感及病后胃纳不振，脘腹胀满或醉酒等。

>3. 薏仁果汁酒：薏仁60g，白酒360mL，苹果汁适量。将薏仁、果汁同入酒中，密封浸泡2～3天后即可饮用，每次20mL，每日2次。可除湿润肤，消疣散结。适用于疣目。

>4. 苹果蜂蜜饮：苹果500g，胡萝卜300g，枸杞叶100g，蜂蜜适量。将苹果去皮核，洗净；胡萝卜去皮，洗净；枸杞叶洗净，三者同放入果汁机内绞取汁液，再加冷开水适量与蜂蜜调匀饮服，每次30～50mL，每日3次。可补肺滋阴，清热止咳。适用于肺结核肺阴亏损，干咳少痰，胸中隐痛等。

【宜食与忌食】

〖宜食〗

一般人群均可选用，尤其适合津伤口渴、肺燥咳嗽、酒醉心烦、食欲不振、心脑血管病、神经衰弱、大便秘结者选用。

〖忌食〗

大便溏薄、咳嗽痰稀者不宜选用。

【选购常识】

以皮色红艳、香味浓厚、软硬适中、条纹较多、大小匀称、无霉变损痕者为佳。

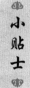

小贴士

每晚睡前闻闻苹果的香味，或将其放于床边，可解除忧郁及压抑感，调节神经，有助于睡眠。

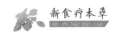

香蕉：润肠通便的"智慧之果"

香蕉，为芭蕉科植物芭蕉的果实，主产于两广、云南、福建、台湾、四川等地。传说佛教始祖释迦牟尼由于吃了香蕉而获得智慧，香蕉因此被誉为"智慧之果"。

【本草纲要】

〖异名〗芭蕉、蕉子、蕉果。

〖性味归经〗甘、寒，归脾、胃经。

〖功效主治〗清热润肠，润燥止咳，解酒和胃。主治痔疮出血，大便干结，肺燥咳嗽及醉酒烦渴等。

【营养成分】

香蕉中含钾量高，为水果含量之冠。钾可参与体内能量代谢，同时又是体内能量的主要来源。人体缺钾，会导致全身软弱无力，胃肠无法蠕动，从而出现腹胀、肠麻痹，严重者还会影响心肌收缩，引起心律紊乱，诱发心力衰竭，若每天吃上一个香蕉，就可以满足体内钾的需求。美国科学研究发现，常吃香蕉可以稳定血压。香蕉含有大量的血管紧张素转换酶抑制剂及能降低血压的化合物，以与降压药相类似的方式发挥作用。英国科学家研究发现，未成熟的青绿色香蕉中含有一种安全的活性物质，对胃溃疡有治疗作用。香蕉所含的热量及脂肪均较低，而维生素和矿物质却很丰富，所以比较适合糖尿病病人食用。临床观察发现，糖尿病病人进食香蕉后，尿糖增加不如其他糖类显著。香蕉中的果糖与葡萄糖之比为 1 : 1，这种组成对治疗脂肪痢及中毒性消化不良也很适合。香蕉果肉中含有一种叫"五羟色胺"的物质，它可使胃酸分泌减少，因而对胃黏膜有保护作用。香蕉醇提物的水溶性部分对部分细菌、真菌有抑制作用；未成熟的香蕉肉对诱发性胃溃疡有预防和治疗作用。

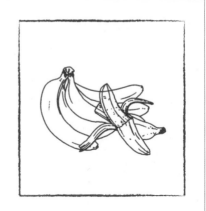

【食用方法】

生食、炖食、配膳等。

【食疗作用】

《本草纲目》：除小儿客热。

《本草求原》：止渴润肺解酒。

《日用本草》：生食破血，合金疮，解酒毒，干者解肌热烦渴。

【本草偏方】

>1. 香蕉蜂蜜茶：香蕉50g，蜂蜜适量。将香蕉去皮研碎，加入适量茶水中，调入蜂蜜饮服，每日1剂。可清热润肠。适用于高血压，冠心病，动脉硬化症及痔瘘下血，大便燥结，肺燥咳嗽等。

>2. 香蕉蘸黑麻：香蕉500g，黑芝麻25g。将黑芝麻炒熟，用香蕉蘸后嚼食，每日1剂，分2～3次食完。可降压降脂，润肠通便。适用于高血压病、高脂血症及习惯性便秘等。

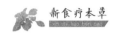

【宜食与忌食】

〖宜食〗

一般人群均可选用，尤其适合高血压、溃疡病、大便秘结、消化不良者选用。

〖忌食〗

香蕉性寒滑腻，故脾胃虚寒、大便溏薄者不宜服食。因其含有大量的钾，故肾功能不全者应慎用。

【选购常识】

以皮色黄亮、两端带青、富有弹性、入口柔滑、甜香俱全、无霉变者为佳。

小贴士

芭蕉花，为芭蕉科植物芭蕉的花蕾或花。中医认为，本品性味甘、淡、微辛、凉，入脾、肺经，有化痰软坚、清热平肝、祛瘀通经之功，适用于胸膈饱胀，脘腹痞痛，吞酸反胃，呕吐痰涎，头目昏眩，心痛怔忡，妇女经行不畅等。芭蕉叶，为芭蕉科植物芭蕉的叶片，全年可采。中医认为，本品性味甘、淡、寒，入心、肝经。有清热，利湿，解毒之功，适用于热病烦渴，中暑，脚气，痈肿热毒，烫伤等。芭蕉油，又名芭蕉汁，为芭蕉科植物芭蕉茎中的液汁。于茎干近根部切一直径约5cm的小孔，即有灰黑色液汁渗出，插以导管，引流入容器供用；或以嫩茎捣烂绞汁亦可。中医认为，本品有清热、止渴、解毒之功，适用于热病烦渴，惊风，癫痫，高血压头痛，疔疮痈疽，烫火伤等。

葡萄: 美容抗衰老的"果中珍品"

《本草纲目》载：葡萄，汉书作蒲桃，可以入醢，饮则陶然而醉，故有是名。其圆者名草龙珠，长者名马乳葡萄，白者名水晶葡萄，黑者名紫葡萄。《汉书》言张骞使西域还，始得此种。而成书于东汉的《神农本草经》中已有葡萄的记载。

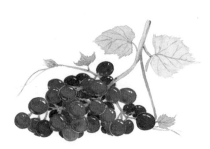

【本草纲要】

〖异名〗草龙珠，蒲桃。

〖性味归经〗甘、酸、平，归脾、肺、肾经。

〖功效主治〗补气血，益肝肾，强筋骨，生津液，止烦渴，利小便。主治气血不足，心悸失眠，神疲乏力，盗汗，腰膝酸软，热病烦渴，声嘶咽干，小便淋涩，水肿等。

【营养成分】

营养分析表明，葡萄富含葡萄糖、果糖、酒石酸、苹果酸、柠檬酸、蛋白质及多种维生素和矿物质等，有"生命之水""水果明珠""果中珍品"之称。据分析，鲜葡萄含糖量为10％～30％，有机酸含量

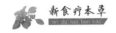

为 0.1% ~ 1.5%，蛋白质含量为 0.15% ~ 0.2%，果胶含量为 0.3% ~ 0.5%。研究发现，葡萄对心脏大有益处。葡萄汁有益于心脏的物质是黄酮类化合物，葡萄酒和葡萄汁的颜色越深，所含的黄酮类物质越多，这些化合物能降低血小板的活跃程度，有助于防止血凝块的形成，减少因动脉阻塞而引起心脏病的危险。葡萄酒还可防止黄斑变性，而黄斑变性又是65 岁以上老年人的主要致盲原因。美国学者研究发现，每天饮用葡萄酒者，黄斑病发病率约下降 50%。葡萄酒富含酚，可减少血小板聚集，同时，酚又是一种抗氧化剂，有助于保护黄斑免遭氧化的损害，进而预防黄斑变性。葡萄中含有一种叫"白藜芦醇"的物质，有较强的抗癌作用，可防止健康细胞癌变，防止恶变细胞扩散。与许多肿瘤预防药物不同的是，这种化合物在触发、促癌和发展三个癌变阶段都能抑制致癌因子的作用。由此可知，人们常食葡萄或常饮葡萄酒，有助于预防心脏病，防止黄斑变性和防癌抗癌。葡萄中含有的前花青素，有抗氧化、清除自由基的作用，可美容养颜、乌须秀发、延缓衰老。

【食用方法】

生食、捣汁、煎汤、制作食品、酿酒等。

【食疗作用】

《本经》：益气倍力，强志，令人肥健耐饥，忍风寒。《名医别录》：逐水，利小便。《滇南本草》：大补气血，舒筋活络，泡酒服之。《随息居饮食谱》：补气，滋肾液，益肝肾，强筋骨，止渴安胎。

【本草偏方】

> 1. 葡萄粥：鲜葡萄汁、大米各 100g，白糖适量。将鲜葡萄择洗干净，榨汁备用。取大米淘净，放入锅中，加清水

适量煮粥，待熟时调入葡萄汁、白糖等，煮至粥熟服食，或将葡萄干、大米共同煮粥，待粥熟时调入白糖，再煮一二沸即成，每日1剂。可补气血，养肝肾。适用于气血不足，心悸失眠，头目眩晕，腰膝无力等。

2. 葡萄酒：葡萄、酒曲各适量。将葡萄择净，捣碎，或榨汁，加酒曲适量，如常法酿酒即成。每次30mL，每日2次。可健脾益气，祛风通络。适用于风湿痹症，消化不良等。

3. 葡萄人参酒：葡萄干50g，人参15g，白酒500mL。将二者择净，放入白酒中，每日摇动数次，密封浸泡1周后饮服，每日1~2次，每次30~50mL。可补益肝肾。适

用于肝肾不足，腰膝酸软，头目眩晕等。

【宜食与忌食】

〖宜食〗

一般人群均可选用，尤其适合冠心病、动脉硬化、老年人、气血亏虚、癌症患者选用。

〖忌食〗

湿热体质者不宜选用。葡萄里面含有大量的果糖，糖尿病病人也不宜选用。

《本经逢原》言"食多令人泄泻"。《医林纂要》言"多食生内热"。

【选购常识】

以果粒紧密、味道较酸、颜色深艳、排列有序、表面有白霜者为佳。

小贴士

葡萄酒是用新鲜的葡萄或葡萄汁经发酵酿成的酒精饮料，通常分红葡萄酒和白葡萄酒两种。前者是红葡萄带皮浸渍发酵而成，后者为葡萄汁发酵而成。

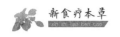

菠萝：清热解渴，帮助消化

菠萝，为凤梨科植物凤梨的果实，主产于我国两广、云南、福建、台湾等地，果实成熟后采摘，为岭南四大名果（香蕉、菠萝、椰子、杧果）之一。

【本草纲要】

〖异名〗凤梨、草菠萝。

〖性味归经〗甘、微涩、平，归脾、平、肺、大肠经。

〖功效主治〗清暑解渴，消食止泄。主治伤暑，身热烦渴，伤食泄泻等。

【营养成分】

营养分析表明，菠萝含大量的果糖、葡萄糖、B族维生素、维生素C、磷、柠檬酸和蛋白酶等物质。另含多种有机酸及菠萝蛋白酶等。

药理研究表明，菠萝蛋白酶能溶解血栓，防止血栓形成，能帮助消化，预防脂肪沉积，增加肠胃蠕动，并有一定的利尿作用，对高脂血症、肥胖症、高血压、冠心病、肾炎、支气管炎患者有益。

【食用方法】

生食，榨汁，制成食品，如罐头、蜜饯等。切片后于盐水稍浸后服食，可增加甜度。

【食疗作用】

《中医食疗学》：清热解暑，生津止渴。《食物药用》：解暑止渴、消食止泻。

【本草偏方】

>1. 菠萝粥：鲜菠萝汁、大米各100g，白糖适量。将鲜菠萝择洗干净，榨汁备用。取大米淘净，放入锅中，加清水适量煮粥，待熟时调入菠萝汁、白糖等，煮至粥熟服食，每日1剂。可清热生津。用于暑热伤阴及酒后烦渴，口干，小便淋沥涩痛等。

>2. 菠萝山楂汤：菠萝50g，山楂10g。将二者择净，水煎取汁饮服，每日1剂。可消食化积。适用于消化不良，纳差食少。

【宜食与忌食】

〖宜食〗

一般人群均可选用，尤其适用于中暑烦渴、热病后口渴、消化不良、大便溏薄者。

〖忌食〗

对菠萝过敏、糖尿病患者不宜选用。

【选购常识】

以果实呈圆柱形或两头稍尖的卵圆形、大小均匀适中、果形端正、芽眼数量少者为佳。

小贴士

菠萝含有的苷类物质和菠萝蛋白酶，可引起过敏反应。症状最快者可以在食后15分钟内发生，医学上称为"菠萝病"或者"菠萝中毒"，主要表现包括腹痛、腹泻、呕吐、头痛、头昏、皮肤潮红、全身发痒、四肢及口舌发麻等，严重者还可能出现呼吸困难、休克等反应，应及时去医院治疗。

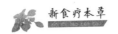

梨：生津润燥，清热化痰

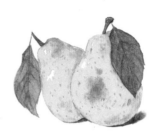

梨，为蔷薇科植物白梨、沙梨及秋子梨等栽培品种的果实，因其肉脆多汁，甘甜清香，风味独特，营养丰富，因而又有"百果之宗"之美誉。宋代邵雍在《食梨》中写道"愿君莫爱金花梨，愿君须爱红消梨。金花红消两般味，一般颜色如胭脂。红消食之甘如饴，金花食之颦双眉"，极言梨之味美。

【本草纲要】

『异名』快果、蜜父、玉乳。

『性味归经』甘、微酸、凉，归肺、胃经。

『功效主治』清热化痰，生津润燥。主治热咳或燥咳、热病津伤，或酒后烦渴、消渴等。

【营养成分】

营养分析表明，梨（指果肉）除含85％的水分外，还含有人体不可缺少的多种营养物质，如蛋白质、脂肪、碳水化合物、矿物质钙、磷、铁，以及维生素A、维生素B_1、维生素B_2、维生素C，以及有机酸如柠檬酸、苹果酸等。药理研究表明，梨果肉中含有配糖体及鞣酸等，有润肺、止咳、化痰、养血等功效，肺结核、上呼吸道感染和急慢性气管炎引起的咽干喉痛，喑哑痰稠，便秘尿赤等，常食梨能缓解症状，促进痊愈。梨有降压、镇静作用，肝阳上亢或肝火上炎型高血压和心脏病者常食梨可使血压下降，头晕、目眩、心悸等症状消失。梨有促进胃酸分泌、保肝助消化和增进食欲等作用，肝炎、肝硬化患者常食梨可使食欲增强，精神转佳。梨中富含的膳食纤维，可降低胆固醇含量，促进胃肠蠕动，有助于减肥降脂和通便。

【食用方法】

生食、蒸食、煮食、捣汁、熬膏、酿酒、制醋、入药、制作食品等。

【食疗作用】

《新修本草》：主热嗽，止渴。《本草纲目》：润肺凉心，消痰降火，解疮毒，酒毒。《开宝七草》：治客热中风不语、伤寒发热，利大小便。

【本草偏方】

>1. 梨汁粥：鲜梨2个，大米100g，白糖适量。将梨洗净，去皮、核，榨汁备用；将梨皮、梨渣、梨核水煎取汁，加大米煮粥，待熟时调入梨汁、白砂糖，再煮一二沸服食，每日1剂。可润肺化痰，清热生津。适用于肺热咳嗽或燥咳，热病津伤口渴或酒后烦渴等。

>2. 贝母蒸梨：川贝粉5g，大雪梨1个，冰糖适量。将雪梨洗净，切块，与川贝、冰糖同入碗中，隔水蒸熟服食，每日1～2次。可化痰止咳。适用于痰热咳嗽。

>3. 麻黄蒸梨：大白梨1个，麻黄2g，冰糖适量。将白梨、麻黄洗净，将麻黄插入梨心中，与冰糖同放碗中，上笼蒸熟，去麻黄服食，每日2～3次。可化痰止咳。适用于外寒内热之痰热咳嗽，上气喘急等。

>4. 鸭梨西红柿饮：鸭梨、西红柿各1个，蜂蜜30mL。

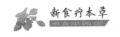

将梨、西红柿去皮、榨汁，兑入蜂蜜饮服，或将二者煎汤取汁兑入蜂蜜饮服，每日1剂。可养阴清热。适用于高血压头目眩晕，视物不清，眼干目涩，口燥口苦等。

> 5. 玉液乳蜜膏：鸭梨1000g，白萝卜1000g，牛乳、蜂蜜、鲜姜各250g，黄酒适量。将梨、卜、姜洗净，分别榨取汁液。将萝卜汁、梨汁同入锅中，文火炼成膏状时，加入姜汁、乳、蜜及黄酒拌匀，文火煮熬片刻，候温装瓶备用，每取1～2汤匙，每日3次，早、中、晚温开水冲服。可清热润肺。适用于肺结核低热。

> 6. 天生甘露饮：鲜梨适量。将鲜梨洗净，去皮核，切块，

榨汁饮服，不拘时。可清热化痰，清心醒神。适用于中风不语、痰热、惊狂、暑温等。

【宜食与忌食】

〖宜食〗

一般人群均可选用，尤其适用于咳嗽、咽痛、高血压、酒后烦渴、热病后口渴、消化不良者。

〖忌食〗

脾虚便溏、肺寒咳嗽者不宜选用。

【选购常识】

以梨皮薄细、无病虫害、疤痕或外伤、果形端正，果肉细腻、质脆而嫩、汁液丰富、梨脐凹陷、脐深而圆、表面光滑细腻、色黄者为佳。

小贴士

《本草通玄》言梨"生者清六腑之热，熟者滋五脏之阴"，故一般清热生津宜生食，滋阴润肺宜熟食。

草莓：生津养胃，明目养肝

草莓，为蔷薇科植物草莓的果实。草莓原产欧洲，20世纪初传入我国而风靡华夏。

【本草纲要】

〖异名〗洋莓、红莓、地莓、凤梨草莓。

〖性味归经〗甘、凉，归脾、胃、肺经。

〖功效主治〗润肺生津，健脾和胃，利尿消肿，解热祛暑。主治肺热咳嗽，食欲不振，小便短少，暑热烦渴，酒后烦渴等。

【营养成分】

草莓富含氨基酸、果糖、蔗糖、葡萄糖、柠檬酸、苹果酸、果胶、胡萝卜素、维生素C等，这些营养素对生长发育有很好的促进作用，对老人、儿童大有裨益。国外学者研究发现，草莓中的有效成分，可抑制癌肿的生长。维生素C能消除细胞间的松弛与紧张状态，使脑细胞结构坚固，皮肤细腻有弹性，对脑和智力发育有重要影响。饭后吃一些草莓，可分解食物脂肪，有助消化。草莓中丰富的维生素C除了可以预防维生素C缺乏病以外，对动脉硬化、冠心病、心绞痛、脑出血、高血压、高血脂等，都有积极的预防作用。草莓中含有的果胶及纤维素，可促进胃肠蠕动，改善便秘，预防痔疮、肠癌的发生。草莓中含有的胺类物质，对白血病、再生障碍性贫血有一定疗效。草莓中富含丰富的胡萝卜素与维生素 A，可维护上皮组织健康，明目养肝。

【食用方法】

生食，榨汁，制成食品，如果酱、果冻、果脯、糖水罐头、果汁等。

【食疗作用】

《中医食疗学》：润肺生津，健脾和胃。《中国中医药报》：润肺生津。

【本草偏方】

> 1. 草莓汁：鲜草莓、蜂蜜各适量。将草莓洗净，榨取汁液，纳入蜂蜜，冲入沸水中，煮沸饮服，每日 2～3 次。可润肺生津。适用于肺燥咳嗽。

> 2. 草莓橘汁：鲜草莓、鲜蜜橘各适量。将草莓洗净，蜜橘去皮，同榨取汁液饮服，每日 2～3 次。可解酒止渴。

> 3. 草莓红糖饮：新鲜草莓 100g，红糖 20g。将新鲜草莓除去柄托，放入冷开水中浸泡片刻，洗净，放入碗内，配糖食用，每日两次，每次 50g，逐个配糖嚼食，缓缓咽下。可清热止咳，利咽润肺，益心防癌。

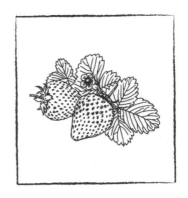

【宜食与忌食】

〖宜食〗

一般人群均可选用，尤其适用于风热咳嗽、声音嘶哑、酒后口渴、中暑口渴、水肿、大便秘结、小便不利、高血压、高脂血症、动脉硬化者。

〖忌食〗

脾胃虚寒、大便溏薄者不宜选用。

【选购常识】

以形体大小适中、呈较规则的圆锥形、颜色均匀、色泽红亮、表面颗粒呈金黄色者、果肉鲜红有光泽、气味清香者为佳。

小贴士

草莓外观呈心形，其色鲜艳粉红，果肉多汁，酸甜适口，芳香宜人，营养丰富，故有"水果皇后"之美誉。

桃：活血消积，生津润肠

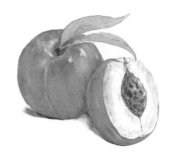

桃，为蔷薇科植物桃的成熟果实，产于全国各地，夏季采收。因其肉质鲜美，有"天下第一果"之称。

【本草纲要】

〖异名〗桃实、桃子、寿桃、仙桃。

〖性味归经〗甘、酸、温，归胃、大肠经。

〖功效主治〗养阴生津，活血润燥。主治胃阴不足，口中干渴，肠道燥热，大便秘结，脘腹疼痛，月经不调，痛经等。

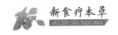

【营养成分】

鲜桃含蛋白质、脂肪、碳水化合物、钙、磷、铁、胡萝卜素、硫胺素、核黄素、烟酸、维生素C等。此外，尚含有挥发油、有机酸。有机酸中主要为苹果酸和柠檬酸。糖分中有葡萄糖、果糖、蔗糖、木糖。

【食用方法】

生食、捣汁、蒸食、制作食品等。

【食疗作用】

《滇南本草》：通月经，润大肠，消心下积。《本草纲目》：润燥活血……主血滞风痹骨蒸，肝疟寒热，鬼注疼痛，产后血病。《神农本草经》：主瘀血。

【本草偏方】

>1. 桃汁粥：鲜桃汁、大米各100g，白糖适量。将鲜桃择洗干净，榨汁备用。取大米淘净，放入锅中，加清水适量煮粥，待熟时调入桃汁、白糖等，煮至粥熟服食。可清热生津，和胃消食，利尿通淋。用于热病后烦渴口干，食欲不振，消化不良，小便淋沥涩痛，醉酒等。

>2. 桃汁饮：鲜桃汁适量。将鲜桃择洗干净，榨汁，频频饮用。可清热生津，和胃消食。用于热病后口干欲饮，醉酒等。

>3. 桃仁墨鱼：桃仁6g，当归10g，墨鱼1条，调味品适量。将墨鱼去头、骨，洗净，切丝，桃仁、当归布包，加水同煮沸后去浮沫，文火煮至墨鱼熟透，去药包，调味服食。可活血化瘀。适用于瘀血阻滞所致的不射精症。

【宜食与忌食】

〖宜食〗

一般人群均可选用，尤其适用于热病后口渴、热淋、消化不良、大便秘结、咳嗽、月经不调、冠心病者。

〖忌食〗

大便溏薄、血小板减少者及孕妇不能选用。《滇南本草图说》言"多食动脾助热，令人膨胀，发疮疖"。

【选购常识】

以大小适中、无虫眼、稍觉坚硬、有新叶、毛较少、淡绿色、隐约可见红瓢者为佳。

小贴士 桃的种子名桃仁，为中医活血化瘀药，常用于治疗瘀血所致的各种病症。桃仁的主要成分为苦杏仁苷，它能分解而产生氢氰酸，因此用量不宜过大，以免中毒。桃树干上分泌的胶质，俗称桃胶，可用作黏合剂等，为一种聚糖类物质，可食用，也供药用，有破血、和血、益气之效。

杏：润肺定喘，生津止渴

杏，为蔷薇科植物杏或山杏的果实，我国各地均有栽培。

【本草纲要】

〖异名〗杏仁、杏子、杏实。

〖性味归经〗苦、微温，有小毒，归肺、大肠经。

〖功效主治〗止咳平喘，生津止渴，润肠通便。主治咳嗽气喘，大便秘结，胃阴不足，口渴咽干等。

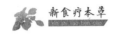
【营养成分】

杏含蛋白质、脂肪、碳水化合物、钙、铁、钠、钾等。

杏仁含有丰富的单不饱和脂肪酸，有益于心脏，并能降低体重。

杏所含的粗纤维可促进胃肠蠕动，防止便秘，并可降低肠癌发病率、胆固醇含量和心脏病的危险。

杏含有的维生素E等抗氧化物质能预防疾病、防老抗衰，并能促进皮肤微循环，使皮肤红润光泽，具有美容的功效。喜食杏干、杏仁的斐济人不仅长寿，而且从未患过癌症。

杏子中含有丰富的维生素A，在水果中仅次于杧果，位居第二；维生素A有修复上皮细胞及防癌的功效；而杏子中含有的大量维生素B_{17}，目前被认为是最有前途的抗癌药之一，此外，杏中含有的扁桃苷也有抗癌活性。

【食用方法】

生食、捣汁、酿酒、榨油、制作食品等。

【食疗作用】

《本草纲目》：杏实，止渴，去冷热毒。杏仁，主治咳逆上气雷鸣，喉痹，下气，产乳金疮，寒心奔豚。《珍珠囊》：除肺热，治上焦风燥，利胸膈气逆，润大肠气秘。

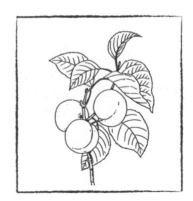

【本草偏方】

>1. 杏仁粥：杏仁 5～10个，大米 50g，白糖适量。选用成熟的杏子，洗净，煮烂去核；大米淘净，煮为稀粥，待熟时调入杏泥、白糖，煮至粥

熟服食，或将杏仁10g水煎取汁，加大米煮为稀粥服食。可止咳平喘，润肠通便。适用于咳嗽气喘，肠燥便秘等。

>2. 杏仁桑皮猪肺汤：甜杏仁、桑白皮各15g，猪肺250g，调味品适量。将二药择净，布包，猪肺洗净，同放锅中，加清水适量，同炖至猪肺烂熟后，去药包，调味服食，每周2～3剂。可止咳平喘。适用于慢性支气管炎、肺气肿引起的咳嗽气喘。

>3. 薏米杏仁粥：薏米30g，杏仁10g，大米50g，白糖适量。将杏仁去皮心；取薏米、大米煮粥，待半熟时下杏仁，煮至粥成，白糖调味服食，每

日1剂。可健脾除湿，止咳化痰，润肠通便。适用于肥胖病、高脂血症、脂肪肝等。

【宜食与忌食】

〖宜食〗

一般人群均可选用，尤其适合咳嗽气喘、大便秘结者选用。

〖忌食〗

《本草纲目》言杏仁"生食，多伤筋骨"，故不宜多食。

【选购常识】

以果实个大色美、味甜汁多、纤维少、核小、香味浓郁、无病虫害者为佳。

小贴士

杏仁有苦杏仁、甜杏仁之分，一般入药多为苦杏仁，入食多为甜杏仁。苦杏仁，为杏的成熟种子。中医认为，苦杏仁性味苦，微温，有小毒。有止咳平喘、润肠通便之功，用于咳嗽气喘、肠燥便秘等。外用可治蛲虫病、外阴瘙痒。甜杏仁，为杏的部分栽培种的成熟种子，其味甘甜。功效与苦杏仁类似，药力较缓，且偏于润肺止咳。主要用于虚劳咳嗽或津伤便秘。

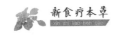

枣：有"天然维生素丸"之美称

枣，为鼠李科植物枣的果实，初秋果实成熟时采收，晒干生用。为"五果"（栗、桃、李、杏、枣）之一。

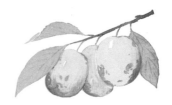

【本草纲要】

〖异名〗红枣、枣子、大枣。

〖性味归经〗甘、温，归脾、胃经。

〖功效主治〗补中益气，养血安神，缓和药性。主治脾胃虚弱，倦怠乏力，血虚萎黄，神志不安，妇女脏燥，精神恍惚，无故悲伤及调和药性等。

【营养成分】

现代医学研究认为，大枣营养丰富，含皂苷、生物碱、黄酮、氨基酸、钙、磷、铁、镁、钾及多种维生素等，有"天然维生素丸"之美誉，具抗变态反应、抑制中枢神经、保肝、强壮、降低胆固醇、抑制癌细胞增殖等作用。

【食用方法】

生食、煮食、蜜渍、泡酒、制醋、制作食品、入药等。

【食疗作用】

《本草纲目》：主治心腹结气，安中，养脾气，平胃气。

《日华子本草》：润心肺，止咳，补五脏，治虚损，除肠胃中气。

【本草偏方】

> 1. 甘麦大枣汤：甘草5g，麦芽30g，大枣10枚，冰糖30g。将上药水煎取汁，纳入冰糖溶化，顿服，每晚1次，睡前饮服，嚼食大枣，每日1剂。可补益脾胃，养血安神。适用于失眠多梦，夜寐不宁及妇女脏燥，精神恍惚，无故悲伤。

> 2. 红枣蹄汤：红枣10枚，猪蹄250g，猪皮100g。将大枣去核，猪蹄、猪皮去毛杂，剁块，同炖调味服食，每日1剂。可滋阴止血。适用于血友病引起的鼻衄、齿衄、紫癜等，以及白细胞下降、贫血等。

> 3. 红枣木耳汤：红枣20枚，黑木耳30g，猪瘦肉250g。将大枣去核；黑木耳用温水泡开洗净；猪肉洗净，切片，淀粉勾芡。将枣、木耳文火煲沸20分钟后，下肉片，煲至肉熟，调味服食，每日1剂。可活血润燥，洁肤除斑，适用于

气虚血瘀，面部色斑，肤色暗黄、暗黑等。

> 4. 枣梨茶：红枣10枚，雪梨膏20mL。将红枣去核，先泡半小时，文火煮至枣烂熟后，调入雪梨膏服食，每日1～2剂。可润肺护肤。适用于肺燥干咳、胸痛、皮肤干燥、脱屑、瘙痒、毛发不荣等。

> 5. 大枣羊胫糯米粥：大枣30g，羊胫骨2根，糯米100g。将羊胫骨洗净捶破，与大枣、糯米共煮为稀粥，每日早、晚服食。可健脾养血，补肾填精。适用于腰膝酸软，倦怠乏力，体虚消瘦等症。

【宜食与忌食】

【宜食】

一般人群均可选用，尤其适合脾胃亏虚、失眠多梦、慢性肝病、心血管疾病、紫癜、支气管哮喘、荨麻疹、过敏性疾病、贫血头晕、肿瘤放疗与化疗者选用。

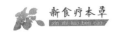

〖忌食〗

　　脾虚湿盛、脘腹胀满、食积、虫积、痰热咳嗽者不宜选用。

【选购常识】

　　以整体饱满、无裂纹、无虫蛀、颜色深红、表皮柔软者为佳。

小贴士

　　常言道"梨益齿而损脾，枣益脾而损齿"，新近研究为枣损齿正了名。研究发现，大枣含有的乌苏酸和夹竹桃酸能抑制蛀齿菌产生酶，避免使糖蛋白沉淀下来形成菌斑，而且不影响口腔其他细菌，不破坏口腔菌的菌系平衡，没有副作用。老年人脾胃消化吸收功能下降，常食大枣，不仅可以健脾养胃，还可以保护牙齿。

李子：清热生津，泄肝利水

　　李子，为蔷薇科植物李的果实，全国大部分地区均有栽培，夏秋季果实成熟时采收。

【本草纲要】

〖异名〗李、李实。

〖性味归经〗甘、酸、平，归肝、胃经。

〖功效主治〗清肝泄热，生津止渴。主治肝虚有热，劳热骨蒸，胃阴不足，消渴引饮。

【营养成分】

李子中含蛋白质、脂肪、碳水化合物、胡萝卜素、多种氨基酸、天门冬素，以及纤维素等。药理研究表明，李仁含苦杏仁苷、脂肪油等，具有润滑性缓泻作用，可使胆固醇吸收率下降，血浓度降低。

李子能促进胃酸和胃消化酶的分泌，促进胃肠蠕动，因而可改善食欲，促进消化。有利尿消肿作用，对各型水肿有辅助治疗效果。李子中含有多种营养成分，有养颜美容、润滑肌肤的作用。

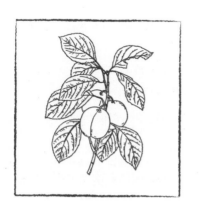

【食用方法】

生食、榨汁、蜜渍等。

【食疗作用】

《名医别录》：除痼热，调中。

《泉州本草》：清湿热，解邪毒，利小便，止消渴。治肝病腹水，骨蒸劳热，消渴引饮。

【本草偏方】

>1. 李实粥：李实100g，大米100g。将李实择净，去皮核，捣碎，榨汁备用。取大米放入锅中，加清水适量煮粥，待熟时调入李汁，再煮一二沸即成，每日1剂。可养阴生津。适用于消渴，热病后口干喜饮，便秘等。

>2. 李仁薏米粥：郁李仁6g，薏米50g。将李仁研碎，水煎取汁，去渣，加薏米煮为稀粥服食，每日1剂，当早餐服食。可健脾利湿，除满消肿，

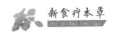
润肠通便。适用于水饮内蓄引起的面浮肢肿，喘息腹胀，小便不利，大便秘结等。

> 3. 郁李仁粥：郁李仁10g，大米100g。将郁李仁择净，捣碎，放入锅中，加清水适量，浸泡5~10分钟后，水煎取汁，加大米煮为稀粥即成，每日1剂，连续2~3天。可润肠通便，利水消肿。适用于大便干燥难解，小便不利，水肿胀满，肢体水肿等。

> 4. 蜜渍李子：李子适量。将李子洗净，去核，加蜂蜜放在瓷坛中或玻璃瓶中，密封1周即成。每次5g，含服，或调入稀粥中服食。可润肠通便。适用于大便干燥难解。

> 5. 糖渍李子：李子适量。将李子洗净，去核，加白砂糖放在瓷坛中或玻璃瓶中，然后密封1周即成。每次5g，含服，或调入稀粥中服食。可润肠通便。适用于大便干燥难解。

> 6. 盐渍李子：李子适量。将李子洗净，去核，加食盐放在瓷坛中或玻璃瓶中，然后密封1周即成。每次5g，含服，或调入稀粥中服食。可润肠通便。适用于大便干燥难解。

> 7. 李梨饮：李子、梨子各适量。将二者洗净，榨汁饮服，每日1~2次。可生津止渴。适用于胃阴不足，消渴引饮。

【宜食与忌食】

〖宜食〗

一般人群均可选用，尤其适用于水肿胀满、小便不利、大便秘结者。

〖忌食〗

多食易伤脾胃，损齿。孕妇不宜食用。

【选购常识】

以果实圆满、大小适中、表面光滑、果肉结实、软硬适度、汁液饱满者为佳。

小贴士

李的种子名李仁，中医认为，李仁性味甘、苦、平，入大肠、小肠经。润肠通便，利水消肿。主治肠燥便秘，腹满喘促、水肿等。《本草纲目》言其"主治大腹水肿，面目四肢浮肿，利小便水道"。由于郁李仁有利水消肿之功，故各型水肿伴便秘者，均可选用。

橘子：开胃理气，止渴润肺

橘子，为芸香科植物福橘或朱橘等多种橘类的成熟果实，产于福建、四川、安徽、湖北等地，冬季果实成熟时采收，是人们喜爱的果品之一，不仅营养丰富，色、香、味俱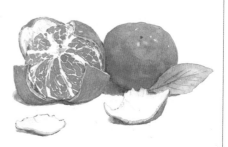
佳，而且还有很高的食用、药用价值，为老年人的保健佳品。

【本草纲要】

〖异名〗橘、橘实、黄橘。

〖性味归经〗甘、酸、凉，归肺、胃经。

〖功效主治〗理气和中，生津止渴，化痰止咳。主治脾胃气滞，胸腹满闷，呕逆食少，口中干渴，或消渴及咳嗽痰多等。

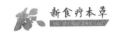
【营养成分】

营养分析表明，橘子含蛋白质、碳水化合物、硫胺素、核黄素、烟酸、维生素C、维生素E、钾、钠、钙、镁、铁、锰、锌、铜、磷、硒和果糖、苹果酸、柠檬酸，以及黄酮苷（如橙皮苷）、挥发油等。能刺激呼吸道黏膜，使分泌增加，使痰液稀释而易于排出。有降低毛细血管脆性的作用，防止微血管出血。

【食用方法】

生食、榨汁、酿醋、制作食品、入药等。

【食疗作用】

《日华子本草》：止消渴，开胃，除胸中膈气。

《饮膳正要》：止呕下气，利水道。

【本草偏方】

>1. 橘汁粥：鲜橘子2个，大米100g。将鲜橘子洗净，榨汁；取大米淘净，放入锅中，加清水适量，浸泡5～10分钟后煮为稀粥，待熟时调入橘汁等，再煮一二沸即成，每日1剂。可理气和中，止咳化痰。适用于脾胃气滞，胸腹满闷，呕逆食少，咳嗽痰多及消渴等。

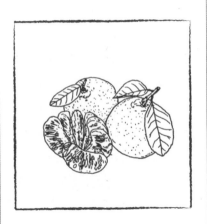

>2. 陈皮粥：陈皮10g（鲜者加倍），大米100g。将陈皮择净，切丝，水煎取汁，加大米煮为稀粥服食；或将陈皮研末，每次取3～5g，调入

已沸的稀粥中，同煮为粥服食，每日1剂。可和胃理气，化痰止咳。适用于脾胃亏虚，脘腹胀满，胁肋疼痛，嗳气频作，食欲不振，纳差食少，恶心呕吐，咳嗽痰多，胸膈满闷等。

【宜食与忌食】

〖宜食〗

一般人群均可选用，尤其适用于痰湿咳嗽、消化不良、脘腹胀满、胁肋疼痛、病后口渴、酒后烦渴者。

〖忌食〗

脾胃积热、口舌生疮、咽喉干痛、大便秘结者不宜选用。儿童不宜多吃橘子，以免出现高胡萝卜素血症，表现为手足掌皮肤黄染，渐及全身，恶心、呕吐、食欲不振、全身乏力等。出现此类症状时应积极去医院治疗。

【选购常识】

以个头中等、颜色橙黄或橙红色、有青叶、表皮光滑、油胞点细密、皮薄肉厚弹性好、手捏后能立刻弹回原状者为佳。

小贴士

橘的花、皮等皆可入药入食，为药食两用之物。

橘花，为橘类的花卉。有顺气宽膈、和胃去胀、止咳化痰之功，适用于脘腹胀满，纳差食少，咳嗽痰多，呃逆等。橘皮，为橘类成熟果实的果皮，秋季果实成熟时采收，干燥，生用。以陈久者为佳，故称陈皮，也称贵老，且以广东新会柑、茶枝柑的柑皮品质最好，处方名广陈皮、新会皮。青皮，为橘类的未成熟果实或青色果皮。中医认为，青皮性味苦、辛、温，有疏肝破气、消积化滞之功，适用于肝郁气结，饮食积滞，胃脘胀满，脘腹疼痛，胁肋疼痛，

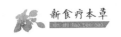

乳房肿痛，疝气疼痛等。橘核，为橘类的种子。有理气散结、消肿止痛之功，适用于疝气疼痛，睾丸肿痛，乳痈，腰痛等。橘叶，为橘类的枝叶。有疏肝行气、化痰散结之功，适用于乳痈，乳房结块，胸胁胀痛，疝气等。橘饼，为橘类的成熟果实，用蜜糖渍制而成。有宽中下气、消积化痰之功，适用于饮食积滞，泻痢，胸膈满闷，咳喘等。橘红，为橘类的干燥外层果皮。秋末冬初果实成熟后采收，用刀削下外果皮，晒干或阴干。有散寒燥湿、利气消痰之功，适用于风寒咳嗽，喉痒痰多，食积伤酒，呕恶痞闷。橘络，为橘瓤上的网状经络，归肺、脾经。有通络化痰、顺气活血之功，适用于痰滞咳嗽、顽痰阻络、肢体疼痛等。

柚子：可降血糖的保健水果

　　柚子，为芸香科常绿乔木植物柚的成熟果实，产于福建、两广、云南、浙江、台湾等地，以福建漳州、厦门所产者为上，故有"厦门文旦"的美称，冬季果实成熟时采收。

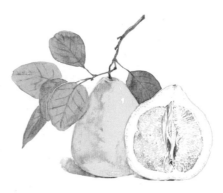

【本草纲要】

〖异名〗柚、胡柑、臭柚、文旦。

〖性味归经〗甘、酸、寒，归肺、胃经。

〖功效主治〗生津止渴，行气宽中，开胃消食，化痰止咳。主治热病后及酒醉后口渴，胃脘疼痛，纳差食少，咳嗽等。

【营养成分】

柚子含蛋白质、脂肪、碳水化合物、钙、磷、铁、胡萝卜素、硫胺素、核黄素、烟酸、维生素C，以及柚皮苷、枳实苷、新橙皮苷等。药理研究表明，本品有抗炎作用，对病毒感染有保护作用。柚子中含有大量的维生素C、果胶等，能降低胆固醇、低密度脂蛋白，并可减少动脉壁的损坏程度。所含的天然叶酸，有益于孕妇，并可预防贫血，促进胎儿发育。柚子新鲜果汁中含胰岛素样成分，可降低血糖，为糖尿病患者可吃的保健水果。

【食用方法】

生食、榨汁、蜜渍、制作食品等。

【食疗作用】

《日华子本草》：治妊孕人食少并口淡，去胃中恶气，消食，去肠胃气，解酒毒，治饮酒人口气。

【本草偏方】

>1. 柚汁粥：鲜柚子1个，大米100g。将鲜柚子洗净，榨汁；取大米淘净，放入锅中，加清水适量，浸泡5～10分钟后，煮为稀粥，待熟时，调入柚汁等，再煮一二沸即成，

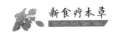
每日 1 剂。可理气和中，止咳化痰。适用于脾胃气滞，胸腹满闷，呕逆食少，咳嗽痰多及消渴等。

>2. 柚皮粥：柚皮 10g（鲜者加倍），大米 100g。将柚皮择净，切丝，水煎取汁，加大米煮为稀粥服食，或将干柚皮研末，每次取 3～5g，调入已沸的稀粥中，同煮为粥服食，每日 1 剂。可消食化痰，理气和胃。适用于咳嗽痰稀，恶心呕吐等。

3. 柚皮百合汤：柚子 1 个（约 1000g），百合、白糖各 125g。将柚子去肉留皮，同百合、白糖加水适量，煎 2～3 小时后，去渣取汁，分 3 次饮服，每日 1 剂。3 日为 1 个疗程（儿童减半）。可清肺化痰，健脾补虚。适用于顽固性咳嗽、痰多、哮喘、肺气肿等。

【宜食与忌食】

〖宜食〗

一般人群均可选用，尤其适用于消化不良、咳嗽痰多、脘腹胀满者。

〖忌食〗

脾胃虚寒、大便溏薄者不宜选用。

【选购常识】

以上尖下宽、表皮薄而光润、色泽淡绿或淡黄、柔软多汁者为佳。

小贴士

柚皮，为芸香科小乔木植物柚的成熟果实的果皮。中医认为，本品性味甘、辛、苦，归脾、肺经。有消食化痰、疏肝解郁之功，适用于脾胃亏虚，脘腹胀满，胁肋疼痛等。《随息居饮食谱》言其"消食，化痰，散愤懑之气，陈久者良"。

橙子：生津止渴，理气化痰兼解酒

橙子，为芸香科乔木植物香橙的成熟果实。我国华东、华南、西南地区，以及湖北、湖南等地均有栽培。秋、冬季采收，去皮，取瓤囊用。

【本草纲要】

〖异名〗酸橙、橙实、香橙。

〖性味归经〗甘、酸，微凉，归肝、脾、肺经。

〖功效主治〗生津止渴，和胃止呕，宽胸理气。主治食欲不振，胸腹胀满作痛，咳嗽痰多，瘿瘤瘰疬，解酒，解鱼蟹毒等。

【营养成分】

营养分析表明，橙子含蛋白质、脂肪、碳水化合物、胡萝卜素、硫胺素、核黄素、烟酸、维生素 C 等，有增加毛细血管弹性，降低血中胆固醇，防治高血压、动脉硬化的作用。含有大量的维生素 C，具抗氧化与阻断致癌物二甲基亚硝胺的生成作用，可防癌治癌。澳大利亚的科研人员研究发现，每天吃 1 个橙子，可以使口腔癌、食道癌和胃癌发生率减少一半，使中风的发生率降低 19%。

【食用方法】

生食、榨汁、煮食、制作食品等。

【食疗作用】

《随息居饮食谱》：利膈，辟恶，化痰，消食，析酲，止呕，醒胃。

《本草纲目》：苦能泄能燥，辛能散，温能和，其治百病，意是取其理气燥湿之功……疗呕哕反胃嘈杂，时吐清水，痰痞，痰疟。

《饮食别录》：下气，止呕咳，除膀胱留热，停水，五淋，利小便，主脾不能消谷，气冲胸中吐逆霍乱，止泄，去寸白。

【本草偏方】

>1. 橙汁粥：鲜橙3个，大米100g。将鲜橙子洗净，榨汁；取大米淘净，放入锅中，加清水适量，浸泡5~10分钟后，煮为稀粥，待熟时，调入橙汁等，再煮一二沸即成，每日1剂。可生津止渴。适用于酒醉口渴，病后胃脘隐痛，食欲不振等。

>2. 橙子蜜饮：橙子1只，蜂蜜50g。将橙子用水泡去酸味，然后连皮切为四块，同蜂蜜放锅中，加清水适量，武火煮沸后，转文火煮约30分钟，去渣取汁饮服，每日1剂。可下食消气。适用于胃脘胀满，心下堵闷，纳差食少，功撑作痛等。

>3. 橙皮粥：橙皮10g（鲜者加倍），大米100g。将橙皮择净，切丝，水煎取汁，加大米煮为稀粥服食，或将干橙皮研末，每次取3~5g，调入已沸的稀粥中，同煮为粥服食，每日1剂。可行气健脾，降逆止呕。适用于脾胃亏虚，纳差食少，恶心呕吐等。

【宜食与忌食】

【宜食】

适宜一般人群。

【选购常识】

以肚脐较小、身形扁长、弹性较好、颜色较红者为佳。

小贴士

橙皮：为香橙的果皮。中医认为，本品性味辛、苦、温，归脾、肺经。有行气健脾、燥湿化痰、降逆止呕之功，适用于食欲不振、胸腹胀满、咳嗽痰稀、胸闷等。药理研究表明，本品含有多种挥发油，其中主要成分为柠檬烯，对消化道有刺激作用，可使胃液分泌增多，胃肠蠕动加快，有健胃祛风之效。

西瓜：清热解暑，促进机体代谢

西瓜，为葫芦科植物西瓜的果瓤，全国各地均产，夏季采收，鲜用。因汉代从西域引入，故称"西瓜"。

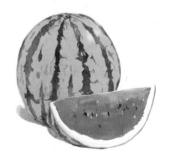

【本草纲要】

〖异名〗寒瓜、夏瓜、水瓜。

〖性味归经〗甘、寒，归心、胃、膀胱经。

〖功效主治〗清热解暑，生津止渴，利尿除烦。主治暑热、热病烦渴，心火上炎所致的心烦，口舌生疮，湿热蕴结下焦所致的小便短赤等。

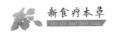
【营养成分】

西瓜营养丰富，对人体健康大有裨益，故民间常有"暑天半块瓜，不用把药抓"之说。

【食用方法】

生食、榨汁、炒食、制作食品等。

【食疗作用】

《随息居饮食谱》：清肺胃，解暑热，除烦止渴，醒酒，凉营，疗喉痹、口疮，治火毒、时证……一名天生白虎汤。

【本草偏方】

>1. 西瓜番茄饮：西瓜1个，西红柿500g。将西瓜、西红柿去皮，榨汁，兑入冷开水适量饮服，每日数次。可清热生津。适用于热病烦渴，酒后口渴，小便不利，中暑后烦渴引饮，头目眩晕等。

>2. 瓜皮鸡丝：西瓜皮150g，瘦肉、鸡肉各100g，调味品适量。将西瓜皮切丝，用开水焯一下捞出备用；鸡肉、瘦肉洗净、煮熟、切丝，同瓜皮丝放入盘中，撒上调味品等即成。可清热利湿。适用于湿阻脾胃，肢软乏力等。

【宜食与忌食】

〖宜食〗

一般人群均可选用，尤其适用于中暑烦渴、小便短黄、酒后干渴、口舌生疮者。

〖忌食〗

中寒湿盛、糖尿病、肾功能不全者不宜选用。

【选购常识】

挑选西瓜的窍门：一看、二摸、三敲。

一看：以瓜纹深、瓜皮绿色透亮者为佳。

二摸：以瓜皮光滑圆润者为佳。

三敲：有明显的振动感、瓜声"嘭嘭"者为佳。

小贴士

西瓜皮，为西瓜的外层果皮。中医认为，西瓜皮性味甘、凉，归心、胃、膀胱经。有清热解渴、利湿通淋之功，适用于暑热烦渴，小便短少，水肿，口舌生疮等。

西瓜子，为西瓜的种仁。中医认为，西瓜子性味甘、平，归肺、大肠经。有清肺化痰，和中润肠之功，适用于久嗽，咯血，便秘等。

西瓜霜，为西瓜的果皮和皮硝混合制成的白色结晶性粉末。中医认为，西瓜霜有清热解毒、利咽消肿之功，适用于喉风，喉痹，口疮，牙疳，目赤肿痛等。

甜瓜：清热解暑，除烦止渴

甜瓜，为葫芦科植物甜瓜的果实，7~8月果实成熟时采收，鲜用。甜瓜因其味甜而得名，由于清香袭人，又名香瓜。

【本草纲要】

〖异名〗番瓜、甘瓜、熟瓜、香瓜。

〖性味归经〗甘、寒，归心、胃经。

〖功效主治〗清热解暑，除烦止渴，清热利尿。主治暑热所致的胸膈满闷不舒，食欲不振，烦热口渴，热结膀胱，小便不利等。

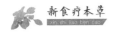

【营养成分】

营养分析表明，甜瓜瓤肉中含蛋白质、脂肪、碳水化合物、粗纤维、胡萝卜素、硫胺素、核黄素、维生素C、钾、钠、钙、镁、磷、铁、锰、锌、铜、硒、烟酸等。

药理研究表明，甜瓜所含的转化酶可将不溶性蛋白质转变成可溶性蛋白质，有助于肾病的治疗。

甜瓜所含的葫芦素B能保护肝脏，减轻慢性肝损伤。甜瓜子可驱杀寄生虫，如蛔虫、丝虫等。

【食用方法】

生食、榨汁、腌渍、泡酒、制作食品等。

【食疗作用】

《随息居饮食谱》：涤热，利便，除烦，解渴，疗饥，亦治暑痢。

《食疗本草》：止渴，益气，除烦热，利小便，通三焦壅气。

【本草偏方】

> 1. 甜瓜粥：甜瓜1个，大米100g，白糖适量。甜瓜择洗干净，榨汁备用。大米淘净，放入锅中，加清水适量煮粥，待熟时调入甜瓜汁、白糖等，煮至粥熟服食，每日1剂。可清热解暑，生津止渴。适用于暑热及酒后烦渴，小便黄短等。

> 2. 甜瓜蜂蜜饮：甜瓜、蜂蜜各适量。甜瓜去皮籽、用洁净纱布绞取汁液，加蜂蜜适量饮服，不拘时随意饮用。可清暑益气。适用于暑热伤阴，口渴引饮，小便不利。

> 3. 甜瓜西红柿饮：甜瓜、西红柿各适量。将两者洗净，去皮，用洁净纱布绞取汁液，加等量冷开水调匀，随意饮用。可清热解暑。用于中暑烦热胸闷，食欲不振等。

【宜食与忌食】

〖宜食〗

一般人群均可选用，尤其适用于酒后、病后、暑热口渴、小便不利者。

〖忌食〗

瓜虽然味美，但不宜多食。《本草纲目》言"西瓜、甜瓜皆属生冷，世俗认为醍醐灌顶，甘露洒心，取其一时之快，不知其伤脾助湿之害矣"。

【选购常识】

看颜色：以瓜皮蜡黄，或白瓜皮颜色透亮者为佳。

看纹路：以纹路突出、清晰透亮者为佳。

摸瓜蒂：瓜熟则蒂落，以自然掉落时留下小坑者为佳。

闻香味：以瓜香浓郁者为佳。

小贴士

甜瓜子，为葫芦科植物甜瓜的种子。中医认为，本品性味甘、寒，归脾、胃、肺经。有散结消瘀、清肺润肠之功，适用于腹内结聚，肠痈，咳嗽，口渴等。

甜瓜蒂，为葫芦科植物甜瓜的果柄。中医认为，甜瓜蒂性味苦、寒，归脾、胃、肝经。有涌吐痰食、除湿退黄之功，适用于中风，癫痫，喉痹，痰涎壅盛，呼吸不利，宿食不化，胸脘胀痛，湿热黄疸等。

哈密瓜：清暑热，解烦渴，利小便

哈密瓜，为葫芦科植物甜瓜的果实。

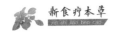

【本草纲要】

〖异名〗香瓜、甘瓜、果瓜、菜瓜、雪瓜、贡瓜。

〖性味归经〗甘、寒，归心、胃经。

〖功效主治〗清热除烦，止渴利尿。主治暑热烦渴，口舌生疮等。本品甘甜爽口，为夏日清暑佳果。

【营养成分】

营养分析表明，哈密瓜含蛋白质、脂肪、碳水化合物、钙、磷、钠、铁、钾等。哈密瓜含有的酶，可将不溶性蛋白质转化为可溶性蛋白质，肾病患者选用尤宜。含有的抗氧化剂，能够有效增强细胞防晒的能力，减少皮肤黑色素的形成。

哈密瓜其钾含量高，可维持人体正常心率和血压，保护心血管。含有丰富的叶酸，对孕妇和胎儿有益，可预防小儿神经管畸形。

【食用方法】

生食、榨汁、腌渍、泡酒、制作食品等。

【食疗作用】

《本草纲目》：止渴、除烦热、利小便、通三焦间壅塞气、治口鼻疮。《中医食疗学》：清热除烦，止渴利尿。

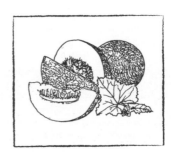

【本草偏方】

> 1. 哈密瓜蜜饮：哈密瓜、蜂蜜各适量。将哈密瓜去皮籽、用洁净纱布绞取汁液，加蜂蜜适量饮服，不拘时随意饮用。可清暑益气。适用于暑热伤阴，口渴引饮，小便不利。

> 2. 哈密瓜拌黄瓜：哈密瓜、黄瓜各适量。将哈密瓜、黄瓜去皮籽，洗净，切块或条，加白砂糖适量拌匀服食，每日1～2次。可清热除烦。适用于中暑烦渴，胸膈满闷等。

> 3. 哈密瓜粥：哈密瓜1个，大米100g，白糖适量。将哈密瓜择洗干净，榨汁备用。取大米淘净，放入锅中，加清水适量煮粥，待熟时调入哈密瓜汁、白糖等，煮至粥熟服食。

可清热解暑，生津止渴。适用于暑热及酒后烦渴，小便黄短等。

【宜食与忌食】

〖宜食〗

一般人群均可选用，尤其适用于酒后、病后、暑热口渴、小便不利等。

〖忌食〗

脾胃虚寒、腹胀便溏病人不宜多食。

【选购常识】

以头顶部白黄、手感绵软、果柄处略显凹陷、光滑、网纹密布，或果柄处色泽鲜艳、花斑明显、茸毛脱光、表面坚韧、手感光滑、香味浓烈、卷须显黄者为佳。

小贴士

哈密瓜是甜瓜的一种，因其味极香甜，享有盛誉，故单独列出，其正式名称为"新疆甜瓜"，因盛产于新疆哈密而得名，故称"哈密瓜"。

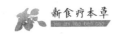

猕猴桃：有"世界水果之王"的美称

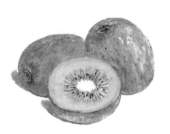

　　猕猴桃，为猕猴桃科植物猕猴桃的果实，为我国特有的果树，每年 8~10 月果实成熟时采收。《本草纲目》言"其形象梨，其色如桃，而猕猴喜食"。因其果皮覆毛，貌似猕猴而得名。猕猴桃的抗病力强，无须喷洒农药，因而有"无污染水果"之誉，西方人统称"中华猕猴桃"，被誉为"抗癌佳果"。

【本草纲要】

〖异名〗猕猴梨。

〖性味归经〗甘、酸而寒，归肾、胃、膀胱经。

〖功效主治〗清热生津，和胃消食，利尿通淋。主治烦热消渴，食欲不振，消化不良，淋证及黄疸等。

【营养成分】

　　猕猴桃中维生素 C 的含量高，人体吸收率可达 94%。所含的中华猕猴桃多糖复合物（ACPS）能激活巨噬细胞，增强其吞噬功能，具有抗癌、抗感染、快速清除体内有害代谢产物的作用。临床观察发现，猕猴桃对胃癌、大肠癌、食管癌、肺癌、肝癌、乳腺癌等防治都有效。猕猴桃含有丰富的铬，可刺激胰岛素分泌，调节血糖水平，有效治疗糖尿病。此外，还有降脂、降压、抗氧化之功，有防治心脑血管病、美丽肌肤、消除雀斑和暗疮、抗衰老作用。

【食用方法】

生食、榨汁、酿酒、制作食品等。

【食疗作用】

《开宝本草》：止暴渴，解烦热，下石淋。《食疗本草》：去烦热，止消渴。《食经》：和中安肝，主黄疸，消渴。

【本草偏方】

> 1. 猕猴桃汁粥：鲜猕猴桃汁、大米各100g，白糖适量。将鲜猕猴桃择洗干净，榨汁备用。取大米淘净，放入锅中，加清水适量煮粥，待熟时调入猕猴桃汁、白糖等，煮至粥熟

服食，每日1剂。可清热生津，和胃消食，利尿通淋。适用于热病后烦渴口干，食欲不振，消化不良，小便淋沥涩痛，湿热黄疸等。

> 2. 荷花猕猴桃茶：荷花1朵，猕猴桃100g，白糖适量。将荷花撕成碎块，洗净；猕猴桃去皮洗净，榨汁；将荷花放入锅中，加清水50mL煮沸，去渣取汁，纳入猕猴桃汁及白糖，拌匀即成，每日1剂。可清热止渴，利尿通淋。适用于湿热淋证及泌尿系统感染。

> 3. 猕猴桃姜汁饮：猕猴桃150g，姜汁适量。将猕猴桃去皮核，榨汁，与姜汁适量混合均匀饮服，每日2～3次。可和胃止呕。适用于胃气上逆所致的呕吐及妊娠呕吐。

【宜食与忌食】

【宜食】

尤其适合病后、酒后口渴、小便淋涩、消化不良、癌症等患者选用。

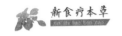
〖忌食〗

多食伤脾胃，故脾胃虚寒，大便溏薄者慎用。

【选购常识】

以无虫蛀、无破裂、无霉烂、无皱缩、无挤压痕迹、体形饱满、颜色均匀、显黄褐色、光泽明亮、软硬适度、毛不容易脱落者为佳。

小贴士 世界上消费量最大的前26种水果中，猕猴桃营养最为丰富全面，因而被誉为"世界水果之王"。猕猴桃、香蕉、柑橘三种低钠高钾水果中，猕猴桃因含有更多的钾而位居榜首。

柿子：止渴解酒，清热解毒

柿子为柿科植物柿的果实，经脱涩红熟后食用，也可采青柿脱涩后食用，为我国五大水果（葡萄、柑橘、香蕉、苹果、柿子）之一。

【本草纲要】

〖异名〗鲜柿、绿柿。

〖性味归经〗甘、涩、寒，归脾、胃、肺经。

〖功效主治〗清热润燥，生津止渴，养阴止血。主治燥热咳嗽，痰中带血，胃热伤阴，烦渴口干，醉酒口渴，痔疮下血等。

【营养成分】

营养分析表明，柿子含蛋白质、脂肪、碳水化合物、B族维生素、维生素A、胡萝卜素、核黄素、烟酸、维生素C、维生素E、钙、磷、钾、钠、铁、锌、硒、铜、锰等。未成熟果实含鞣质。

药理分析表明，柿子有降低血压、增强冠脉血流量的作用。口服柿子可促进血液中酒精的氧化。

鲜柿子中含碘量很高，食柿可预防碘缺乏病。柿子富含果胶，有良好的润肠通便作用，对于纠正便秘、保持肠道正常菌群生长等有很好的作用。

【食用方法】

生食、榨汁、制作食品等。

【食疗作用】

《名医别录》：软熟柿解酒热毒，止口干，压胃间热。

《本草经疏》：鼻者肺之窍也，耳者肾之窍也，二脏有火上炎，则外窍闭而不通，得柿甘寒之气，俾火热下行，窍自清利矣。

【本草偏方】

>1. 柿叶茶：鲜柿叶、蜂蜜各适量。将鲜柿叶洗净、风干，研细，每取5g，沸水冲泡，蜂蜜调匀饮服。可降脂减肥。适用于高脂血症。

>2. 柿叶花生衣散：柿叶5g，花生衣15g。将7～9月采摘的柿叶，置沸水中稍烫，捞出晾干（禁在阳光下晒），同花生衣搓碎，温开水送服，每日1剂，连服2个月。可收敛止血。适用于血小板减少性紫癜。

>3. 枣柿饼：枣皮10g，柿饼、红枣各30g，白面粉100g，植物油少许。将柿饼去蒂，切块；红枣去核。将三者同烘干，研末，加面粉及清水

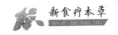
适量调匀，做成小饼。锅中放植物油少许滑锅后，将小饼放入锅内烙熟即成，每日两次，作早、晚餐服食。可健脾益气，滋阴补肝。适用于肝阴不足，虚火上扰，脾受其制而引起的耳鸣、耳聋、口干食少、倦怠懒动、动则气喘、易急烦躁等。

> 4. 柿子霜饮：柿霜3g，温开水化服，每日3次。治咽喉肿痛，口舌生疮。

> 5. 柿子膏：青柿子500g捣烂，加水1500mL，晒1周后去渣，再晒3天备用，取适量涂患处，每日3次。治过敏性皮炎。

【宜食与忌食】

〖宜食〗

一般人群均可选用，尤其适用于心脑血管病、痔疮出血、痰热咳嗽、大便秘结、醉酒口渴者。

〖忌食〗

不要空腹食柿子。柿子含大量的柿胶酚、单宁、胶质，这些物质遇到酸时，就会凝结成不能溶解的硬块，硬块小者会随大便排出，硬块大者难以排出，停留胃内，就会形成"胃柿石症"，轻则胃脘疼痛，恶心呕吐，重则引起胃出血或胃穿孔。

柿子含有大量的鞣质，会与食物中的铁结合而妨碍铁的吸收，因此，患有缺铁性贫血或正在服食铁剂者，不宜服食柿子。柿子含较多糖类，包括蔗糖、葡萄糖、果糖等，糖尿病患者不宜选用。《本草图经》载"凡食柿不可与蟹同，令人腹痛大泻"，故不宜与蟹同食，以免腹痛泄泻。

【选购常识】

以个儿大、颜色鲜艳、无斑点、无伤烂、无裂痕者为佳。软柿以表皮橙红色，同等柔软者为宜。硬柿以表皮青、手感硬实者为宜。

小贴士

柿叶，为柿的叶。有止咳平喘之功，适用于肺胀喘咳，肺气肿及各种内出血等。柿饼，为柿的果实经加工而成的饼状食品，有白柿、乌柿两种。归肺、大肠经，有润肺涩肠、止血止痢之功，适用于吐血，咯血，血淋，肠风，痔漏，痢疾等。柿霜，是晒制柿饼时随着果肉水分的蒸发而渗出的含糖分的凝结物，主要成分是甘露醇、葡萄糖、果糖、蔗糖等，为淡黄或白色粉状物。有清热润肺、化痰止咳之功，适用于肺燥及阴虚咳嗽，喉痛咽干、口舌生疮、吐血、咯血、痔疮出血等。柿蒂，为柿的干燥宿萼。有降逆止呃之功，适用于呃逆。

橄榄：对咽喉肿痛有特效

橄榄，为橄榄科植物橄榄的果实，主产于广东、广西、福建、台湾、四川等地。青果成熟于冬季，为冬春季节稀有应市果品，故有"冬春橄榄赛人参"之说。

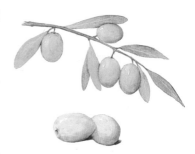

橄榄因果实尚呈青绿色时即可供鲜食而得名"青果"。因其初吃时味涩，久嚼后香甜可口，余味无穷，用以比喻忠谏之言，虽逆耳，而于人终有益，故又称"谏果""甘果"。

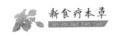
【本草纲要】

〖异名〗青榄，青果，青子。

〖性味归经〗甘、酸、平，归脾、胃、肺经。

〖功效主治〗清热解毒，利咽化痰，生津止渴，除烦醒酒，化刺除鲠。主治咽喉肿痛，烦渴，咳嗽痰血，鱼骨鲠咽等。

【营养成分】

橄榄营养丰富，橄榄含蛋白质、脂肪、碳水化合物、维生素A、胡萝卜素、硫胺素、核黄素、烟酸、维生素C、钙、磷、钾、镁、铁、锌、硒、锰等。其中维生素C的含量是苹果的10倍，梨和桃的5倍，含钙量也很高，且易被人体吸收，尤其适合妇女、儿童食用。冬春季节，每日嚼食2～3枚鲜橄榄，可防止上呼吸道感染。儿童经常食用，对骨骼的发育大有益处。

【食用方法】

生食、榨汁、泡茶、制作食品、榨油等。

【食疗作用】

《日华子本草》：开胃、下气、止泻。《本草纲目》：生津液，止烦渴，治咽喉痛，咀嚼咽汁，能解一切鱼鳖毒。《本草再新》：平肝开胃，润肺滋阴，消痰理气，止咳嗽，治吐血。

【本草偏方】

＞1.橄榄粥：鲜橄榄2个，大米100g，白糖适量。将鲜橄榄洗净，榨汁；取橄榄渣水煎取汁，加大米煮粥，待熟时，调入橄榄汁、白糖等，再煮一二沸即成，每日1剂。可清肺利咽。适用于风热感冒，咽喉肿胀疼痛，吞咽不利。

>2. 橄榄萝卜茶：橄榄250g，萝卜500g。将二者洗净，切碎，水煎代茶饮，每日1剂。可清肺利咽。适用于上呼吸道感染、流行性感冒、急性咽喉炎、急性扁桃体炎、支气管炎以及饮食积滞，脘腹胀满等。

>3. 咸榄芦根茶：咸橄榄2枚，芦根30g。将二者择净，清水2碗半煎取1碗，去渣取汁饮用，每日1剂。可清热解毒。适用于流感，胃热牙痛，肺热咳嗽，咽喉肿痛。

>4. 橄榄葱姜汤：鲜橄榄60g，葱头15g，苏叶10g。将三者择净，清水2碗半煎至1碗，加食盐少许调味，去渣饮服，每日1剂。可解表散热，健胃和中。适用于风寒感冒，脘腹胀满，呕吐气逆等。

【宜食与忌食】

〖宜食〗

一般人群均可选用，尤其适用于感冒咳嗽、咽喉疼痛、酒醉口渴、鱼骨鲠咽者。

〖忌食〗

寒痰咳嗽、大便溏薄者不宜选用。

【选购常识】

以个头饱满、色泽青绿略带一点黄色、无霉点和黑点者为佳。

小贴士

橄榄核，为橄榄的果核。中医认为，本品性味甘、涩、温，归肝、胃、大肠经。有解毒敛疮、止血利气之功，适用于咽喉肿痛，口舌生疮，冻疮，痔疮，天疱疮，肠风下血，睾丸肿痛等。橄榄仁，为橄榄的种仁。中医认为，本品性味甘、平，归肺、脾、胃经。有润燥醒酒、和胃解毒之功，适用于口唇燥痛，醉酒，鱼蟹中毒等。

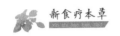

荔枝：补脾益肝，益心养血，使人面色红润

荔枝，为无患子科植物荔枝的成熟果实，产于我国广东、广西、福建、四川等地。《本草纲目》载"若离本枝，一日色变，三日味变。则离支之名，又或取此义也"，故又称离支，与香蕉、菠萝、龙眼同称"南国四大果品"。

【本草纲要】

〖异名〗离支、丹荔。

〖性味〗甘、酸、温，归脾、心、肝经。

〖功效主治〗健脾益气，养肝补血，理气止痛，养心安神。主治脾胃亏虚所致的饮食减少，久泻不止，头目昏花，血虚崩漏，心悸，怔忡，失眠健忘等。

【营养成分】

荔枝营养丰富，可补充能量，营养大脑神经，有效改善失眠、健忘、神疲等症，并能增强机体免疫功能，提高抗病能力。可改善血液循环，美容养颜。

【食用方法】

生食、榨汁、制作食品等。

【食疗作用】

《随息居饮食谱》：甘温而香。通神益智，填精充液，辟臭止痛，滋心营，养肝血。果中美品，鲜者尤佳。

【本草偏方】

>1. 荔枝粥：荔枝肉10g，大米100g，白糖适量。将荔枝去壳取肉，与大米同放锅中，加清水适量煮粥，待熟时调入白糖，再煮一二沸即成，每日1剂。可健脾益气，养肝补血，理气止痛，养心安神。适用于脾胃亏虚所致的饮食减少，久泻不止，头目昏花，血虚崩漏，心悸，怔忡，失眠健忘等。

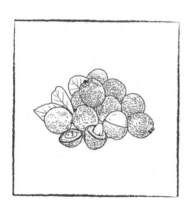

>2. 荔枝山药粥：荔枝肉50g，山药、莲子各10g，大米50g。将四味加清水适量煮粥服食，每晚1剂，连服1～2个月。可健脾益肾，止泻。适用于五更泻。

>3. 荔枝糯米粥：荔枝肉50g，山药、莲子各10g，糯米50g。将四味加清水适量煮粥服食，每晚1剂，连服1～2个月。可健脾益肾，止泻。适用于五更泻。

【宜食与忌食】

〖宜食〗

一般人群均可选用，尤其适合体质虚弱、病后津液不足、贫血、脾虚腹泻、胃寒疼痛、口臭者选用。

〖忌食〗

阴虚火旺、糖尿病、大便秘结、粉刺、口舌生疮者不宜选用。

【选购常识】

以个头适中、外形匀称、呈暗红色、无虫蛀霉变、龟裂片平坦、手感紧硬且有弹性、清香者为佳。

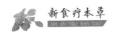

荔枝不宜多食，以免发生"荔枝病"。荔枝病实际上是低血糖反应，轻则恶心、四肢无力，重则头晕、心悸、出冷汗。出现这种现象时，用荔枝壳水煎服，或静脉注射葡萄糖等，可缓解症状。若经上述治疗病情仍不见缓解时，应及时去医院治疗。《随息居饮食谱》言其"食之而醉者，即以其壳煎汤，或蜜汤解之"，可供参考。

梅子：生津止渴又利咽，预防肠道传染病

梅子，为蔷薇科落叶乔木植物梅树的果实，被誉为"凉果之王""天然绿色保健食品"。初夏采收将成熟的绿色果实，洗净鲜用，称青梅；以盐腌制、晒干用，称白梅；以小火炕至干燥，色黄褐、起皱，再焖至色黑，称乌梅。

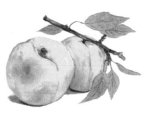

【本草纲要】

〖异名〗梅、乌梅、青梅、梅实、梅肉。

〖性味归经〗酸、涩、平，归肝、脾、肺、大肠经。

〖功效主治〗敛肺止咳，涩肠止泻，生津止渴，和胃安蛔。主治肺虚久咳，久泻久痢，虚热消渴，蛔虫腹痛等。

【营养成分】

乌梅含丰富的蛋白质、脂肪、碳水化合物、维生素 C 及矿物质钙、磷、铁、钾等，此外还含有柠檬酸、枸橼酸、苹果酸、琥珀酸等，对痢疾杆菌、葡萄球菌、溶血性链球菌、大肠杆菌、肺炎双球菌等有抑制作用，可有效预防肠道传染病等感染性疾病。有抗癌作用，乌梅煎剂对小鼠肉瘤、艾氏腹水癌有抑制作用，能增强网织细胞功能，提高吞噬机能，可用于食管癌、胃癌、大肠癌、宫颈癌、膀胱癌、皮肤癌、阴茎癌等的辅助治疗。有抗过敏作用，促进肠蠕动，能使胆囊收缩，促进胆汁分泌和排泄，可治疗肠胆道蛔虫症、大便秘结。乌梅含钾多而含钠较少，对长期服用排钾性利尿药者有益。用乌梅制作的酸梅汤，可防止夏季出汗较多而引起的低钾现象，如倦怠、乏力、嗜睡等，是解暑生津佳品。

【食用方法】

生食、榨汁、腌渍、制作食品、入药等。

【食疗作用】

《随息居饮食谱》：温胆生津。

《本草纲目》：敛肺涩肠，止久嗽泻痢……蛔厥吐利。

【本草偏方】

﹥1. 乌梅粥：乌梅 10g，大米 100g，白糖适量。将乌梅择净，放入锅中，加清水适量，水煎取汁，加大米煮粥，待熟时调入白糖，再煮一二沸即成，每日 1 剂。可生津止渴，敛肺止咳，涩肠止泄，安蛔止痛。适用于慢性咳嗽，久泻久痢，便血，尿血，虚热烦渴，小儿夏季热口干渴饮，肠道蛔虫病等。

﹥2. 梅花粥：白梅花 5 朵，大米 100g。先将大米淘净，放入锅内，加清水适量煮粥，待熟时，放入白梅花，再煮一二

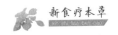
沸即成，每日1剂。可疏肝理气，健脾开胃。适用于肝胃气滞，梅核气，胸闷不舒，嗳气食少，食欲减退，消化不良等。

>3. 梅枣杏仁饼：乌梅1个，红枣2枚，杏仁7枚，面粉100g，调味品适量。将乌梅去核洗净，红枣去核，杏仁去皮，三者同放盆内捣碎，加面粉及白糖，清水适量，拌匀，制成小圆饼，锅中放植物油滑锅后，烙成焦黄色，每日2次，早晚服食。可缓急止痛。适用于胃脘胀满，纳差食少等。

【宜食与忌食】

〖宜食〗

一般人群均可选用，尤其适合肺虚久咳、大便溏薄、口干口渴、肠道寄生虫病者选用。

〖忌食〗

外感咳嗽、胃酸过多、湿热泻泄者不宜选用。

【选购常识】

以果大皮薄、果形整齐、饱满有光泽、肉厚核小、质脆汁多、酸度高、味甜者为佳。

小贴士

梅花，为梅的花蕾，每年1~2月间采集含苞待放的花蕾，摊开晒干，备用。梅花分白梅花与红梅花两种，白梅花产于江苏、浙江等地，以花匀净、完整、含苞未放、萼绿花白、气味清香者为佳，所以，中医处方时，常写"绿萼梅"。红梅花主产于四川、湖北等地，但药用以白梅花为主，红梅花较少使用。

中医认为，梅花性平无毒，入肝经。有疏肝理气、和胃止痛之功，是中医常用的疏肝和胃药，常用于梅核气（是指咽部有梗塞感，但无任何阳性体征，属于神经官能症的一种），肝胃气痛，胸闷不舒，食欲减退等。

桂圆：失眠健忘者的理想滋补品

　　桂圆，为无患子科植物龙眼树的成熟果实。相传，由于处暑之后，其果实正成熟于阴历八月（桂月）之时，而果实极圆，故有"桂圆"之称；又果实状似龙眼，兼得"龙眼"之名；因其食用时弃壳去核而食其肉（又称假种皮），故名"龙眼肉"；其味甜如蜜，归脾而能益智，因此又有"蜜脾""益智"之称谓。明代宋玉得龙眼之神会，有"圆若骊珠，赤若金丸，肉似玻璃，核如黑漆"之辞藻。

【本草纲要】

〖异名〗龙眼、龙眼肉、桂圆肉、圆肉、元肉。

〖性味〗甘、温，归心、脾经。

〖功效主治〗补益心脾，养血安神。主治心脾虚损，气血不足所致的失眠、健忘、惊悸、怔忡、眩晕等，本品滋补之中既不滋腻，又不壅气，为失眠健忘者的滋补良药。

【营养成分】

　　营养分析表明，干品桂圆含蛋白质、脂肪、碳水化合物、钙、磷、铁、核黄素、烟酸、维生素 C、钾、钠、镁等。

　　桂圆的某些成分可抑制癌细胞的生存，降低血脂，增加冠状动脉的血流量，有保护血管、防止血管硬化的作用，因而可防治老年人常见的癌症、高血压、高血脂、冠心病等，

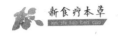
并具抗衰老作用。桂圆水浸剂外用尚有消炎、止血作用。桂圆肉有良好的健脾补血效果，为中医养心益智要药。适用于贫血，神经衰弱，失眠健忘，年老体衰，病后、产后气血不足，记忆力下降等。

【食用方法】

生食、榨汁、煮食、蜜渍、泡酒、制作食品、入药等。

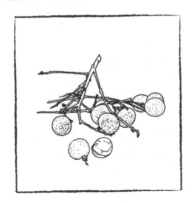

【食疗作用】

《神农本草经》：主安志、厌食，久服强魂魄，聪明。《随息居饮食谱》：补心气，安志定神，益脾阴，滋营充液。果中圣品，老弱宜之。《本草纲目》：开胃益脾，补虚长智。《滇南本草》：益血安神，长智敛汗，开胃益脾。《得配本草》：益脾胃，葆心血，润五脏，治怔忡。《日用本草》：开胃益脾，补灵长智。《泉州本草》：壮阳益气，补脾胃，治妇人产后浮肿，气虚水肿，脾虚泻泄。

【本草偏方】

>1. 桂圆粥：桂圆肉 10g，大枣 5 枚，大米 100g，白砂糖适量。将桂圆去皮取肉；大米淘净；大枣去核，与桂圆、大枣同放锅中，加清水适量，煮为稀粥，每日 1～2 剂，喜好甜食者，可加白糖适量同煮服食。可养心安神，健脾补血。适用于心血不足所致的心悸，失眠，健忘，贫血，脾虚泄泻，浮肿，以及神经衰弱，自汗盗汗等。

>2. 大枣桂圆粥：大枣 5 个，桂圆 10g，粟米 100g，白糖适量。将大枣、桂圆择净，粟米淘净，与山药放入锅中，

加清水适量煮粥，待沸时调入白糖，煮至粥熟即成，每日1剂。可补益脾胃。适用于脾胃亏虚，食欲不振，纳差食少等。

>3. 桂圆人参粥：桂圆肉10g，人参粉1g，大米100g，白砂糖适量。将桂圆去皮取肉；大米淘净与桂圆同放锅中，加清水适量，煮为稀粥，待熟时调入人参粉，再煮一二沸即成，每日1剂，喜好甜食者，可加白糖适量同煮服食。可养心安神，健脾补血。适用于心血不足所致的心悸，失眠，健忘，神经衰弱等。

【宜食与忌食】

〖宜食〗

一般人群均可选用，尤其适合神经衰弱、失眠多梦、心悸、消化不良、老年人及病人、产后气血亏虚者选用。

〖忌食〗

湿热内盛、痰热咳嗽、大便秘结者不宜选用。

【选购常识】

以颗粒较大、壳色黄褐、壳面光洁、壳薄而脆、摇动不响、果肉肥厚、肉色黄亮、味浓甜者为佳。

小贴士

龙眼壳，为龙眼的果皮，夏季果实成熟时，剥取果皮，晒干备用。中医认为，本品性味甘、温，入肺经。有祛风解毒、敛疮生肌之功，适用于眩晕，耳聋，痈疽久溃不敛，烫伤等。

龙眼核，为龙眼的种子。中医认为，本品性味苦、涩、平，归肝、脾、膀胱经。有行气散结、止血燥湿之功，适用于疝气，瘰疬，创伤出血，腋臭，疥癣，湿疮等。

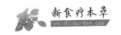

木瓜：消食驱虫，清热祛风

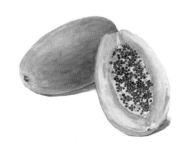

番木瓜，为番木瓜科植物番木瓜的果实，原产中美洲，现世界各地均有栽培，我国两广、云南、福建、台湾等地有出产。因果实长于树上，外形像瓜，故名"木瓜"。

【本草纲要】

〖异名〗番木瓜、乳瓜、石瓜、万寿果。

〖性味归经〗甘、平，归脾、胃经。

〖功效主治〗健胃消食，清热祛风。主治消化不良，胃脘疼痛，风湿骨痛，肢体麻木等。

【营养成分】

药理研究表明，本品含番木瓜碱、木瓜蛋白酶等。木瓜蛋白酶是独特的蛋白分解酵素，可以清除因吃肉类而积聚在身体的脂肪；同时木瓜肉所含的果胶更是优良的洗肠剂，可减少废物在体内积聚。常食木瓜及木瓜粥，可降低血脂，有效地预防高脂血症及肥胖症。番木瓜碱具有抗癌、抗炎、抗寄生虫作用，可治疗淋巴细胞性白血病、阿米巴病、绦虫病、蛔虫病、鞭虫病等。有降压作用，但可兴奋子宫，使子宫明显收缩，有堕胎作用。

【食用方法】

生食，榨汁，炒食，制作果酱，蜜饯，腌渍，浸酒，提取代血浆等。

【食疗作用】

《本草纲目》：主心痛。《食物本草》：主利气，散滞血，疗心痛，解热郁。《现代实用中药》：未熟果实，治胃消化不良，并为营养品，又为发奶剂。熟果，可利大小便，也可治红白痢疾。

【本草偏方】

> 1. 番木瓜粥：番木瓜50g，大米100g，白糖适量。将木瓜洗净，切细备用。大米淘净，放入锅中，加清水适量煮粥，待熟时调入木瓜、白糖，再煮一二沸即成，每日1剂。可利湿消肿。适用于水肿，腹泻，肥胖病等。

> 2. 蜂蜜木瓜糊：蜂蜜、木瓜各等量。将木瓜研为细末；先将蜂蜜冲入开水溶化，纳入木瓜粉拌匀饮服，早晚各1剂。可润燥滑肠，和胃除湿，舒筋活络。适用于肠燥便秘，暑湿呕吐，肢体沉重及风湿痹痛等。

> 3. 蜜渍木瓜：木瓜和蜂蜜适量。将木瓜洗净，去核，切片，拌入蜂蜜，放在瓷坛中或玻璃瓶中，然后密封1周即成。每次5g，含服，或调入稀粥中服食。可祛风除湿，养肝和胃。适用于风湿痹痛，消化不良等。

> 4. 木瓜酒：木瓜30g，白酒500g。将木瓜洗净，去核，放入瓶中，纳入白酒，密封1周即成。口服：每次30mL，每日2次。可祛风除湿。适用于风寒湿痹，关节疼痛等。

【宜食与忌食】

〖宜食〗

一般人群均可选用，尤其适合胃痛、产后缺乳、风湿骨痛、肠道寄生虫病、消化不良、肥胖症患者选用。

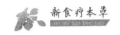

〖忌食〗

孕妇、过敏性疾病者忌食。

【选购常识】

以颜色深黄、表皮有些小斑点且有黏性胶质、味道清香、瓜蒂鲜绿有白色乳汁溢出、瓜肚较鼓有弹性者为佳。

小贴士

宣木瓜，为蔷薇科落叶灌木植物贴梗海棠和木瓜的成熟果实。中医认为，木瓜性味酸、温，归肝、脾经，有舒筋活络、化湿和胃之功，适用于风湿痹痛，筋脉拘挛，脚气肿痛，吐泻转筋之症。本品味酸入肝，肝主筋，故有较好的舒筋活络作用，为转筋腿痛之要药。药理研究表明，本品有调节自主神经功能、抗炎、抗风湿、抗利尿、镇痛，以及缓解肌肉痉挛等作用。

木瓜有两种，即番木瓜、宣木瓜，番木瓜为消食健胃化积之食物，而木瓜为舒筋活络、和胃化湿药物，二者效用不同，使用时应予注意。

山楂：增食欲，降血脂，解油腻

山楂，为蔷薇科植物山里红或山楂的干燥成熟果实，我国大部分地区均有分布。一般产于北方者名北山楂，产于南方者名南山楂。北山楂果实大，皮色红，果肉厚，味酸甜，多切片晒干入药，主要供健胃消食和化积之用。南山楂果实较小，色红，质坚，味酸涩，多原粒入药，常用于收敛止泄。

【本草纲要】

〖异名〗映山红果、棠球、赤枣子、山果果、山里红。

〖性味〗酸、甘、温，归脾、胃、肝经。

〖功效主治〗消积化食，活血散瘀。主治食肉过多，积滞不化，嗳腐吞酸，胃脘饱胀，腹痛泻痢等。

【营养成分】

山楂含大量的维生素C及酸性物质，如苹果酸、柠檬酸、山楂酸等，可增加胃液中淀粉酶、脂肪分解酶等，起到增强食欲、帮助消化的作用。有降压降脂、解除油腻作用，有益于心血管病的治疗。山楂中含有的维生素C等能阻断癌性N–亚硝基的产生，并减少自由基的形成，有抑制癌细胞的作用，对于宫颈癌的抑制率可达70%。中医妇科还将山楂用于妇女月经不通，或经行腹痛、产后恶露不尽、儿枕痛等，这是因为山楂能收缩子宫，可使宫腔内的血块易于排出，促进产后子宫的复原而有止痛效果。

【食用方法】

生食，熟食，煮粥，泡酒，榨汁，制作食品如山楂饼、山楂糕、山楂片、山楂条、山楂卷、山楂酱、山楂汁、果丹皮、山楂茶、山楂罐头、糖葫芦等。

【食疗作用】

《本草纲目》：化饮食，消肉积、癥瘕、痰饮、痞满吞酸、滞血胀痛。

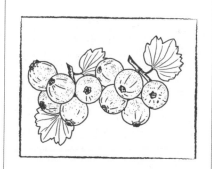

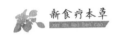

【本草偏方】

> 1. 山楂粥：山楂 30g（鲜者加倍），大米 100g，砂糖适量。将山楂择净，放入锅中，加清水适量，浸泡 5～10 分钟后，水煎取汁，加大米煮为稀粥，待熟时，调入砂糖，再煮一二沸即成，每日 1 剂。可健脾胃，消食积，散瘀血。适用于食积停滞，肉积不消，腹痛，腹泻，小儿乳食不消等。

> 2. 山楂三七粥：山楂 10g，三七 3g，大米 50g，蜂蜜适量。将三七研为细末，先取山楂、大米煮粥，待沸时调入三七、蜂蜜，煮至粥熟服食，每日 1 剂，早餐服食，15 天为

1 个疗程，连续 3～5 个疗程。可健胃利肠，消瘀防癌。适用于防治肠癌、胃癌及预防癌症。

【宜食与忌食】

〖忌食〗

《随息居饮食谱》言其"多食耗气，损齿，易饥，空腹及瘦弱人或虚病后忌之"，故胃中无积，脾胃虚弱，牙齿有病者，不宜常服。因其有活血作用，故孕妇、血小板减少、有出血倾向者不宜选用。

【选购常识】

以颜色鲜红或深红、果体稍硬且重、大小适中、无虫眼及裂口者为佳。

小贴士

山楂中维生素 C 的含量是橙的三倍，钙、镁含量居各种水果之首，有益于心脑血管病人选用。

杧果：益胃止呕，解渴利尿，晕船晕车者首选

杧果，为漆树科植物杧果的果实，为热带或亚热带果树，分布于我国两广、云南、福建、台湾等地，夏季采收，有"热带水果之王"美称。

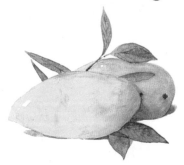

【本草纲要】

〖异名〗望果、檬果、蜜望、沙果梨。

〖性味归经〗甘、酸、凉，归脾、胃经。

〖功效主治〗养胃止呕，生津利尿。主治胃热口渴，呕吐，晕车晕船，眩晕，呕吐不食，小便不利等。

【营养成分】

营养分析表明，本品含蛋白质、脂肪、碳水化合物、矿物质钙、磷、铁，以及胡萝卜素、B族维生素、维生素C等。

杧果含有丰富的维生素、矿物质等，有防癌抗癌、降低胆固醇及三酰甘油浓度、防止动脉硬化作用。含有大量的粗纤维，有助排便，防治便秘。杧果提取物对化脓球菌、大肠杆菌、绿脓杆菌、流感病毒有抑制作用。杧果苷有抗氧化、保护脑神经元的作用，能延缓衰老，提高脑功能，增进智力，预防老年性痴呆。

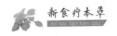

【食用方法】

生食，榨汁，制作果酱、罐头，蜜饯，腌渍等。

【食疗作用】

《食性本草》：主妇人经脉不通，丈夫营卫中血脉不行。《开宝本草》：食之止渴。

【本草偏方】

>1. 杧果饮：杧果1个，蜂蜜适量。杧果洗净，切碎，水煎取汁，纳入蜂蜜调匀后慢慢咽饮，每日1剂。润肺利咽，用于慢性咽喉炎，声音嘶哑等。

>2. 杧果姜汁饮：杧果1个，姜汁适量。将杧果洗净，切碎，水煎取汁，纳入姜汁调匀慢慢咽饮，每日1剂。可和胃理气，适用于妊娠呕吐，消化不良等。

【宜食与忌食】

〖宜食〗

一般人群均可选用，尤其适合晕动病呕吐、妊娠呕吐、病后口渴、消化不良、高脂血症、肥胖症患者选用。

〖忌食〗

脾胃虚寒、对杧果过敏者不宜选用。

【选购常识】

以颜色红或黄、有少许皱褶、微带黑点、外表光滑、软硬适中、香味浓郁者为佳。

小贴士

吃杧果须防杧果性皮炎。杧果性皮炎是一种过敏性接触性皮炎，由于患者的特殊体质，对杧果的汁液、树叶、树干、果皮过敏。杧果性皮炎一般发生在接触到杧果而未及时用水清洗的部位，严重者可出现眼部红肿、疼痛，全身起红斑，呕吐，腹泻等。杧果性皮炎可外用类固醇药膏，口服抗组胺药物止痒，严重过敏者，应及时去医院治疗。

椰子：汁果都可食用的南方水果

　　椰子，为棕榈科植物椰子的胚乳（椰肉），生长于热带地区，我国海南岛、云南、两广、台湾等地有栽培，全年可采。椰肉色白如玉，芳香滑脆，椰汁清凉甘甜。椰肉、椰汁都可食用，是老少皆宜的美味佳品。

【本草纲要】

〖异名〗胥余、胥耶、越王头。

〖性味归经〗甘、平，归脾、胃、大肠经。

〖功效主治〗清暑解热，生津止渴，消疳驱虫。主治暑热口渴，小儿疳积，肠道寄生虫等。

【营养成分】

　　营养分析表明，本品含脂肪油、蛋白质、B族维生素、维生素E、维生素C及葡萄糖、蔗糖等。

　　药理研究表明，内胚乳有杀绦虫作用，饮其汁而食其肉有驱虫作用。

【食用方法】

　　生食，榨汁，配膳，榨油，制作食品如椰奶、罐头、椰子糖、饼干、饮料等。

【食疗作用】

　　《开宝本草》：益气，去风。《本草求原》：消疳积白虫，小儿青瘦。

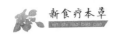

【本草偏方】

>1. 椰蜜饮：椰子 1 个，蜂蜜适量。将椰子洗净榨汁，加蜂蜜适量饮服，每日 1 剂，

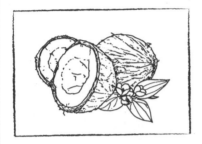

连服 3～5 天。可益气养阴，适用于病后气血亏虚，津液不足，口渴不欲饮，胃脘隐痛，纳食不香等。

>2. 椰肉汁饮：椰子 1 个。将椰子洗净，先饮其汁，再食其肉，每日 1 次，连服 2～3 天。可消疳驱虫，用于小儿疳积、绦虫。

【宜食与忌食】

〖宜食〗

一般人群均可选用，尤其适用于暑热口渴、醉酒口渴、肠道寄生虫病者。

〖忌食〗

脾胃虚寒、大便溏薄、糖尿病者不宜选用。

【选购常识】

椰子有青椰、黄椰（金椰）两种，喜饮汁者以青椰为佳，喜吃肉者以黄椰为宜。

以椰皮坚硬、皮青且薄、手摇有振水声（一般汁液多）或发闷声（椰肉多）、手感较重（椰肉多）或轻（椰汁多）、椰汁乳白、汁液浓稠、油脂丰富、香味四溢者为佳。

小贴士　椰子可促进皮肤新陈代谢，维持皮肤黏膜健康，促进胶原蛋白及弹力纤维再生，避免黑斑、雀斑、皱纹的产生，使肌肤美白，光滑细嫩，故有"植物牛奶"之称。

柠檬：生津止渴，祛暑安胎，开胃消食

柠檬，为芸香科植物黎檬或洋柠檬的成熟果实，我国南部有栽培。因其味极酸，孕妇喜食，故有"益母果""益母子"之称。

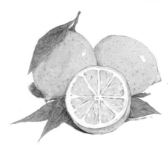

【本草纲要】

〖异名〗黎檬、柠果。

〖性味归经〗酸、平，归脾、胃、肾经。

〖功效主治〗生津止渴，安胎祛暑，化痰止咳，开胃消食。主治暑热口渴，妊娠呕吐，胎动不安，咳嗽，消化不良等。

【营养成分】

营养分析表明，本品含橙皮苷、柚皮苷、葡萄糖苷和柠檬素、柠檬酸等，橙皮苷、柚皮苷有抗炎作用。柠檬酸有很强的抗氧化作用，可促进肌肤的新陈代谢，延缓衰老，抑制色素沉着。柠檬富含维生素 C 和维生素 P，能增强血管弹性和韧性，可预防和治疗高血压、心肌梗死、维生素 C 缺乏病。青柠檬中含有一种近似胰岛素的成分，可降低血糖。

【食用方法】

生食、榨汁、制作食品等。

【食疗作用】

《食物考》：能避暑，孕

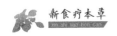
妇宜食，能安胎。《本草纲目拾遗》：下气和胃。

【本草偏方】

> 1. 萝卜柠檬蜜饮：白萝卜200g，柠檬1个，蜂蜜适量。将白萝卜洗净、切碎，柠檬切片，与蜂蜜同置广口瓶，浸渍4～6小时，取汁频频饮服，每日1剂。可清热生津、润肺利咽，适用于肺热咳嗽，咽喉不利。

> 2. 柠檬蜜饮：柠檬1个，蜂蜜适量。将柠檬洗净、切碎、榨汁，与蜂蜜拌匀，取汁频频饮服，每日1剂。可和胃安胎，适用于妊娠呕吐，胎动不安等。

> 3. 薏仁柠檬汁酒：薏仁60g，白酒360mL，柠檬汁适量。将薏仁、柠檬汁同入酒中，密封浸泡2～3天后即可饮用，每日20mL，每日2次，连服2～3剂。可除湿润肤，消疣散结，适用于疣目。

【宜食与忌食】

〖宜食〗

一般人群均可选用，尤其适用于咳嗽、暑热及酒后口渴、妊娠呕吐、女子斑证、消化不良者。

〖忌食〗

消化性溃疡者不宜选用。

【选购常识】

以颜色金黄、均匀饱满、果蒂翠绿、大小适中、手感较沉、果皮光滑、无裂及虫眼者为佳。

小贴士

柠檬含有丰富的果酸、柠檬酸等，不宜与含钙丰富的食物如牛奶、海产品等同食。柠檬所含的酸性物质会使蛋白质凝固，与钙结合生成不易于消化的物质，不仅降低食物的营养价值，同时还会导致胃肠不适，消化不良。

英国人常用"柠檬人"来称呼自己的水兵和水手，借以纪念对维生素C缺乏病进行治疗研究的英国医生林德。

林德发现柠檬中富含的维生素C，能治疗维生素C缺乏病，于是，英国海军规定水兵入海期间，每人每天要饮用定量的柠檬叶子水。仅过了两年，英国海军中的维生素C缺乏病就绝迹了。因此人们称柠檬为"神秘的药果"。

枇杷：增进食欲，帮助消化，止渴解暑

枇杷，为蔷薇科植物枇杷的果实，全国各地均产。枇杷的叶子很像古代的乐器的琵琶，由此谐音而得"枇杷"之名。枇杷花是珍贵的蜜源，枇杷核又是酿酒的原料。

【本草纲要】

〖异名〗芦橘、金丸、芦枝、枇杷果。

〖性味归经〗甘、酸、凉，归脾、肺、肝经。

〖功效主治〗润肺止咳，和胃降逆，解暑清热，生津止渴。主治肺痿、肺燥、痰热咳嗽、呕吐呃逆、暑热声嘶、口干口渴等。

【营养成分】

枇杷所含的有机酸，能刺激消化腺的分泌，增进食欲，帮助消化。所含的苦杏仁苷，可止咳祛痰，治疗各种咳嗽。枇杷含硫胺素，有抗癌作用。

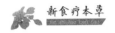
【食用方法】

生食，榨汁，制作食品如罐头、果酒、果膏、果酱等。

【食疗作用】

《随息居饮食谱》：润肺，涤热生津。《食经》：下气，止哕呕逆。《日华子本草》：治肺气，润五脏，下气，止呕逆。

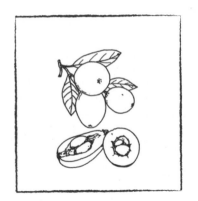

【本草偏方】

> 1. 枇杷叶粥：枇杷叶 10g（鲜者 30g），大米 100g，冰糖适量。将枇杷叶择净，布包，水煎取汁，或将鲜枇杷叶背面的绒毛刷去，洗净，切细，水煎取汁，加大米煮粥，待熟时调入冰糖，再煮一二沸即成，每日 1 剂。可润肺化痰，和胃降逆。适用于肺热咳嗽，咳吐黄色脓痰，或肺燥咳嗽，干咳痰少，或咳血、衄血、胃热呕吐、呃逆等。

> 2. 枇杷花粥：枇杷花 10g，大米 100g，冰糖适量。将枇杷花择净，水煎取汁，加大米煮粥，待熟时调入冰糖，再煮一二沸即成，每日 1 剂。可宣肺止咳。适用于伤风咳嗽。

> 3. 枇杷姜汁饮：枇杷 150g，姜汁适量。将枇杷去皮核，榨汁，与姜汁适量混合均匀饮服，每日 2～3 次。可和胃止呕。适用于胃气上逆所致的呕吐及妊娠呕吐。

> 4. 藕百枇杷汤：鲜藕 100g，百合、枇杷各 30g，白糖适量。将鲜藕去皮，节洗净，切片；枇杷去皮及核，与百合同放锅中，武火煮沸后，大火炖至烂熟，白糖调味服食。可滋阴润肺，清热止咳。适用于

肺结核咳声低怯，痰少，午后潮热不甚，颧红等。

【宜食与忌食】

〖宜食〗

一般人群均可选用，尤其适用于痰热咳嗽、呕吐、暑热口渴、酒后烦渴者。

〖忌食〗

脾胃虚寒、大便溏薄、糖尿病、肺寒咳嗽者不宜选用。

【选购常识】

以个头大而匀称、呈倒卵形、果皮橙黄、茸毛完整、多汁、皮薄肉厚、无青果为佳。

小贴士

枇杷叶，为枇杷的叶，以叶大、灰绿色者为佳。中医认为，枇杷叶性味苦、平，归肺、胃经，有化痰止咳、和胃降逆之功。本品性平而偏凉，故能下气止咳，清肺化痰，又能清胃热而止呕逆，故对咳嗽痰稠，胃热呕吐，呃逆等甚效。药理研究表明，枇杷叶所含的皂苷有止咳、止痛作用，所含的油质有轻度祛痰作用，对肺炎双球菌等有较明显的抑制作用，并可抑制流行性感冒病毒。目前市场应用的枇杷制剂，都是以枇杷叶为主制成的，常用的有枇杷膏：由枇杷叶加川贝、沙参和蜜制成，有润肺止咳作用。枇杷露：用枇杷叶蒸馏制成，用于肺热咳嗽，痰多呕逆。枇杷冲剂：由枇杷叶、川贝等加工制成，用于伤风咳嗽和急慢性支气管炎。

枇杷花，为蔷薇科植物枇杷的花。中医认为，枇杷花性味甘、温，入脾、肺经，有疏风散寒、宣肺止咳之功，适用于伤风感冒，咳嗽吐痰和痰中带血等。

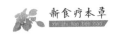
无花果：润肠通便，防癌抗癌

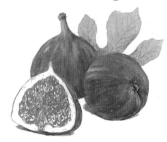

无花果，为桑科植物无花果的干燥花托，因雌雄异花，隐于囊状总花托内，外观只见花而不见果，故名"无花果"。

【本草纲要】

〖异名〗天生子、映日果、文仙果、奶浆果、蜜果。

〖性味归经〗甘、平，归脾、胃经。

〖功效主治〗清热生津，健脾开胃，解毒消肿，润肠通便。主治肺热声嘶，咽喉肿痛，痈肿疥癣，久泻不止，痢疾，大便秘结，痔疮，脱肛，产后缺乳，乳痈等。

【营养成分】

营养分析表明，无花果含有多种糖类（如葡萄糖、果糖、蔗糖等），有机酸（如柠檬酸、琥珀酸、苹果酸、草酸等），多种酶类（如淀粉酶、脂酶、蛋白酶等），维生素 C 及矿物质钙、磷、铁等，能增进食欲，帮助消化，分解及降低血脂，减少脂肪在血管内的沉积，起到降血压、预防冠心病的作用。无花果果浆中含有补骨脂素、佛苷内酯、苯甲醛等，有防癌抗癌、增强机体抗病能力的作用，可以预防多种癌症的发生，延缓移植性腺癌、淋巴肉瘤的发展,并促使其退化,对正常细胞不会产生毒害。常食无花果,可提高细胞免疫系统防御功能,强健体质,抗癌防癌,还能减轻癌性疼痛和癌症患者放疗和化疗后的副作用。

【食用方法】

鲜食,生食,配膳,煮粥,制作食品,如果干、果脯、果酱、果汁、果茶、果酒、饮料、罐头等。

【食疗作用】

《随息居饮食谱》:清热,疗痔,润肠,上利咽喉。《本草纲目》:开胃,止泻痢。《滇南本草》:敷一切无名肿毒,痈疽疥癞癣疮,黄水疮,鱼口便毒,乳结,痘疮破烂。

【本草偏方】

>1. 无花果粥:无花果10个,大米100g,白糖适量。将无花果、大米择净,放入锅中,加清水适量煮粥,待熟时调入白糖,煮至粥熟服食,或将鲜无花果择净,切细,待粥熟时调入粥中,再煮一二沸服食,每日1剂。可清热解毒,健胃清肠。适用于肺热咳嗽,咽喉肿痛等。

>2. 无花果人参粥:无花果3个,人参10g,薏仁15g,大米100g,白糖适量。将诸药择净,放入锅中,加清水适量浸泡5~10分钟后水煎取汁,加大米煮粥,待熟后以砂糖调味,分2次服食,每日1剂。可益气扶正。适用于癌症病人正气亏虚和邪毒亢盛者的食疗。

>3. 无花果杏仁雪梨糊:无花果5个,北杏仁15g,雪梨1个,淮山粉、白糖适量。将北杏仁用开水浸泡后去皮,雪梨去皮洗净、切细,同无花果等共捣烂如泥,而后加入山药粉、白糖及清水适量调成糊状,倒入沸水锅内煮熟即成。可养阴生津,清肺化痰。适用于肺癌、胃癌及放疗后肺阴受损,干咳或咳痰黄稠,口干咽

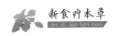
燥，声音嘶哑，食欲不振，大便秘结等。

【宜食与忌食】

〖宜食〗

一般人群均可选用，尤其适用于产后缺乳、乳痈、消化不良、食欲不振、痰热咳嗽、癌症、便秘、痔疮患者。

〖忌食〗

脾胃虚寒、大便溏薄者不宜生食。

【选购常识】

以颜色紫红、个大、果肉饱满、尾部微开、果皮微软、整体完好、无破损、无褶皱者为佳。

小贴士　　无花果叶内含呋喃香豆精类物质，食后不要晒太阳，以免暴露部位皮肤对日光过敏而发生光敏性皮炎。

杨梅：生津解渴，和胃止呕，运脾消食

杨梅，为杨梅科植物杨梅的果实。浙江绍兴的"水晶杨梅"为杨梅之冠。因果肉外露，易受污染，吃前需先洗净，再用淡盐水浸渍片刻，既消毒灭菌又能减去酸味，食之咸甜爽口。

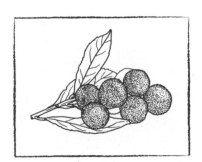

【本草纲要】

〖异名〗白蒂梅、树梅。

〖性味归经〗甘、酸、温，归肺、胃经。

〖功效主治〗生津止渴，和胃止呕，涩肠止泄。主治津伤口干，烦渴，呕吐，泄泻，腹痛，消化不良等。

【营养成分】

杨梅含蛋白质、脂肪、果胶及8种对人体有益的氨基酸，其矿物质钙、磷、铁含量要高出其他水果。杨梅含柠檬酸、苹果酸、草酸、乳酸等多种有机酸，可增加胃酸分泌，消化食物，增进食欲。杨梅对大肠杆菌、痢疾杆菌等有抑制作用，能治疗痢疾、肠炎腹痛。杨梅中含有维生素C、维生素B_{17}、氰苷类等，有抑制癌细胞的作用。杨梅的果肉中的纤维素可刺激肠管蠕动，有利于体内有害物质的排泄，有排毒养颜、防止便秘的作用。

杨梅所含的花青素及维生素C有很好的抗氧化功能，有提高免疫力、抗自由基、预防衰老的作用。杨梅所含果酸能阻止体内的糖向脂肪转化，有助于减肥。杨梅鲜果中钾的含量极为丰富。杨梅含有微量的杨梅皮素，杨梅皮素直接作用于肾脏，有较强的利尿作用；另外，还有抗血管渗透作用，因而对风湿性关节病、肾性水肿也有治疗效果。

【食用方法】

生食，榨汁，酿酒，制作食品，如杨梅干、酱、蜜饯等。

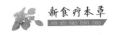
【食疗作用】

《随息居饮食谱》：醒醒，止渴，活血，消痰。《食疗本草》：和五脏，能涤肠胃，除烦闷恶气，亦能止痢。

【本草偏方】

>1. 杨梅汁粥：鲜杨梅汁、大米各100g，白糖适量。将鲜杨梅择洗干净，榨汁备用。取大米淘净，放入锅中，加清水适量煮粥，待熟时调入杨梅汁、白糖等，煮至粥熟服食，每日1剂。可清热生津，和胃消食，利尿通淋。适用于热病后及酒后烦渴口干，食欲不振，消化不良，小便淋沥涩痛，湿热黄疸等。

>2. 橄榄酸梅汤：鲜橄榄60g，杨梅10g，白糖适量。将橄榄、杨梅稍捣烂，加清水3碗煎取1碗，去渣加白砂糖适量调味饮服。可清热生津，止咳化痰，解酒化积。适用于急性咽炎，咳痰黄稠，酒毒烦渴，头痛头晕，胸闷气急，小便烦热等。

>3. 杨梅橘皮饮：鲜杨梅、橘皮各10g。将二者洗净，切块，同放锅中，加清水适量，浸泡5～10分钟后，水煎取汁饮服，频频饮服，每日1剂。可和胃止呕。适用于消化不良及妊娠呕吐。

【宜食与忌食】

〖宜食〗

一般人群均可选用，尤其适用于酒后口渴、热病烦渴、消化不良、癌症患者、便秘、泻痢患者。

〖忌食〗

《本经逢原》言"血热火旺之人不可多食，恐动经络之血而致衄也"。《随息居饮食谱》言"多食动血"。故阴虚火旺、血小板减少、有出血倾向者不宜选用。

【选购常识】

以红而紫、颗粒大而核细者为佳。

小贴士 杨梅不宜多食，以免上火。服食后应及时漱口或刷牙，以免损坏牙齿。杨梅含有多种有机酸，可刺激胃与十二指肠，引起胆囊收缩，诱发胃痉挛、胆绞痛，故溃疡病、慢性胆囊炎、胆石症患者不宜服食。

樱桃：祛风除湿，消肿止痛

樱桃，为蔷薇科植物樱桃的果实，我国各地均有栽培。樱桃在桃李尚未绽蕊的阳春三月便已成熟，因而被誉为"春果第一枝"。古人由樱桃的娇艳绚丽而引出了"樱桃小口""樱唇"之类辞藻，以喻美人之姿色。

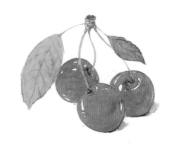

【本草纲要】

〖异名〗含桃、荆桃、朱樱、朱果，樱珠。

〖性味归经〗甘、温，归脾、肝经。

〖功效主治〗祛风除湿，消肿止痛。主治风寒湿痹，关节肿痛、屈伸不利等。

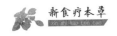
【营养成分】

樱桃中含铁量居于各种水果首位，有利于各种贫血的治疗。维生素A含量比葡萄、苹果、橘子多4～5倍，胡萝卜素含量比葡萄、苹果、橘子多4～5倍。常食樱桃或用樱桃汁搽面，可养颜驻容，使皮肤红润嫩白，去皱消斑。樱桃所含的花青素、花色素及维生素E等，可促进血液循环，使肾脏滤过率增加，有助尿酸的排泄，起到消肿、减轻疼痛的作用。经常吃樱桃和饮樱桃果汁，有助于减轻疼痛，消除肿胀，可防治关节炎和痛风。樱桃成熟季节，取樱桃数粒与白酒浸泡，冬季来临后，每日取樱桃酒外搽易生冻疮处，可预防冻疮，冻疮破溃后，取樱桃捣烂外敷，包扎固定，每日1换，1周左右即可愈合。

【食用方法】

生食、榨汁、制作食品等。

【食疗作用】

《名医别录》：主调中，益脾气。《滇南本草》：浸酒服之，治左瘫右痪，四肢不仁，风湿腰腿疼痛。

【本草偏方】

>1. 樱桃汁粥：鲜樱桃汁、大米各100g，白糖适量。将鲜樱桃择洗干净，榨汁备用。取大米淘净，放入锅中，加清水适量煮粥，待熟时调入樱桃汁、白糖等，煮至粥熟服食，每日1剂。可祛风除湿，消肿止痛。适用于风湿性关节炎、类风湿性关节炎之关节肿痛、屈伸不利。

>2. 樱桃香菇：樱桃、香菇各50g，山药、莴笋各100g，调味品适量。将香菇洗净，切片；山药、莴笋去皮、洗净、切丝。锅中放植物油适量，葱、姜爆香后下香菇煸炒，而后调入姜末、料酒、酱油、白糖、食盐及鸡汤适量，煮沸

后，下山药及湿淀粉勾芡，最后放入樱桃，淋上麻油，装盘即可。可补中益气，美肤养颜。适用于人老体衰、面色不华等。

> 3. 二桃滋阴汤：核桃仁50g，蜜樱桃10g，荸荠30g，蜜瓜、蜜枣各15g，调味品适量。将核桃仁炸酥，与去皮的荸、瓜、枣同剁为泥，纳入4个鸡蛋及豆粉、面粉适量拌匀，锅中放素油烧热后，倒入蛋泥浆，翻炒，再纳入白糖及清水适量、樱桃等，煮沸后食盐调味服食。可滋肾清热，养阴生津。适用于精子活力低下症。

【宜食与忌食】

〖宜食〗

一般人群均可选用，尤其适用于贫血、老年体弱、病后、产后气血亏虚、风湿痹痛者。

〖忌食〗

口舌生疮、大便秘结、糖尿病患者不宜选用。

【选购常识】

以果皮颜色深红或者暗红、表皮光滑、无虫眼及裂痕、颗粒较大、果梗颜色偏绿、果皮无褶皱者为佳。

小贴士

车厘子与樱桃：车厘子和樱桃同属蔷薇科落叶灌木果树，是同一种植物，只是品种不同而已。外观上：车厘子多呈暗红色，也有红、黄色，直径较大，新鲜的车厘子较硬，果柄较长。樱桃多呈橙红、红色，透亮，质较软，果柄较短。口感上：车厘子甜而脆。樱桃甜中带微酸，口感软。产地：车厘子原产于美国、加拿大、智利等美洲国家，中国山东、安徽、江浙等省有引种。樱桃在我国多省均有栽培。

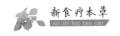

榴梿：疏风散寒，利湿退黄

榴梿,为木棉科植物榴梿的果实。

【本草纲要】

〖异名〗金枕头、韶子、麝香猫果。

〖性味归经〗辛、甘，热，归肝、肾、肺经。

〖功效主治〗疏风散寒,利湿退黄,活血祛风。主治风寒感冒,湿热黄疸, 小便短黄, 疥癣, 皮肤瘙痒, 女子月经不调, 痛经等。

【营养成分】

药理研究表明，榴梿提取液可改善血液循环，消除炎性肿胀，可用于多种原因导致的炎症、水肿和血栓等病症的治疗。榴梿含有人体多种必需氨基酸，可提高机体的免疫功能，调节体内酸碱平衡，抗癌防癌。富含膳食纤维，可促进胃肠蠕动，可治疗消化不良、便秘。

【食用方法】

生食、捣汁、配膳等。

【食疗作用】

《中国保健食品》：强身健体，补肾壮阳，健脾养胃，补气养血。

【本草偏方】

> 1. 榴梿粥：鲜榴梿汁、大米各100g，白糖适量。将鲜

榴梿择洗干净，榨汁备用。取大米淘净，放入锅中，加清水适量煮粥，待熟时调入榴梿汁、白糖等，煮至粥熟服食，每日1剂。可祛风散寒。适用于风寒感冒，女子痛经等。

> 2. 榴梿炖鸡：榴梿50g，鸡肉500g，生姜3片，核桃仁、大枣各3个，调味品适量。将鸡肉洗净，切块，同核桃仁、大枣等同放锅中，加清水适量，文火炖熟，食盐、味精等调味服食，每日1剂。可补血益气。适用于各种贫血、女子月经不调、虚寒痛经、大便秘结等。

> 3. 榴梿鲫鱼汤：榴梿50g，鲫鱼2条，生姜3片，调味品适量。将鲫鱼宰杀治净，文火煎至两边微黄，与榴梿、生姜同放锅中，加清水适量，文火炖熟，食盐、味精等调味服食，每日1剂。可健脾利湿，通经下乳。适用于脾胃亏虚，纳差食少，女子月经不调，产后缺乳等。

【宜食与忌食】

〖宜食〗

一般人群均可选用，尤其适用于气血亏虚、湿热黄疸、大便秘结、痛经者。

〖忌食〗

糖尿病、高脂血症、过敏体质者不宜选用。

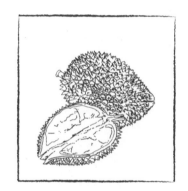

【选购常识】

以果实锥形、刺粗大而疏、发育良好、果粒多、肉厚而细、轻摇有碰撞感者为佳。

榴梿气味特殊，常使人望而却步，但这种馥郁气味成就了榴梿。

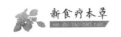

甘蔗：清热润燥，止渴止呕

甘蔗，为禾本科植物甘蔗的茎秆，产于温带及热带地区，我国南方各省均有栽培，秋季采收，洗净鲜用。

【本草纲要】

〖异名〗糖梗、秆蔗。

〖性味归经〗甘、寒，归肺、胃经。

〖功效主治〗清热润燥，生津止渴，解毒透疹。主治阴虚肺燥所致之咳嗽，胃阴不足所致之呕吐，热病伤阴所致之口渴发热，酒后烦渴及痘疹疹出不畅等。

【营养成分】

营养分析表明，甘蔗的果汁约占70%，其中糖含量可达17%，因而有"糖水仓库"之誉，其所含的糖大部分是蔗糖，其次是葡萄糖和果糖。除含糖外，甘蔗还含有蛋白质，脂肪，碳水化合物，矿物质钙、磷、铁及多种维生素，同时还含有30余种氨基酸、有机酸等。这些物质除给人以甜美的享受外，还可增加人体能量及热量。近来研究发现，甘蔗渣中的多糖类还有抑制癌细胞和肉瘤的作用。

【食用方法】

生食、榨汁、制饴、制糖等。

【食疗作用】

《本草纲目》：蔗，脾之果，其浆甘寒，能泻火热，消渴解酒。

《随息居饮食谱》：甘蔗榨浆名为天生复脉汤……利咽喉，强筋胃，息风养血，大补脾阴。

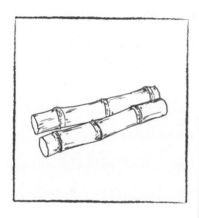

【本草偏方】

>1. 蔗糖蜜汁：鲜甘蔗、鲜生姜、蜂蜜各适量。将蔗、姜洗净，榨取汁液15～20mL，纳入蜂蜜，冲入沸水中，煮沸饮服，每日2～3次。可健脾益气，和胃止呕。适用于胃热呕吐，妊娠呕吐。

>2. 蔗浆蜜粥：甘蔗1000g，蜂蜜30g，大米100g。将甘蔗去皮，洗净，切碎，榨汁备用。大米淘净后，加清水适量煮为稀粥，待熟时调入蔗汁、蜂蜜，再煮片刻，每日1剂，分2次服食。可清热润燥，生津止渴。适用于燥热袭肺，干咳少痰，或痰少难咯，胸痛气急等。

>3. 蔗饴粥：蔗饴30mL，大米100g。将大米淘净，加清水适量煮粥，待熟时调入蔗饴，再煮一二沸即成，每日1剂。可和中活血，活血止痛。适用于月经不调，痛经，产后腹痛等。

>4. 蔗汁枣粥：甘蔗250g，大枣10枚，大米100g。将甘蔗洗净，榨汁备用。先取大米、大枣煮粥，待熟时调入蔗汁，再煮一二沸即成，每日1～2剂。可清热润肺，生津利咽。适用于慢性咽炎。

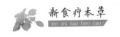

【宜食与忌食】

〖宜食〗

一般人群均可选用，尤其适合津伤口渴、酒后烦渴、肺虚及肺燥咳嗽、大便秘结者选用。

〖忌食〗

糖尿病患者不宜选用。

【选购常识】

以粗细均匀、色紫顺直、皮泽光亮、挂有白霜、节少均匀、无霉变虫蛀者为佳。

小贴士

霉变的甘蔗不宜选用。食用霉变的甘蔗容易中毒，主要由黄曲霉和寄生曲霉所产生的黄曲霉毒素所致。人体摄入黄曲霉毒素后，很快进入血液循环，导致神经、肌肉、血管、肾脏等组织的损害，干扰身体的免疫功能，出现神昏、谵语、抽搐及水电解质紊乱等临床症状，其中尤以儿童多见。黄曲霉菌是一种耐热，经紫外线照射等不易被破坏的化学物质，预防的关键是防霉防毒，谨防病从口入。

吃甘蔗时注意卫生，防止蛔虫感染。试验发现，将未洗也未削皮的甘蔗两根用清水刷洗后，将洗液的沉淀物放在显微镜下观察，结果找到蛔虫卵1400多个，若吃了不洁净的甘蔗，容易引起肠道蛔虫病及蛔虫性肺炎。因此，吃甘蔗一定要讲究卫生，注意清洗，削皮后再食用。

阳桃：肺胃有热者的清热果品

阳桃，为酢浆草科植物阳桃的果实，多栽培于园林或村旁，分布于亚热带，我国东南部及云南等地有栽培。

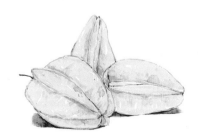

【本草纲要】

〖异名〗五敛子、五棱子、羊桃、洋桃。

〖性味归经〗甘、酸、寒，归脾、胃、肺经。

〖功效主治〗清热解毒，生津止渴，利尿通淋。主治风热咳嗽，热病烦渴，口舌生疮，咽喉肿痛，风火牙痛，痈疽肿毒，虫蛇咬伤，小便短涩淋痛等。

【营养成分】

营养分析表明本品含多种糖类（蔗糖、果糖、葡萄糖），以及B族维生素、维生素C等。有降脂、降压、预防动脉硬化、护肝、助消化作用。

【食用方法】

生食、榨汁、制作食品等。

【食疗作用】

《本草纲目》：主治风热，生津止渴。

435

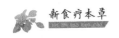

《岭南采药录》：止渴解烦，除热，利小便，除小儿口烂。

《陆川本草》：疏滞，解毒，凉血。

【本草偏方】

>1. 阳桃西红柿饮：阳桃、西红柿各100g。将阳桃、西红柿去皮，榨汁，兑入冷开水适量饮服，每日3～5次。可生津止渴。适用于中暑烦渴，热病口渴。

>2. 阳桃竹叶饮：阳桃50g，淡竹叶10g。将二者洗净，同放锅中，加清水适量水煎取汁饮服，每日数次，每日1剂。可利尿通淋。适用于小便淋涩疼痛。

>3. 阳桃粥：鲜阳桃汁、大米各100g，白糖适量。将鲜阳桃择洗干净，榨汁备用。取大米淘净，放入锅中，加清水适量煮粥，待熟时调入阳桃汁、白糖等，煮至粥熟服食，每日1剂。可清热通淋。适用于津伤口渴，小便短黄等。

【宜食与忌食】

〖宜食〗

一般人群均可选用，尤其适用于津伤口渴、口舌生疮、咽喉肿痛、小便淋涩者。

〖忌食〗

脾胃虚寒、大便溏薄者、糖尿病患者不宜选用。

【选购常识】

以果皮光滑明亮、无伤痕裂口、大小适中、软硬适度、皮色绿中带黄色者为佳。

小贴士

阳桃甘寒清热，归脾、肺经，为最适宜肺热、胃热者选用的清热水果。

板栗：补肾强骨，健脾养胃

板栗，为壳斗科植物栗的种仁，我国大部分地区均有栽培，每年 8 ~ 10 月间果实成熟时采收，去壳取仁用。与红枣、柿子称为"三大木本粮食"，誉为"干果之王"。

【本草纲要】

〖异名〗栗子、大栗、栗果。

〖性味〗甘、温，归脾、胃、肾经。

〖功效主治〗养胃健脾，补肾强腰。主治脾胃虚弱所致的反胃，泄泻及肾虚腰膝无力，小儿筋骨不健等。

【营养成分】

营养分析表明，栗子中淀粉的含量高达 62% ~ 70%，蛋白质含量为 5.7% ~ 10.7%，脂肪含量为 3% ~ 7.4%。栗子有预防高血压、动脉硬化的作用，老年人常吃栗子，可防老抗衰，益寿延年。

【食用方法】

生食、熟食、配膳、制作食品等。

【食疗作用】

《名医别录》：主益气，厚肠胃，补肾气。《千金食治》：生食之，甚治腰脚不遂。

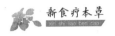

《新修本草》：嚼生者涂病上，疗筋骨断碎，疼痛，肿瘀。

【本草偏方】

> 1. 栗子粥：栗子 5 个，大米 100g，白糖适量。将栗子去壳，洗净；大米淘净，与栗子放入锅中，加清水适量煮粥，待煮至粥熟时，调入白糖等，再煮一二沸服食，或将栗子研细，煮成粥糊状，加糖食用，每日 1 剂。可养胃健脾，补肾强腰。适用于脾肾亏虚，纳差食少，泄泻，小儿筋骨不健，腰膝酸软等。

> 2. 栗子芡莲粥：栗子、芡实、莲子各 30g，大米 50g，红糖适量。将四者加清水共煮为粥，待熟后加红糖调味服食，每晚 1 剂，连服 1～2 月。可健脾温肾止泻。用于五更泻。

> 3. 栗子茯苓枣粥：栗子、大枣各 10 枚，茯苓 15g，大米 50g。将茯苓研细，大枣去核，先将大米煮沸后，下大枣、茯苓、栗子等，煮至粥熟服食，

每日 1 剂。可健脾益肾。适用于脾肾亏虚，面足浮肿，纳呆腹胀，神疲乏力，腰脊酸软，头晕耳鸣，大便溏薄，小便频数，淋沥不尽等。

【宜食与忌食】

〖宜食〗

一般人群均可选用，尤其适用于老年人、肾虚腰痛、腿脚无力、小便频多、咳嗽气喘、大便溏泄者。

〖忌食〗

糖尿病、脾胃虚弱、消化不良者不宜。

【选购常识】

以颜色深褐稍带红，外壳坚硬，果实丰满，振摇有声，果仁淡黄结实、肉质细、水分少，甜度高、糯质足、香味浓者为佳。

《食疗本草》言"研，和蜜涂面，展皱"。因而外用可美容养颜，治疗女子斑证，皮肤粗糙等。

核桃：补肾固精，润肠通便，营养大脑

核桃，为胡桃科落叶乔木植物胡桃的核仁，我国各地均有栽培。与扁桃、腰果、榛子并称为"四大干果"。

【本草纲要】

〖异名〗胡桃、胡桃仁、核桃仁、核桃肉、胡桃肉、羌桃。

〖性味〗甘、温，归肺、肾、大肠经。

〖功效主治〗补益肺肾，固肾涩精，润肠通便。主治肝肾亏虚所致之须发早白，头目眩晕，耳聋耳鸣，腰膝酸软，遗精，早泄，咳嗽气喘，心悸失眠，大便秘结以及尿石症等。

【营养成分】

核桃在维持心脑血管的健康、内分泌功能的正常及抗衰老等方面起重要作用。核桃所含的维生素E有助于益寿延年，所含的饱和脂肪酸，可聪脑益智，因此人们又将核桃称为"长寿益智"食物。临床观察发现，本品有溶石之功，因而对各种结石也有治疗作用。

【食用方法】

生食、煮食、炒食、炖食、配膳、制作食品等。

【食疗作用】

《随息居饮食谱》：润肺，益肾，利肠，化虚痰，止虚痛，健腰脚，散风寒，助痘浆，已劳喘，通血脉，补产虚，泽肌肤，暖水脏，制铜毒，疗诸痈。

【本草偏方】

> 1. 胡桃仁粥：胡桃仁30g，大米100g，白糖适量。将胡桃破壳取仁备用。先取大米淘净，与胡桃仁同放入锅中，加清水适量煮粥，待熟时调入白糖或冰糖，再煮一二沸即成，每日1剂。可止咳平喘，润肠通便，通淋化石。适用于咳嗽气喘，大便秘结，尿石症等。

> 2. 胡桃红枣粥：胡桃仁15g，大枣5个，大米100g，白糖适量。将胡桃破壳取仁，大枣去核备用。先取大米淘净，与胡桃仁、大枣同放入锅中，加清水适量煮粥，待熟时调入白糖或冰糖，再煮一二沸即成，每日1剂。可补益脾肺。适用于咳嗽气喘，心悸失眠，大便秘结等。

> 3. 胡桃芝麻粥：胡桃仁15g，芝麻5g，大米100g，白糖适量。将胡桃破壳取仁、芝麻炒香备用。先取大米淘净，与胡桃仁同放入锅中，加清水适量煮粥，待熟时调入芝麻、白糖或冰糖，再煮一二沸即成，每日1剂。可润肠通便。适用于大便秘结，产后便秘等。

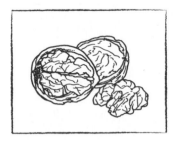

【宜食与忌食】

〖宜食〗

一般人群均可选用，尤其适用于高血压、动脉硬化、毛发异色、咳嗽气促、阳痿遗精、大便秘结者。

〖忌食〗

大便溏薄、痰热咳嗽、阴虚火旺者不宜选用。

【选购常识】

以表皮淡黄、花纹表浅、手感较沉、掷地有声、果仁易取、黄艳饱满、香脆可口者为佳。

凡事不可苟且，
而于饮食尤甚。

——清·袁枚《随园食单》

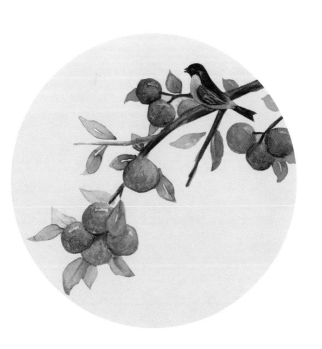

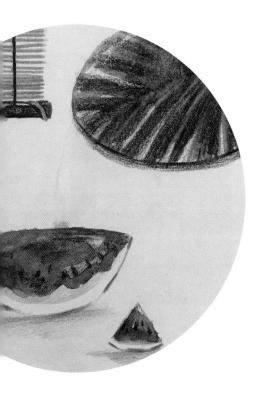

饮食之道，脍不如肉，
肉不如蔬。

——清·李渔《闲情偶寄》

> **小贴士**
>
> 分心木，为胡桃内果皮中的木质隔膜。中医认为，本品性味苦、涩、平，入肝、肾经，有固肾涩精之功，适用于遗精滑泄，淋病，尿血，遗溺，崩中，带下，泻痢等。

白果：益心敛肺，化湿止泻

白果，为银杏科植物银杏的种子，秋末果实成熟时采收。银杏生长较慢，寿命极长，自然条件下从栽种到结果要20多年，40年后才能大量结果，因此又有"公孙树"之称，有"公种而孙得食"之义。

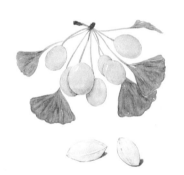

【本草纲要】

〖异名〗银杏、银杏仁、公孙子。

〖性味归经〗甘、苦、涩、平，归心、肺、脾经。

〖功效主治〗益心敛肺，化湿止泄。主治心悸怔忡，胸闷心痛，痰喘咳嗽，泻泻痢疾，带下病等。

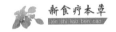
【营养成分】

营养分析表明，本品含蛋白质、氨基酸、脂肪、胡萝卜素、B族维生素及矿物质钙、磷、铁等。

药理研究表明，本品含黄酮、白果双黄酮，能降低血清胆固醇水平，对高血压病人有降压作用。临床治疗100例高胆固醇血症病人，胆固醇下降88例。

本品含微量氢氰酸，故不宜生食，熟食也不宜过量，一般以6～10g，或5～10枚为宜，以防中毒。

【食用方法】

熟食、配膳、制作食品、入药等。

【食疗作用】

《本草纲目》：熟食温肺益气，定喘嗽，缩小便，止白浊；生食降痰，清毒杀虫。

《本草便读》：上敛肺金和咳逆，下行湿浊化痰涎。

《本草精品汇要》：煨熟食之，止小便频数。

【本草偏方】

> 1. 银杏仁粥：银杏仁5枚，大米100g。将银杏仁择净，去壳取仁，与大米同放入锅中，加清水适量煮粥服食，每日1剂。可敛肺平喘，收涩止带。适用于喘嗽痰多，白带，遗尿等。

> 2. 金樱银杏粥：金樱子、银杏仁各15g，大枣10枚，大米100g。将金樱子、银杏仁择净，放入药罐中，浸泡5～10分钟后，水煎取汁，加大米煮粥，待熟时调入红糖，煮至粥熟即成，每日1剂。可补肾固涩。适用于脾肾亏虚所致之带下症。

> 3. 银杏叶粥：银杏叶10g，大米100g，白糖适量。将银杏择净，放入锅内，加清水适量，浸泡5～10分钟后，水煎取汁，加大米煮粥，待煮至粥熟后，白糖调味服食，每

日 1 剂。可化痰降脂。适用于高脂血症。

【宜食与忌食】

〖宜食〗

一般人群均可选用，尤其适用于咳嗽气促、大便溏薄、带下病者。

〖忌食〗

咳嗽初起、痰热咳嗽、大便秘结、消化不良、脘腹胀满者不宜选用。

【选购常识】

以外壳光滑、洁白、大小均匀、果仁饱满、无霉变者为佳。

小贴士

银杏叶，为银杏的叶。中医认为，本品性味甘、苦、涩、平，归心、肺、脾经。有益心敛肺、化湿止泄之功，适用于心悸怔忡，胸闷心痛，痰喘咳嗽，泻痢，白带等。药理研究表明，银杏叶有降压、降脂作用，可有效地防治心血管或脑血管供血不足所致的老年病。

松子：年老体弱或便秘者宜食

松子，为松科植物红松的种子，产于我国东北地区，果熟后采收。存放时要注意通风透气，可放入布袋中，置于阴凉干燥处保存。

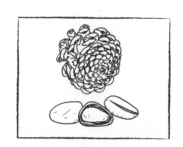

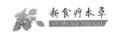

【本草纲要】

〖异名〗松子仁、海松子、新罗松子。

〖性味归经〗甘、温，归肝、肺、大肠经。

〖功效主治〗润肺止咳，益气补虚，润肠通便。主治咳嗽气喘，便秘，头晕眼花，失眠多梦等。

【营养成分】

营养分析表明，松子含有人体必需的多种营养素，如蛋白质、脂肪、碳水化合物、多种维生素和微量元素，以及钙、磷、铁等矿物质。

松子中脂肪成分是油酸、亚油酸等不饱和脂肪酸，有软化血管及防治动脉硬化的作用，因此中老年人常食松子可防止胆固醇增高而引起的心血管疾患。

另外，松子中含有较多的磷，对人体大脑及神经系统有益。

【食用方法】

炒食、配膳、制作食品等。

【食疗作用】

《日华子本草》：逐风痹寒气，虚羸少气，补不足，润皮肤，肥五脏。《开宝本草》：主骨节风，头眩，去死肌，变白，散水气，润五脏，不饥。《本草纲目》：润肺，治燥结咳嗽。《本草通玄》：益肺止嗽，补气养血，润肠止咳，温中搜风。《本草衍义》：与柏子仁同治虚秘。

【本草偏方】

>1. 二胡松仁糊：胡麻仁、胡桃仁、松子仁各25g，蜂蜜适量。将三者炒香，研细，加入蜂蜜，沸水冲为糊状服食，每日1次，早晨空腹服食。可

滋阴润肠。适用于阴虚肠燥所致之肠燥便秘，习惯性便秘。

> 2. 松子仁粥：松子仁 30g，大米 100g，蜂蜜适量。将大米淘净，与松仁同放锅中，加清水适量煮粥，待熟时调入蜂蜜，再煮一二沸服食，每日 1 次，早晨空腹服食。可润肠通便，补益气血。适用于年老体虚便秘及产后便秘。

> 3. 葡萄松仁粥：葡萄干、松子仁各 15g，大米 100g，白糖适量。将葡萄、松子仁择洗干净，备用。取大米淘净，放入锅中，加清水适量煮粥，待熟时调入葡萄、松仁、白糖等，煮至粥熟服食，每日 1 剂。可

补益气血。适用于气血不足，心悸失眠，神疲盗汗，头目眩晕，腰膝无力等。

【宜食与忌食】

〖宜食〗

一般人群均可选用，尤其适用于肝肾阴虚、年老体弱、心脑血管病、咳嗽气促、大便秘结者。

〖忌食〗

大便溏薄、消化不良、痰湿咳嗽者不宜选用。

【选购常识】

以籽仁饱满、颜色洁白、味道清香、无伤残霉变者为佳。

小贴士

松花，为红松的花蕾。中医认为，本品性味甘，温，归脾、肺经，有祛风益气、收湿止血之功，适用于目旋眩晕，中虚胃痛，久痢，诸疮湿烂，创伤出血等。营养分析表明，松花粉富含人体必需的多种氨基酸、维生素、矿物质和微量元素、酶类、黄酮类、核酸、不饱和脂肪酸、纤维素等 200 多种营养成分和生命活性物质。

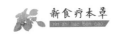

榛子：健脾和胃，润肺止咳，延年益寿

榛子，为桦木科植物榛的种仁，有"坚果之王"之称。榛子中含有紫杉醇，是红豆杉醇的活跃成分，可防癌抗癌，治疗各种癌症，延长癌症患者的生命。

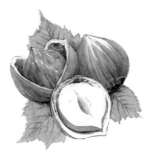

【本草纲要】

〖异名〗榛子仁、榛仁、山板栗、尖栗、槌子。

〖性味归经〗甘、平，归脾、胃经。

〖功效主治〗补益脾胃，滋养气血。主治饮食减少、体倦乏力、易疲劳、眼花、消瘦等症。

【营养成分】

榛子营养丰富，除蛋白质、脂肪和碳水化合物外，所含矿物质及维生素也十分可观。能够预防癌症、动脉粥样硬化、糖尿病。榛子中含有 62% 的油分，因此它是能量的重要来源。研究发现，榛子含有丰富的单、多不饱和脂肪酸（油占 82%，亚麻油占 9%）。膳食结构中若少摄入饱和脂肪酸，多摄入不饱和脂肪酸，可有效控制血脂，预防冠心病。另外，摄入榛子油能够产生同样的效果，降低冠心病的发病率、调节血压、降低胆固醇、减少低密度脂蛋白、增加高密度脂蛋白、减少血液中的三酰甘油。榛子与某些豆科植物一起食用可用于蛋白质的补充。

【食用方法】

炒食、煮食、配膳、榨油、制作食品、入药等。

【食疗作用】

《本草纲目》：益气力，实肠胃，令人不饥，健行。《随息居饮食谱》：补气，开胃，耐饥，长力，厚肠，虚人宜食。

【本草偏方】

>1. 榛子仁粥：榛子仁10g，大米100g。将榛子择净，捣碎，放入锅中，加清水适量，浸泡5～10分钟后，水煎取汁，加大米煮为稀粥即成；或将榛子仁炒香，研细，调入稀粥中，再煮一二沸服食，每日1剂。可补益脾胃。适用于饮食减少、体倦乏力等。

>2. 榛仁杞子汤：榛子仁、枸杞子各15g，蜂蜜适量。将榛子、枸杞子水煎取汁，纳入适量蜂蜜拌匀饮服，嚼食二子，每日1剂。可养肝明目。适用于头目眩晕，视力减退。

>3. 榛仁豆腐：榛子仁3份、大米1份。将上药择净，研细，如常法制为榛仁豆腐，按各人口味调味服食，每日1次。可补益脾胃。适用于饮食减少、体倦乏力等。

【宜食与忌食】

〖宜食〗

一般人群均可选用，尤其适用于脾胃亏虚、纳差食少、癌症患者。

〖忌食〗

大便溏薄者不宜选用。

【选购常识】

以个头大而饱满、壳薄无毛绒、果仁衣色泽黄白、仁肉白净、口感细嫩香浓者为佳。

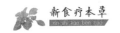
葵花子：休闲零食，厨房健康食用油

葵花子，为菊科植物向日葵的果实，我国各地均有栽培。秋季将向日葵花托摘下，收集成熟的种子，晒干即成。

向日葵随着太阳转动，故称"向日葵""向阳花"，且其外形又很像莲花，因而又称"转莲"，为休闲零食和食用油源。

【本草纲要】

〖异名〗向日葵子、向阳花子。

〖性味归经〗甘、平，入大肠经。

〖功效主治〗驱虫止痢。主治蛲虫病，血痢等。

【营养成分】

葵花子含脂肪油达50%以上，其中亚油酸占70%；此外，尚含有磷脂、谷甾醇等，有良好的降脂作用，对实验性动物的急性高脂血症及慢性高胆固醇血症有预防作用；油剂特别是亚油酸部分，能抑制实验性血栓形成。葵花子还有润肤泽毛之效。葵花子的蛋白质中含有精氨酸，精氨酸是人体制造精液不可缺少的成分。因此，处在生育期的男性，每天食用葵花子可增强精子活动。

【食用方法】

炒食、配膳、榨油、制作食品等。

【食疗作用】

《采药书》：通气透脓。

《福建民间草药》：治血痢。

【本草偏方】

> 1. 葵花子方：葵花子250g。将葵花子炒熟去壳，临睡前一次服食，每日1剂，连服2～3天。可驱虫止痒。适用于蛲虫病及蛲虫病引起的肛门瘙痒。

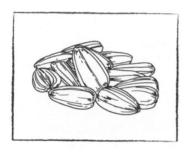

> 2. 葵花子饮：葵花子30g，冰糖适量。将葵花子择净，水煎取汁，加冰糖适量饮服，每日1次，连服2～3天。可解毒止痢。适用于血痢。

> 3. 葵花子粥：葵花子20g，大米100g，白糖适量。将葵花子择净，放入锅中，加清水适量，浸泡5～10分钟后，水煎取汁，加大米煮粥，待熟时，下白糖等，再煮一二沸即成，每日1剂。或将葵花子炒熟后去壳取仁，待粥熟时，调入粥中服食。可驱虫止痢。适用于蛲虫病，血痢。

【宜食与忌食】

〖宜食〗

一般人群均可选用，尤其适用于肠道寄生虫病、血痢、高脂血症、动脉硬化、脱发白发、皮肤粗糙者。

〖忌食〗

大便溏薄、口舌生疮、咽喉疼痛、痰热咳嗽者不宜选用。

【选购常识】

以大小均匀、饱满突出、本质颜色亮丽光泽、表皮光滑、颜色均匀、手感干燥不黏、无虫蛀霉变、有自然清香味者为佳。

葵花子在加工过程中需要大量食盐，常食可使血压升高或使高血压患者症状加剧，严重者还会诱发脑中风或心绞痛。

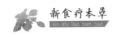

小贴士

葵花子炒后性温燥，多食后易致口干、口疮、牙痛等"上火"症状，故应注意。

在炒制葵花子时，需要一些香料，如桂皮、大茴、花椒等，它们对胃有一定的刺激作用；尤其是桂皮中含一种黄樟素的物质，动物实验证实其有致癌作用，老年人肝脏解毒功能下降，吃得太多，肝脏负担加重，有可能诱发肝炎而危害人体健康。

莲子：补脾益胃，涩肠固精，养心安神

莲子，为睡莲科多年生水生草本植物莲的成熟种仁，主产于湖南、福建、江苏等地，8～9月间采收成熟莲房，取出果实，去皮心，晒干备用。莲子中心部包裹着绿色胚芽，俗称莲心。

【本草纲要】

〖异名〗莲实、莲肉。

〖性味归经〗甘、涩、平，归脾、肾、心经。

〖功效主治〗补脾止泻，补肾涩精，养心安神。主治脾虚久泻、久痢、肾虚遗精、滑精、带下、崩漏，以及心肾不交所致之虚烦不眠、心悸等。

【营养成分】

营养分析表明，莲子中碳水化合物占 62%，蛋白质占 16.6%，此外还含有丰富的矿物质和维生素，为老少咸宜的滋补佳品。药理研究表明，莲子所含的氧化黄心树宁碱有抑癌抗癌作用。所含的莲子碱有强而持久的降压作用。

【食用方法】

生食、煮食、炒食、配膳、制作食品、入药等。

【食疗作用】

《本草纲目》：交心肾，厚肠胃，固精气，强筋骨，补虚损……止脾虚久泻痢，赤白浊，女人带下崩中诸血症。

《医林纂要》：莲子，去心皮生嚼最益人，能除烦止渴、涩精和血，止梦遗，调寒热，煮食仅治脾虚久痢，厚肠胃，而交心肾之功减矣，更取皮，则无涩味，其功止于补脾而已。

《玉楸药解》：莲子甘平，甚益脾胃，而固涩之性，最宜滑泄之家，遗精便溏，极有良效。

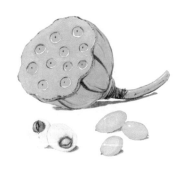

【本草偏方】

>1. 猪肠莲子汤：猪大肠 1 段，莲子、杞子各 30g，鸡蛋 2 个。将莲子浸透，与杞子、鸡蛋拌匀，纳入洗净之猪肠中，扎紧，加清水 1000mL，炖至猪肠熟后，将猪肠切片同服。可温阳止带。适用于肾阳亏虚所致的妇女白带过多，带下清稀，经来连绵不断等。

>2. 莲苡冬瓜鸭：莲子 30g，薏米 15g，冬瓜 200g，青鸭 1 只。将青鸭去毛杂、洗净、

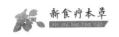

切块，冬瓜去皮、洗净，加清水适量同煮沸后，下莲子、薏仁及葱、姜、料酒等，煮熟后，加入食盐、味精调味，食肉饮汤。可健脾利湿。适用于脾胃虚弱，水湿内停之水肿、小便不利。

>3. 莲子猪肚：莲子40粒，猪肚1个，调味品适量。将莲子发开，洗净，纳入洗净之猪肚中，扎紧，置碗内，隔水蒸熟，候凉，将猪肚切丝，同莲子加麻油、葱花、姜末、蒜泥、米醋等拌匀服食。可健脾益胃，补虚益气。适用于少食、消瘦、泄泻、水肿等症，老人经常食用，效果较好。

>4. 莲子粥：莲子20g，大米或糯米100g。将莲子研粉，大米淘尽，两者同放锅中，加清水适量，武火烧沸后，转文火煮至粥成，每日2次，早晚餐服食。可养心益肾，补脾涩肠。适用于体弱失眠，慢性腹泻，夜间多尿等。

【宜食与忌食】

〖宜食〗

一般人群均可选用，尤其适用于脾虚便溏、遗精滑泄、心悸失眠、带下、神经衰弱者。

〖忌食〗

大便秘结、痰热咳嗽者不宜选用。

【选购常识】

以白中带黄、气味淡香、响声清脆、颗粒饱满、无虫蛀霉变者为佳。

小贴士

莲心，为莲子中心部分，包裹着绿色胚芽。中医认为，本品性味苦、寒，归心、肾经。有清心除烦、止血降压、利湿涩精之功，适用于热病神昏谵语，心烦失眠，遗精，吐血，高血压病。

花生：延年益寿的"长生果"

花生，为豆科植物落花生的种子，全国各地均有栽培。

【本草纲要】

〖异名〗落花生、长生果。

〖性味归经〗甘、平，归肺、胃、脾经。

〖功效主治〗润肺止咳，和胃健脾，通络下乳。主治肺燥咳嗽，久咳，小儿百日咳，纳差食少，反胃，产后缺乳等。

【营养成分】

花生米能缓解血友病患者的出血症状，对其他某些出血患者亦有止血作用。花生衣的效力较花生米本身强 50 倍，炒熟后效力大减，每日口服 10g 花生皮的提取物即有作用。花生油含不饱和脂肪酸 80% 以上，易于被人体消化吸收。可使人体内胆固醇分解为胆汁酸并排出体外，从而降低血浆中胆固醇的含量。花生油中还含有甾醇、麦胚酚、磷脂、维生素 E、胆碱等对人体有益的物质，经常食用可防止皮肤老化，保护血管壁，防止血栓形成，有助于预防动脉硬化和冠心病。花生油中的胆碱，还可改善大脑的记忆力，延缓脑功能衰退。

【食用方法】

生食、炒食、煮食、配膳、制作食品、榨油等。

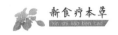
【食疗作用】

《随息居饮食谱》：煮食，甘平，润肺，解毒，化痰。炒食，甘温。养胃调气，耐饥。

《本草纲目》：悦脾和胃，润肺化痰、滋养补气、清咽止痒。

【本草偏方】

>1. 花生粥：花生 10g，大米 100g。将花生、大米淘净，同放入锅中，加清水适量煮粥服食，每日 1～2 剂。可润肺止咳，通络下乳。适用于肺燥咳嗽，或久咳，小儿百日咳，产后缺乳及乳汁分泌不足等。

2. 花生米汤：连皮花生米 60g。将花生米加水一碗煮沸后改文火慢煨，煮熟后可吃可饮，每日 1 剂，1 次食完。可清肺利咽。适用于外感引起的声哑失音等。

>3. 花生枣蜜汤：花生米、大枣、蜂蜜各 30g。将大枣去核，同花生共放砂锅中，加清水适量煮熟后，纳入蜂蜜拌匀服食，每日 1 剂，可止咳化痰。适用于咳嗽，痰饮。

【宜食与忌食】

〖宜食〗

一般人群均可选用，尤其适用于肺虚咳嗽、纳差食少、气血不足、产后缺乳、动脉硬化、血友病者。

〖忌食〗

体寒湿滞、大便秘结、高脂血症、高黏血症者不宜选用。

【选购常识】

以果荚土黄或白、色泽一致、颗粒饱满、形态完整、气味醇正、无霉变虫蛀者为佳。霉花生易产生黄曲霉菌，不能食用，以免诱发肝癌。